国際保健医療の
キャリアナビ

日本国際保健医療学会 編

南山堂

編　集

日本国際保健医療学会

中村　安秀	大阪大学大学院 人間科学研究科国際協力学 教授，認定特定非営利活動法人 HANDS 代表理事
湯浅　資之	順天堂大学 国際教養学部グローバル社会領域 先任准教授
大西真由美	長崎大学大学院 医歯薬学総合研究科地域リハビリテーション学分野 教授
小川寿美子	名桜大学 人間健康学部 教授，同大学院 国際文化研究科 教授
加藤美寿季	大阪大学 医学部医学科 5 年，日本国際保健医療学会学生部会 jaih-s 11 期副代表

執 筆 者
(執筆順)

遠藤　弘良	聖路加国際大学 公衆衛生大学院設置準備室長
川上　　剛	ILO 国際労働機関 産業安全保健上級専門家
杉下　智彦	東京女子医科大学 国際環境・熱帯医学講座 教授
田中　　剛	内閣官房 国際感染症対策調整室 企画官
加藤　寛幸	特定非営利活動法人 国境なき医師団日本 会長
髙橋　謙造	帝京大学大学院 公衆衛生学研究科 准教授
高木　史江	一関市国民健康保険藤沢病院 診療部 内科長
長嶺由衣子	ロンドン大学 衛生学・熱帯医学大学院 熱帯医学ディプロマ，千葉大学大学院 医学薬学府博士課程
吉田友希子	ジュネーブ大学 国際保健学博士課程
平岡　久和	長崎大学 国際連携研究戦略本部 国際連携研究戦略コーディネーター，同大学院熱帯医学・グローバルヘルス研究科 准教授
當山　紀子	元 厚生労働省 看護技官

八鳥知子	IIBHB The International Institute of Bengal and Himalayan Basins ボランティアコーディネーター
小黒道子	聖路加国際大学大学院 ウィメンズヘルス・助産学 助教
西原三佳	長崎大学大学院 医歯薬学総合研究科公衆衛生看護学分野 助教
李 祥任	JICA 独立行政法人国際協力機構 人間開発部保健第二グループ 特別嘱託
竹内百重	WHO 世界保健機関 カンボジア事務所 保健システム開発アドバイザー
瀧澤郁雄	JICA 独立行政法人国際協力機構 人間開発部 次長
稲岡恵美	外務省 OECD 経済協力開発機構 日本政府代表部 一等書記官／国際保健専門官
青木美由紀	認定特定非営利活動法人 シェア＝国際保健協力市民の会 支援者サービス担当, 清泉女子大学 地球市民学科 非常勤講師
溝上芳恵	アイ・シー・ネット株式会社 コンサルタント
小川寿美子	名桜大学 人間健康学部 教授, 同大学院 国際文化研究科 教授
北 潔	長崎大学大学院 熱帯医学・グローバルヘルス研究科 研究科長, 東京大学 名誉教授
深井穫博	深井歯科医院 院長, 深井保健科学研究所 所長
奥村順子	長崎大学 熱帯医学研究所 准教授
渡邊雅行	常葉大学 保健医療学部作業療法学科 准教授, JICA 独立行政法人国際協力機構 青年海外協力隊事務局 技術顧問
水元 芳	福岡女子大学 国際文理学部 食・健康学科 准教授
大里圭一	JICA 独立行政法人国際協力機構 人間開発部保健第一チーム 主任調査役／課長補佐
竹原健二	国立研究開発法人 国立成育医療研究センター研究所 政策科学研究部 政策開発研究室長
吉岡浩太	ハーバード大学 T. H. チャン公衆衛生大学院 公衆衛生博士課程, 長崎大学大学院 熱帯医学・グローバルヘルス研究科 客員研究員
小柴巌和	三菱UFJリサーチ＆コンサルティング株式会社 経営企画部 副長 新事業創造／全社営業戦略担当
大西真由美	長崎大学大学院 医歯薬学総合研究科地域リハビリテーション学分野 教授
中村安秀	大阪大学大学院 人間科学研究科国際協力学 教授, 認定特定非営利活動法人 HANDS 代表理事
湯浅資之	順天堂大学 国際教養学部グローバル社会領域 先任准教授
加藤美寿季	大阪大学 医学部医学科 5 年, 日本国際保健医療学会学生部会 jaih-s 11 期副代表

はじめに

▷ 国際保健医療に憧れて滑走路でたたずむ

　テレビや新聞などで難民や飢餓のことを見聞きしたことがきっかけとなり，あるいは，外国人の学生と友達になったり，自分自身で開発途上国を旅したりして，国際保健医療に関心をもつ人々が増えている．格安航空会社（LCC）を使えば安価な海外旅行も可能となり，多言語によるインターネットを使えば現地のディープな情報が入手でき，一度知り合った海外の友人とはその後もLINEやFacebookでつながっていられる．

　従来に比較して海外との交流が非常に容易になった反面，実際に国際保健医療の仕事を目指して一歩踏み出そうとすると，なかなかうまくいかない．

　将来の仕事として，国際保健医療に携わるためには，何を勉強すればよいのだろうか？　アジア，アフリカ，中南米，大洋州などの地で，私にも何かできることがないだろうか？　大学生のときは将来働きたいと思う国々にバックパッカーとして旅行したが，就職先はどう選べばよいのだろうか？　将来は国際機関で働きたいが，臨床医療の研修は必要なのだろうか？

　大学に入る以前から開発途上国で働きたいと思いつつ，なかなか“国際保健医療の仕事”にたどりつけない．卒業後の進路は靄と霞の中で，将来設計も見いだせないままに，先輩たちが飛び立っていくのを滑走路でたたずみ眺めている若き学徒たち．国際保健医療のキャリアパスは一直線ではないと理解していても，臨床医や看護師として着々と経験を積み重ねていく同輩を見ていると，焦る気持ちは抑えられない．国際保健医療を目指すためにはどの学問の扉をたたけばよいのか，戸惑っている社会科学系の学生も少なくない．

　国際保健医療には，さまざまな現場がある．WHO（世界保健機関）などの国際機関の本部，先進国の大学や研究所，先進国のNGO/NPO本部やコンサルタント会社などでは，冷房の効いたオフィスでコンピュータを使って仕事し，国際会議で英語を駆使して討議する日々が続く．国際機関や政府機関の事務所の多くは開発途上国の首都にあるが，プロジェクト事務所となると相手国政府の保健省や公立病院の建物の一角にある．ときには雨風が吹き込んできたり，停電したり，会議はいつも1時間遅れで始まったり，相手国のペースでしか仕事が進まない．青年海外協力隊や民家を間借りした事務所で働くNGOスタッフは，人々の暮らしの中で仕事をさせてもらっているというのが実感である．現地の言葉を使い，みんなと同じ食事をとる中で，多くの人と友達になり，現地の様子がわかりかけ，少しずつ仕事がはかどっていくことになる．

　これだけ多様な国際保健の仕事場なので，当然のことながら，求められる職種もさまざまである．医師，看護師，助産師，保健師，薬剤師，診療放射線技師，臨床検査技師，栄養士，理学療法士，作業療法士といった日本での保健医療専門職だけでなく，公衆衛生学修士の需要も多い．また，保健医療プロジェクトでは，コミュニケーション，マーケティング，視聴覚教材などの専

門職や医療経済学，病院管理学，社会学，人類学，教育学など他分野の専門家に参加してもらうことも少なくない．

　国際保健医療という学問分野が新しいからキャリアパスの進路が確立されていないのではなく，多様性に富んだ仕事内容に多職種の方々が参画することになるので，当然のことながら，国際保健医療の仕事に就く道筋が1人ひとり異なることになる．

　本書では，国際保健医療の分野で活躍されている方々に，ご自分のキャリアパスを書いていただいた．いろいろなバックグラウンドをおもちの方々の波乱万丈なキャリアパスだけでなく，国際保健医療に関心をもつ動機や仕事を得るきっかけも多種多様であった．キャリア形成は山登りに似ているといわれる．頂上に登るという目的は同じだけれど，それに至る道は無数にある．山頂もさまざまであるので，国際保健医療は連峰登山をイメージするとよいかもしれない．目指す山頂もさまざま，途中の道もいろいろ，どの登山口から入るのか，アプローチの時期も方法も人それぞれ．じっくりと読んでいただき，国際保健医療に携わる方々の多様性に富んだ人生模様の醍醐味を味わっていただけるとうれしい．

▷ グローバルな時間軸

　国際保健医療に関心があるなら，日本の時間感覚は外の世界と異なっていることを自覚したほうがよいと思う．日本では，東京－大阪間を2時間半かけて移動する新幹線が，たった5分遅れただけなのに車内放送では何度もおわびしている．時間に対する正確性の追求も，限度を超せば奇矯な行動とも見られかねない．

　私自身は，インドネシアで2年3ヵ月間暮らしたときの時間の流れが，身の丈に合っていた．今でも，インドネシアに戻るたびに，ゆったりとした豊かな時間が流れていくのがわかる．哲学者の内山節氏は『時間についての十二章―哲学における時間の問題―』（岩波書店）で，群馬県の農村での暮らしの中で，時間は後戻りしないという不可逆性だけでなく，春には昨年と同じ花が咲き畑仕事が始まるという円環的な時間が日本の農村に存在していたことを述べた．

　国際保健医療を志す若い人たちの中には，几帳面に将来設計のタイムテーブルをつくろうと努力する人も少なくない．しかし，タンザニアで暮らした小川さやか氏が『「その日暮らし」の人類学―もう一つの資本主義経済―』（光文社）で指摘したように，多くの開発途上国では日本とはまったく異なる時間軸が流れている．未来が不確実であることを，不安ととらえるのではなく，未来は可能性に満ちていると前向きにとらえるのが世界標準なのだ．

　私自身は，国際保健医療の分野の仕事をしてきた中で，100％達成できたという経験はない．目標の70％を達成したときに，30％もできなかったと悲観的に反省するのか，70％もできたとポジティブにとらえるか．同じ結果でも，どの視座から見るか，どの時間軸を採用するかによって，評価は大きく異なる．時間に追われていると反省点ばかりが目につくものである．しかし，70％もできたのだから，プロジェクトが終わった後もゆっくりと時間をかけていけば，いつかは100

％に近づいていくだろうという現地の時間軸に沿ったのんきな発想もときには必要である．

　国際保健医療でのキャリアパスを自分の中で考えてみるときに，日本の時間軸だけで判断すると大切なものを見失ってしまうかもしれない．あなたが働きたいと思っている世界の現場で動いている時計に合わせた人生設計が必要なのかもしれない．

▷ 二刀流のススメ

　ジョン・F・ケネディ大統領により 1961 年に設立されたアメリカのボランティア派遣組織であるピースコー（Peace Corps）では，"Why Not Both!" というスローガンのもと，大学院修士課程での勉学と開発途上国での実践活動が同時に行われている．"大学院も途上国経験も"という欲張りな連携事業では，ピースコーと大学の双方にメリットがあるだけでなく，学生たちがその成果を生かして開発途上国経験を将来の就職活動につなげている．日本でも青年海外協力隊と大学院の連携も行われているが，その規模はあまりに小さい．そして，何よりも，日本の既存の社会では，"あれもこれも"という二兎を追う者には厳しく，ひとつの道を究める学生には比較的なだらかなキャリア形成の仕組みが準備されていることに問題の本質がある．

　国際保健医療を目指すためには，いくつもの二刀流が必要とされる．臨床経験と国際保健医療，国際保健研究と実践活動，これらの両立をどう図るのかという課題である．しかし，世界ではすでに，援助とビジネス，NGO と国連機関といった一見相いれないような機関の間でさえ，共同作業が行われ，人事交流が始まっている．日本国内の現状だけで判断せずに，広くグローバルな二刀流を積極的に勧めたい．

　ただし，漠然とした"国際保健"の専門家が幅を利かせていた時代は終焉を迎え，これからは，専門性が問われる時代になるだろう．自分の専門分野を確かなものにするとともに，貧困，政治，経済，文化，人口，環境など専門外の分野に対する広い視野と見識をもった専門家が求められている．

　その中で，国際ジュニアという生得的に 2 つの文化や言語を習得している集団の可能性の高さを指摘しておきたい．国際交流の担い手としての在住外国人の子どもに話を聞くと「将来は，日本と母国の懸け橋になりたい」と語ってくれる．また，海外で暮らす就学年齢の日本人家庭の子どもも少なくない．さらに，日本の大学や大学院で勉学に励む留学生が激増している．今後の国際保健医療協力の担い手として，これらの国際ジュニアの存在は非常に大きい．二刀流あるいはダブルの背景をもつ若い人が活躍できるように，多様性に配慮した可塑性をもった教育システムを準備することが，グローバル化を推進する日本社会にとって必要不可欠の課題であろう．

▷ 見るまえに跳べ！

　難民キャンプの保健医療支援の現場で，最前線に毅然と立っているのはいつも若者たちだった．

私がUNHCR（国連難民高等弁務官事務所）の保健医療担当官をしていたパキスタンのペシャワールの保健医療会合で国際NGOのリーダーたちの多くは，30代だった．1999年のマケドニアのコソボ難民キャンプの現場で，保健医療クラスター会議の司会者は30代前半の青年だった．わからないことがあると，会場の後ろのほうで，WHOのシニア医師やUNICEF（国連児童基金）のベテランたちが適切なアドバイスをする．しかし，あくまでも会合を仕切っていたのは若者たち．会合の後，医薬品の手配や人員の確保などの具体的なロジスティクスの細部を詰める作業が深夜まで続く．そして，日が昇るときには，診療所の前で難民たちが診察を待っていた．

　『見るまえに跳べ』とは，大江健三郎氏が1958年に書いた小説のタイトルである（新潮社）．もとは，"石橋をたたいて渡る"（Look before you leap）という英語のことわざを反語的に使ったW・H・オーデンの詩からの引用である．人は多くの体験を積み，経験を深化させることにより，知恵を蓄積するかもしれないが，同時に何か大切なものを失っていくものである．緊急人道支援の現場だけでなく，国際保健医療の現場においても，ときには無謀さや無鉄砲と非難される類いの大胆さが必要となる．

　国際保健医療は大変だけれどやりがいのある仕事，まさにチャレンジングワークである．石橋をたたいて渡る慎重さを捨てて，思い切って外の世界に飛び出してほしい．そして，若い感性をもった人たちが率直な意見を表明し，大胆な提言をしてくれることを期待したい．使命感や犠牲的精神に押しつぶされることなく，日の丸を掲げるという狭い国益にとらわれず，国や地域間に見られる健康水準や保健医療サービスの格差の存在を直視しながら，世界のいろいろな土地でいろいろな人々と保健医療の仕事に携わることができたときに，日本の国際保健医療が成熟していくのだろうと思う．

　最後に，国際保健医療に関心があるけれど今は少し戸惑っている人に，声をかけてみたい．
　「見るまえに跳んでみてはどうですか？　自分が好きだと思い，自分が選ぼうとしている道なのだから，楽しくチャレンジしてください！」

2016年9月

日本国際保健医療学会理事長
大阪大学大学院人間科学研究科教授
中村　安秀

CONTENTS

1章　私のキャリアパス … 1

医学系

国際機関	さまざまな出会いでつながった 国際保健のキャリアパス	遠藤弘良	2
	大好きな産業保健の仕事を日本と世界で自由に続ける	川上　剛	8
JICA	アフリカからグローバルへ ―命を大切にする社会の創造―	杉下智彦	14
中央省庁	行政官としての国際保健への関わり	田中　剛	19
NGO	「最も弱い人たちのために働く」ということ	加藤寛幸	25
大学・研究機関	国際保健の現場経験から公衆衛生教育者へ	髙橋謙造	31
病院・地域医療	学びと貢献の機会を与えてくれた 地域医療と国際保健	高木史江	37
	日本の地域課題は世界の課題 ―日本の経験を世界で生かすために―	長嶺由衣子	43

看護系

国際機関	原点を指針にキャリアを切り開く ―助産師からUNICEF職員へ―	吉田友希子	48
JICA	自分の関心とできることを考えて 国際保健医療の道へ	平岡久和	53
中央省庁	小児科ナースから国際保健医療の道へ	當山紀子	58
NGO	「健康の公平性」の実現へ ―国際保健NGOへ託す思い―	八鳥知子	63
大学・研究機関	助産師がミャンマーで ライフワークを見いだすプロセス	小黒道子	69
	回り道にもよさはある　遠回りの国際保健への道	西原三佳	74
在日外国人 保健医療	世界中のすべての人に健康を	李　祥任	79

文系	国際機関	モンゴルの草原で芽吹いた グローバルヘルスへの道 ………………………………… 竹内百重	85
	JICA	世界の健康格差是正のために —JICA でのキャリアパス— ………………………………… 瀧澤郁雄	92
	中央省庁	国際保健を学び外交の世界へ ………………………………… 稲岡恵美	98
	NGO	高校留学・大学で世界の旅　国際協力を NGO で実現 ……… 青木美由紀	104
		研究対象だった NGO が仕事場に ……………………………… 溝上芳恵	110
	大学・研究機関	哲学から国際保健医療へ —海外経験を日本の次世代に— ……………………………… 小川寿美子	115

	生化学× 大学・研究機関	生化学から寄生虫学・熱帯医学, そしてグローバルヘルス …………………………………… 北　潔	121
	歯科× 病院・地域医療	歯科開業医ができる国際保健医療協力 ……………………… 深井穫博	127
	薬学× 大学・研究機関	薬剤師が国際保健を探求し続けたら グローバルヘルス百貨店に …………………………………… 奥村順子	134
	作業療法・理学療法× 大学・研究機関	ライフワークとして CBR の実践と研究に関わって ………………………………… 渡邊雅行	140
	栄養× 大学・研究機関	すべての人に必要な食べることから アプローチする国際保健医療 ………………………………… 水元　芳	145
	放射線科学× JICA	自分の知識と経験を海外に生かす —放射線科学から国際保健へ— ……………………………… 大里圭一	150
	体育× 大学・研究機関	誰にでも開いている国際保健への扉 ………………………… 竹原健二	155
	農学×大学・研究機関	国際保健ふらり旅 ……………………………………………… 吉岡浩太	161
	理工学× 企業	グローバル・ビジネスを通じた社会貢献を追求 …………… 小柴巌和	167

2章　国際保健医療を学ぶ …………………………………………………… 小川寿美子　175

　　　　国際保健医療協力に"王道なし" ……………………………………………………… 176
　　　　国際保健医療の"学び方" ……………………………………………………………… 176
　　　　何をどこまで学ぶか …………………………………………………………………… 178
　　　　国際保健医療協力を目指す人にもっと学んでほしいこと
　　　　　——コンピテンシー ………………………………………………………………… 179

3章　国際保健医療で働く　　　　　　　　　　　　　　　　　　大西真由美　181

- 国際保健医療の仕事　　　　　　　　　　　　　　　　　　　　　　　182
- 多様なキャリア構築が可能　　　　　　　　　　　　　　　　　　　　184
- 国際保健医療の実務経験をどう積むか　　　　　　　　　　　　　　　185
- 生活体験から得た知識や技術を現場で生かす　　　　　　　　　　　　187
- 日本の公衆衛生・地域保健活動との協働　　　　　　　　　　　　　　188
- 多職種の"強み"を生かして　　　　　　　　　　　　　　　　　　　189

4章　〈特別座談会〉国際保健医療のキャリアQ＆A
　　　　　　　　　　　中村安秀，湯浅資之，大西真由美，小川寿美子，加藤美寿季　191

巻末資料　国際保健医療に関わる各種団体　　　　　　　　　　　湯浅資之　204

＊本文中の団体や機関の名称はその当時のものです．

1章
私のキャリアパス

医学系 ×
- 国際機関
- JICA
- 中央省庁
- NGO
- 大学・研究機関
- 病院・地域医療

看護系 ×
- 国際機関
- JICA
- 中央省庁
- NGO
- 大学・研究機関
- 在日外国人保健医療

文　系 ×
- 国際機関
- JICA
- 中央省庁
- NGO
- 大学・研究機関

生化学
歯科
薬学
作業療法・理学療法
栄養
放射線科学
体育
農学
理工学
×
- JICA
- 大学・研究機関
- 病院・地域医療
- 企業

医学系 × 国際機関

さまざまな出会いでつながった国際保健のキャリアパス

遠藤 弘良
Hiroyoshi Endo
聖路加国際大学 公衆衛生大学院設置準備室長

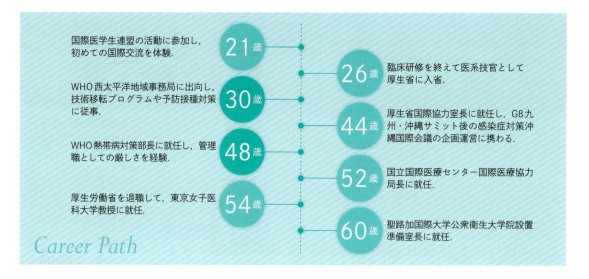

Career Path

- 21歳 国際医学生連盟の活動に参加し，初めての国際交流を体験．
- 26歳 臨床研修を終えて医系技官として厚生省に入省．
- 30歳 WHO西太平洋地域事務局に出向し，技術移転プログラムや予防接種対策に従事．
- 44歳 厚生省国際協力室長に就任し，G8九州・沖縄サミット後の感染症対策沖縄国際会議の企画運営に携わる．
- 48歳 WHO熱帯病対策部長に就任し，管理職としての厳しさを経験．
- 52歳 国立国際医療センター国際医療協力局長に就任．
- 54歳 厚生労働省を退職して，東京女子医科大学教授に就任．
- 60歳 聖路加国際大学公衆衛生大学院設置準備室長に就任．

● 医学生時代に初めて海外の学生と交流

　地方都市で生まれ育った私は高校卒業まで海外との縁はまったくなく，外国人と話をする機会もありませんでした．ただ英語は好きだったので，大学2年のときに創部された英語クラブに入部しました．その翌年の夏に，たまたま国際医学生連盟（IFMSA）と日本国際医学生連盟（JIMSA）の共催による公害と人口問題に関する国際会議が東京で開催され，その手伝いに借り出されたのが私の国際交流の最初の経験でした．来日した医学生を都内の施設に案内したり，八王子にある大学セミナーハウスという施設で会議に参加したりしました．

　今の若い世代の方は，子どもの頃からさまざまなメディアを通じて開発途上国の保健医療の実情を見聞する機会も多く，中には現地でボランティア活動を経験される方もいます．こうした経験を通じて，将来国際保健の分野で活躍したいという志をもつようになった方が，この本の読者にもいることと思います．私の場合は，そのような志をもっていたわけではありませんでした．英語が好きで，たまたま部活で海外の医学生と交流する機会（**写真1**）を得て，国際交流の面白さを知り，この道に入り込んだ次第です．東京での国際会議で知り合ったスイス人の医学生

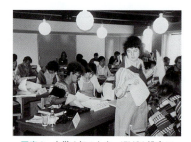

写真1　大学4年のとき，IFMSA総会に出席

をジュネーブに訪ねたとき，WHO（世界保健機関）本部に案内してもらいました．ただそのときも「将来，こんなところで働くことができたらいいな」程度の漠然とした思いを抱いただけでした．

こうした活動をきっかけに公衆衛生学教室に出入りしていたところ，教授から「厚生省[*1]に医系技官という職種があるので一度話を聞きに行ったらどうか」と勧められ，厚生省の門をたたくことになりました．もともと1つのことにじっくり取り組むことが苦手な私にとって，数年ごとに仕事の内容が変わるという行政官の生き方が，自分には合っているかもしれないと考えました．しかし臨床実習が始まると臨床の面白さに引かれるようになり，とりあえず入省試験は受けたものの，卒業後は臨床研修に進むことにしました．

[*1] 現・厚生労働省．

● 医系技官として行政の道へ

臨床研修の1年目は多忙を極めたものの，診療の醍醐味を肌で感じ，毎日新鮮な気持ちで働いていました．しかし2年目に入り，自分では基本的な診療技術を身に付けたような気分になり，新しい世界を見てみたい気持ちが湧いてきました．ちょうどそのようなときに，厚生省から入省の勧誘を受けました．ある意味「渡りに船」でした．

2年間の臨床研修を終え，やはり行政官としての道を歩むことにしました．それまでの白衣姿で患者や医療従事者に囲まれる生活から，背広姿でオフィスワークという生活に一変しました．最初に配属された部署は全国の保健所の予算や人材育成を担当するところで，公衆衛生行政の基本を勉強することができました．そしてそれまでの病院内だけでの業務から，日本全体を視野に入れた仕事に変わりました．この，物事を大きな視野でとらえるという姿勢が，その後の国際保健の仕事でもそのまま当てはまることになりました．

医系技官の道を選んだ1つの理由に，海外留学のチャンスがありました．当時は国際的なことに関心のある医系技官は少なく，私は入省2年目でWHOのフェローシップによりハーバード大学公衆衛生大学院の公衆衛生学修士（MPH）コースに留学させてもらいました．医師国家試験の受験勉強に戻ったかのように，毎日大量の宿題と格闘しながら夜遅くまで机に向かう毎日でした．当時1ドル360円の時代で日本からの留学生には経済的に厳しく，アメリカの経済が低迷し治安もよくなかったため，寮と大学を往復するだけという生活でした．ただ世界各国から来た学生や日本人の学生と知己を得たことは，その後の人生にとってかけがえのないものとなりました．

KEYWORD

医系技官

医師免許あるいは歯科医師免許を有し，厚生労働省の行政官として勤務する国家公務員を医系技官と呼ぶ．医学・歯学の専門知識や経験をもって公衆衛生や医療に関わるさまざまな制度づくりや感染症などの対策の中心となって活躍する技術系行政官．厚労省をはじめとした中央省庁，地方自治体，国際機関など，国内外の幅広い部署で働く．詳細はhttp://www.mhlw.go.jp/kouseiroudoushou/saiyou/ikei/ を参照のこと．

● 国際協力への関わりからWHO勤務へ

やっとの思いでアメリカ留学を終えて帰国し，国内行政の仕事に戻りました．当時の日本は高度経済成長の真っただ中で，ODA（政府開発援

助）予算も毎年右肩上がりでした．保健医療分野の国際協力の重要性も認識されるようになりました．厚生省もその対応のために国際課の強化を図り，医系技官を増員することになりました．そこで学生時代に海外の医学生との交流や留学経験のある私に白羽の矢があたりました．

それまで日本の保健医療分野のODAは病院建設や高度医療機器の供与というハード中心の協力でしたが，日本の経験・技術を生かすソフト分野の協力へと方針転換が図られつつありました．その中でワクチン生産の技術移転を含めた予防接種対策が候補の1つとなりました．そのフィージビリティ調査[*2]のために政府の合同調査団を開発途上国，WHO，UNICEF（国連児童基金）そしてUSAID（アメリカ合衆国国際開発庁）のような二国間援助機関に派遣することになりました．WHOで天然痘根絶の指揮を執られた蟻田功先生をはじめとした専門家のお供で，私も調査団に加わることになりました（写真2）．この国際課勤務が私の国際保健分野のキャリアとしての第一歩であり，この調査は私の専門分野といえる感染症対策との関わりの始まりといえます．

厚生省の国際協力強化の一環としてWHO西太平洋地域事務局（WHO/WPRO）との連携強化も図ることとなりました．WPROに日本の保健医療分野の技術移転を促進するためのプロジェクトを立ち上げ，その担当官として私がWPROに出向することとなりました．

[*2] プロジェクトの実現可能性を事前に把握するために行う調査．

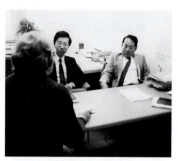

写真2 予防接種対策の政府調査団の一員として蟻田功先生に同行

● 国連機関での経験——WHO地域事務局，本部そしてUNAIDS

WPROでは前任者はおらず，1人で技術移転の拠点となる東京オフィスの立ち上げや調査団の派遣，そして国際会議の開催と，さまざまなことに取り組まなければなりませんでした．WHOも行政機関であるため，厚生省の仕事と似た点がありましたが，英語でいろいろな国籍の職員と仕事をするのは苦労の連続でした．その英語ですが，フィリピン人の秘書たちにずいぶんと助けてもらいました．東京オフィスは国立病院医療センター[*3]の中に設けられました．ちょうどその頃同センター内に国際医療協力部が創設され，協力部の皆さんとの交流も生まれました．厚生省もさることながら，国際医療協力部は私のその後の国際保健の仕事にとって，ベースキャンプのような存在となりました．

またWPROに赴任した翌年にWHO事務局長選挙があり，WPROの地域事務局長の中嶋宏先生が立候補されました．日本政府の支援のかいもあり，中嶋先生はWHO事務局長に当選という快挙を成し遂げられました．この選挙活動を通じて，国連機関がいかに政治的な影響を受けるものかを知りました．

中嶋先生がWHO事務局長に就任されWPROを去られてから，私はテクニカルな仕事をしてみたくなり，予防接種拡大計画（EPI）の仕事に携わりました．当時，EPIは経口補水療法（ORT）による下痢症対策と並んでWHOの看板プログラムでした．私は中国とラオスの担当となり，予防接種の実態調査，技術指導，保健省との打ち合わせのために，両国を

[*3] 現・国立研究開発法人国立国際医療研究センター（NCGM）．

何度も訪問しました (写真3). またその頃, WHOでは天然痘の根絶に続いてポリオの根絶を目指すこととなり, その戦略を検討する過程で, 蟻田先生に科学的な根拠に基づく政策や戦略の重要性を教えていただきました.

　WPROでの出向も3年余りが経過すると, 1つのことにじっくり取り組むことが苦手という私の性格から再び国内行政に携わりたくなり, 厚生省に戻ることになりました. ちなみに私の後任が, その後WPROの地域事務局長になられた尾身茂先生でした. 帰国後も私の性格と霞が関の行政官の2～3年の仕事のサイクルが合ったせいか, 2年間国内行政に携わった後, WHO本部の人材育成部への出向, 国内行政に復帰, さらに国連合同エイズ計画 (UNAIDS) への出向, という外交官か商社マンのようなキャリアを歩みました. WHO本部では同じWHOという組織でありながら, 地域事務局との組織風土の違いに驚きました. UNAIDSではNGO出身者やHIV感染者がスタッフとしてともに働き, 民間セクターとの協調など, 当時国連組織として極めて斬新な組織運営をしていました (写真4). 数度にわたる出向を通じて国際保健のさまざまな面を経験することができたことは大変幸運なことでした.

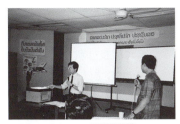
写真3　ラオスでのEPI技術指導

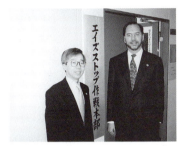
写真4　UNAIDSのピーター・ピオット事務局長とともに厚生労働省を訪問

● 国内行政の経験

　このように国際保健の仕事と国内行政の仕事に交互に携わってきましたが, 振り返るとこれらの仕事は相互に関係し合って, それぞれの経験や視点が役立ちました. 私は国内行政でも感染症対策にたびたび携わりました. 保健福祉部長として岡山県に出向していたときにはO-157の集団感染対策に奔走しました. 国際協力室長のときにはG8九州・沖縄サミットに携わり, 世界エイズ・結核・マラリア対策基金 (グローバルファンド) 創設のきっかけとなった感染症対策沖縄国際会議の企画運営を担当しました (写真5). さらに結核感染症課長のときには, 天然痘によるテロに対する事前準備やSARSの水際対策に奔走しました.

　ボーダーレスとなった感染症に取り組むには, 国際保健と国内行政の両方の視点が必要です. 国内での迅速な対応には世界の動きを知ることが必須であり, また日本の対策の知見・経験を海外に発信することは国際社会への貢献となります.

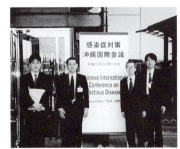
写真5　九州・沖縄サミット後の感染症対策沖縄国際会議

● 国連機関での管理職として

　UNAIDSへの出向が国連機関出向の3回目だったので, さすがに海外勤務はもうないと思っていました. ところが結核感染症課長のときにWHO事務局長の選挙があり, WPRO勤務時代の同僚であった韓国人の李　鐘郁（イ ジョンウク）先生が当選しました. 事務局長就任にあたり, 日本人を幹部職員として採用する話が出て, 過去3回の出向経験と旧知の仲であったことから私を採用してくれることになりました. 日本がリーダーシップを執っ

た国際寄生虫対策（いわゆる橋本イニシアティブ）のフォローや日本財団が長年にわたり支援しているハンセン病対策との調整に期待して，李事務局長は私を熱帯病対策部長に任命しました．これまでの WHO と UNAIDS では medical officer であり，管理職は初めての経験でした．

　P スタッフと呼ばれる専門職員，G スタッフと呼ばれる秘書などの一般職員合わせて総勢 20 人余りの部でしたが，ヨーロッパ人，アフリカ人，アジア人と 10 ヵ国以上の国籍の職員で構成されるチームをリードしていくのは苦労の連続でした．さらに李事務局長からは部内の組織改革と，一部プログラムの地域事務局への移管（decentralization）という難題を指示されました．国内行政でもこうした改革は関係者のさまざまな痛みが伴うことが常であり，英語での交渉で，いつも胃に穴が開く思いをしました．

　こうした苦労もありましたが，組織改革と併せて熱帯病対策の抜本的な見直しも行いました．病気ごとにバラバラだった対策を「Neglected Tropical Diseases 顧みられない熱帯病（NTD）」という新たな概念の下に整理し直し，これを WHO の正式プログラムとして打ち出しました（**写真6**）．この NTD という名称がその後国際保健の分野で広く認知されるようになり，今では G7 サミットにも取り上げられるようになりました．自分の作り上げたプログラムがこのように発展したことは感無量です．

> **KEYWORD**
>
> **顧みられない熱帯病**
>
> 開発途上国の中でも辺びな地域や貧しい人々の間で流行する熱帯病の総称．AIDS，結核，マラリアのように世界が注目し，その対策が進んでいる感染症と比べて，こうした熱帯病はこれまで世間の注目を浴びず，対策が進まず，新しい治療薬や診断法の開発も遅れていた．このため "顧みられない"（Neglected）と呼ばれる．WHO ではフィラリア症，アフリカ睡眠病，河川盲目症，ハンセン病，シャーガス病などの寄生虫，細菌，ウイルスによる 17 の疾患をあげている．

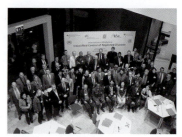

写真6　NTD の概念構築となったベルリン会議

● 現在──教育，学会活動，社会貢献

　4 回目の WHO 出向から戻り，国立保健医療科学院を経て，国立国際医療センター*3 の国際医療協力局長に就任しました．これは私の行政官としての国際保健分野での仕事のある意味集大成となりました．厚生省国際課勤務時に前身の国際医療協力部の創設に関わり，その後の WHO 出向時には協力部に公私にわたりお世話になっていました．しかし，20 年余りの時を経て晴れてメンバーの 1 人として協力局で仕事ができることになりました．ただこの間に協力局の組織や活動が大きく変貌していました．創設当時は職員 10 人足らずでしたが，局長就任時には 30 人近い大きな組織となっており，活動の範囲も広がり，開発途上国のみならず WHO などの国連機関にも職員が派遣されていました．またその内容も技術協力にとどまらず，政府顧問としての政策アドバイスにも広がり，協力の成果を評価する研究も盛んになっていました．協力局の発展は日本の国際保健協力の発展の縮図ともいえ，その変遷に感慨を覚えるとともに，関係者の方々の地道な努力に敬服の念を抱きました．

　そしてこのポストを最後に厚生労働省を退職し，東京女子医科大学で今度は教育・研究者として国際保健に携わることになりました．教育として国際保健の講義や WHO での研修や開発途上国でのフィールド体験をしてもらうプログラムを実施しました．学会活動としては，2014 年には日本国際保健医療学会学術集会と日本熱帯病学会大会の合同大会長，2015 年には日本渡航医学会学術集会の大会長の任も果たすことができま

した．

　東京女子医科大学の定年まで5年を残すところで聖路加国際大学の福井次矢先生から，公衆衛生大学院を開設するので協力してほしいとの依頼を受けました．福井先生はハーバード大学公衆衛生大学院の同級生であり，これもまた何かの巡り合わせと考え，聖路加に移る決心をしました．専門職大学院として国際性を重視した教育を行うことを特色とし，外国人教員を採用，授業はすべて英語で行うなど，これまで日本になかった新しい形の公衆衛生大学院となります．60歳からの新しいチャレンジですが，世界に羽ばたいて活躍できる若い方々を育てる環境をつくることが，私の国際保健の最後の責務と考えています．

　人生にはさまざまな"偶然"あるいは"巡り合わせ"がありますが，後で振り返り，それらをつなぐとキーワードが浮かび上がり，そして1つのストーリーを描くことができるのではないかと思っています．私の場合は"国際保健"と"感染症対策"がキーワードとなり，1つのキャリアパスのストーリーとして紹介させていただきました．国際保健の分野で専門性をもち，一生その仕事に携わりたいと考える方もいると思います．ただ私のように行政官として国内の多方面な仕事にも携わりながら，国際保健の仕事にも関わる道もあるのだということを知っていただければ幸甚です．

　国際保健の分野を目指す方は，語学，文化論，開発論などを学校で，あるいは独学で勉強されることと思います．ただこうした勉強のみで得られないものがあります．それは人との"出会い"です．国際保健の実践の場ではいかに幅広い人的なネットワークをもっているかが鍵となります．そのネットワークの基礎となるのが人との出会いです．1つひとつの出会いが線となり，面となってネットワークが築かれていきます．ぜひ，さまざまな活動を通じて得られる出会いを大切に育んでいただければと思います．

現在のポジション

2016年4月からは聖路加国際大学に移り，公衆衛生大学院の開設準備に携わっている．日本国際保健医療学会，日本熱帯医学会などの学会活動を通じて人材育成に関わるとともに，厚生労働省の国際保健分野や感染症分野の研究評価事業やNGOなどの国際協力の支援にも参加している．

医学系 国際機関

大好きな産業保健の仕事を日本と世界で自由に続ける

川上 剛
Tsuyoshi Kawakami

ILO（国際労働機関）産業安全保健上級専門家

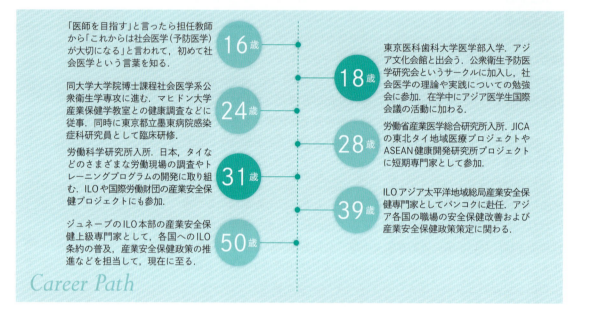

Career Path

- **16歳**：「医師を目指す」と言ったら担任教師から「これからは社会医学（予防医学）が大切になる」と言われて，初めて社会医学という言葉を知る．
- **18歳**：東京医科歯科大学医学部入学．アジア文化会館と出会う．公衆衛生予防医学研究会というサークルに加入し，社会医学の理論や実践についての勉強会に参加．在学中にアジア医学生国際会議の活動に加わる．
- **24歳**：同大学大学院博士課程社会医学系公衆衛生学専攻に進む．マヒドン大学産業保健学教室との健康調査などに従事．同時に東京都立墨東病院感染症科研究員として臨床研修．
- **28歳**：労働省産業医学総合研究所入所．JICAの東北タイ地域医療プロジェクトやASEAN健康開発研究所プロジェクトに短期専門家として参加．
- **31歳**：労働科学研究所入所．日本，タイなどのさまざまな労働現場の調査やトレーニングプログラムの開発に取り組む．ILOや国際労働財団の産業安全保健プロジェクトにも参加．
- **39歳**：ILOアジア太平洋地域総局産業安全保健専門家としてバンコクに赴任．アジア各国の職場の安全保健改善および産業安全保健政策策定に関わる．
- **50歳**：ジュネーブのILO本部の産業安全保健上級専門家として，各国へのILO条約の普及，産業安全保健政策の推進などを担当して，現在に至る．

　私の職業人生の2つのキーワードは，"アジア"と"社会医学（予防医学）"です．このうち"アジア"には大学に入ってから出会うのですが，"社会医学"という言葉は高校の担任の前澤明先生から初めて聞きました．なぜかその言葉が頭に残り，医学部に入ってから自然とその方向へ進み始めました．父は東京の墨田区にあった中小企業（ゴム工場）のサラリーマンで，私は夏休みになるとアルバイトに行きました．今思えば，工場にはプレスで指をつぶしてしまった工員さんや片腕のない守衛さんがいました．その後，産業保健（労働衛生）をライフワークにするようになり，もしかするとそうした記憶が無意識の中でつながっているのかなと思うこともありますが正直よくわかりません．

● アジアへの関わり

　東京医科歯科大学に入学後は，いろいろな人との出会いが自分の進路を決定してきました．大学に入学してすぐにあった新入生オリエンテーションのときに，食堂で食券を買うのに並んでいたらマレーシア人留学

生のベー・チョーキムさんが隣にいて，親しくなりました．外国人と話をしたのは，それが生まれて初めてでした．彼と意気投合し，大学1年の夏休みにマレーシア，ケダ州の彼の実家に遊びに行き，1ヵ月間滞在させてもらいました．このマレーシア訪問はカルチャーショックで，地元の人々のオープンでフレンドリーな態度にすっかり魅了されました．そして次の夏休みには，1人でマレーシア，インド，ミャンマー，タイをバックパッカーとして旅行し，すっかりアジアにはまっていました．同時にベーさんが住んでいた東京の本駒込にあるアジア文化会館（**写真1**）にもちょくちょく遊びに行くようになり，最後は私も住まわせてもらうようになりました．

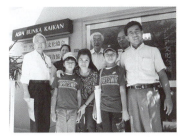

写真1　アジア文化会館を，家族を連れて2010年に再訪問．妻と2人の息子（前列），小木曽友理事長（後列中央），工藤正司事務局長（左端）．

大学の教養部で生物学の教授をされていた，今立源太郎先生にも大変お世話になりました．先生は若い頃に京都大学で今西錦司さんや梅棹忠夫さんらと東南アジア各国をめぐって研究をされており，私の漠然としたアジアへの関心を温かく見守ってくださいました．また，医学的なことだけでなく視野を広くもったほうがよいことを教わり，勧められて当時，梅棹さんが館長をされていた国立民族学博物館にも何回か足を運び，文化人類学への関心を深めました．

大学3年のときに大きな出来事がありました．ベトナム軍のカンボジア侵攻で多くのカンボジア人が難民としてタイへ逃れました．そして，その難民キャンプにおける悲惨な生活の状況や衛生上の問題が新聞で報道されました．そのニュースを見て，自分も医学生として何かできることはないかと考え，UNHCR（国連難民高等弁務官事務所）の現地事務所に手紙を出し，ボランティアとして働かせてほしいと頼みました．すると返事があり，「ここは大変な状況だからあなたのような経験のない学生に来られてもできることはない．その気持ちを大切にして勉強し将来に役立ててほしい」と言われました．

> **KEYWORD**
>
> **アジア文化会館**
>
> アジア文化会館は，穂積五一先生が第二次世界大戦で日本がアジアの人々に多大な苦痛と損害を与えたことを反省して，そのようなことが二度と起きないようにという志で建設され，アジア人留学生と日本人学生が共同生活をしている．私たち日本人はたとえ戦後生まれであっても過去に責任があり，アジアの人々と平等の出発点にないのだと穂積先生は書かれていた．といっても会館は一定のイデオロギーや宗教にとらわれず，互いの違いを認めて尊重し合うオープンで明るく楽しい雰囲気にあふれ，同時に自主独立の精神に包まれている．

● AMSAでの水俣病についての発表から産業保健へ

でも，私と同じような気持ちをもった医学生が当時少なからずおり，タイ，マレーシア，インド，日本の医学生たちが集まってアジア医学生国際会議[*1]ができました．私はタイで開催された第2回，第3回会議に参加しました．第3回会議では日本側議長を務めるとともに，日本の医療問題を紹介するセクションにおいて日本人学生同士で話し合って水俣病について発表しました．当時は日本の公害病のことはアジア各国であまり知られていませんでした．参加者から今後自分の国でも工業化の進展とともに同様の健康問題が起こる可能性があるからと関心をもってもらい，いろいろな質問を受けました．参加する前までは卒業して医師になったら，私も感染症対策やプライマリ・ヘルス・ケア（PHC）あるいは緊急医療援助などに関わりたいと漠然と思っていました．でも，このときの経験を機に，今後は開発途上国においても工業化に伴う環境問題や産業保健が大切になると理解しました．この経験が，現在まで私が産

*1　現・アジア医学生連絡協議会（AMSA）．

業保健を専門にしてきた原点になりました．

　この頃，産業保健の生涯にわたるメンターになる方たちとの出会いがありました．まずは，横浜の神奈川県勤労者医療生活協同組合 港町診療所の天明佳臣先生です．先生は働く人たちの立場に立って労働の現場の改善を進めておられ，また後には日本における移民労働者のための医療支援ネットワークも立ち上げられました．横浜へ移られる以前は山形県の白鷹町で出稼ぎ労働者の健康問題に取り組まれていました．また，天明先生から当時バンコクのILO（国際労働機関）のアジア太平洋地域総局で産業安全保健専門家として勤務されていた小木和孝さんを紹介されました．小木さんからアジアの産業保健の現状と課題について多くの話を聞くようになり関心が深まりました．おふたりはアジアと日本との間の産業保健における研究協力において1980年代からパイオニア的な仕事をされていました．さらに，おふたりから研究のカウンターパートであったタイ，マヒドン大学産業保健学教室教授のマリニー・ウォンパニッチ先生を紹介され，特にタイにおける女性労働者の産業保健の課題についてお話を伺いました．後に大学院に進んだ際には，マリニー先生のところにしばしばお邪魔してタイの女子繊維労働者の健康状況調査を実施し，これらの経験がその後の発展途上諸国における産業保健をライフワークにしていこうという私の仕事の方向を決定づけました．

● 研究か実践かに悩んだ大学院，産業医学総合研究所時代

　卒業後は迷うことなく，母校の大学院へ進学し公衆衛生学を専攻しました．指導教官であった高野健人先生は，私の「将来アジアで予防医学の仕事をしたい」という気持ちをサポートしてくださり，マリニー先生との共同研究でタイへしばしば渡航することも許してもらえました．長崎大学の熱帯医学研修にも参加することができました．また，東京都立墨東病院の感染症科研究員として臨床研修も行えました．そこでは，日本国際保健医療学会の創設者の1人である今川八束先生が部長をしておられ，私の国際保健一般への関心をサポートしてくださいました．

　大学院では博士論文のために有機溶剤中毒の動物実験をしたり，愛知県岡崎市にある国立生理学研究所[*2]で腎臓毒性についての研究プロジェクトにも参加しました．私は実験は不得意でしたが，自分の好きな仕事以外のことに関わり，その結果を論文という形にきちっとまとめる修行をさせていただいたことで指導教官にとても感謝しています．また，実験室での地道な仕事に多少でも関わり，その仕事をライフワークとしている優秀な研究者の方々からご指導いただいたことにも感謝しています．前述の今立源太郎先生，今川八束先生の双方に「自分の得意でない仕事でも前向きに取り組んで次のステップへつなげるべきだ」というアドバイスをいただいたことも支えになりました．

　卒業後は指導教官・先輩方の勧めもあって労働省産業医学総合研究所[*3]に就職しました．当時の興重治所長のはからいで，ここでも自由にタイ

---

episode

原田正純先生を訪ねて

大学院生のころ人々の立場に立って水俣病患者の救済や世界への水俣病の悲惨な経験の発信を通して公害病の予防に心血を捧げられていた熊本大学医学部の原田正純先生を訪ね，患者さんの検診にも参加させていただきました．原田先生と一杯飲んだときに進路について相談すると，先生が「川上先生，（しがらみや損得を考えずに）自分の好きなことをしたほうがいいよ」と訥々と静かに言われた言葉が，今も耳の中で聞こえます．

[*2] 現・大学共同利用法人自然科学研究機構生理学研究所．

[*3] 現・独立行政法人労働者健康安全機構労働安全衛生総合研究所．

へ調査研究に出させていただいたり，JICA（国際協力事業団）[*4]の東北タイ地域医療プロジェクトやマヒドン大学のアセアン健康開発研究所（AIHD）プロジェクトに産業保健専門家として参加することができました．

[*4] 現・独立行政法人国際協力機構．

● 労働現場の調査と国際共同研究に打ち込んだ労働科学研究所時代

1991年に，3年勤めた産業医学総合研究所から，財団法人労働科学研究所（労研）に移りました．労研時代の10年と次のILOアジア太平洋地域総局勤務時代の10年，計20年間は，現場に根差した産業保健の仕事に打ち込めた人生の拡張・充実期でした．ちょうど労研がアジアとの国際協力を強化する時期に声をかけていただき，参加できたのです．ILOの小木さんも労研の研究者出身ですし（後に労研所長），天明先生も労研の協力研究員をしておられた関係で，私もいつかはこの研究所で働きたいとずっと思っていました．学生時代に暮らしたアジア文化会館，そしてこの労研の双方が，政府主導ではなく志をもった民間人によって設立され，財政的な困難を抱えながらも今日まで社会的にインパクトのある仕事や活動を続けてきました．私自身この2つの民間の組織と人々に育てられ，自由な在野精神を注入されたように思います．

労研では，日本国内およびタイ，ベトナム，マレーシア，中国で，製造業，建設業，農業，学校給食，清掃作業など，多くの産業保健における現場調査に参加できました**(写真2)**．また，川崎市の嘱託産業医として清掃職場と学校職場を担当させていただき，労働環境改善のために市内の関連施設をくまなく巡視したことも貴重な経験となりました．労研の研究方法は，労働の現場を訪れて労働者の1日の実際の作業を後ろについて観察させてもらい記録をとり，どこに作業の負担や健康安全上のリスクがあるかを分析するのが基本になります．これをタイムスタディといっています．まず実際の作業をよく見て理解しながら，同時に医学生理学的な測定あるいは疲労自覚症状調査を行います．

タイムスタディ自体は紙と鉛筆さえあればどこでも応用できますから，アジア各国の労働現場における共同調査において広く活用できました．現地で何かを測定してサンプルやデータを日本に持ち帰って論文にするのではなく，現地のカウンターパート[*5]と一緒にタイムスタディをして，現地で結果を分析しました．そして経営者・労働者にも結果を示して，そのデータに基づいて一緒に改善のための議論を行いました．

こうした経験を基に専門家による調査をしなくても，もっと迅速に労使の産業保健改善自助努力を支援する方法はないかと考えているときに，ILOの小木さんからILOが開発したワイズ（WISE）と呼ばれる参加型トレーニング手法について知らされ，まさにこれだと思いました．ワイズトレーニングでは，アクションチェックリストを使って労働者・経営者が自身で産業保健安全上の改善点を見つけるのを支援します．また，現

> **KEYWORD**
>
> **労働科学研究所**
>
> 労働科学研究所（現・公益財団法人大原記念労働科学研究所）は1921年に設立された民間の研究所．当時，倉敷紡績の社長で啓蒙経営者といわれた大原孫三郎によって設立された．初代所長の大役を任された医師の暉峻義等とその仲間たちは，切磋琢磨してわが国の産業保健の基礎を築く．当時は女工哀史の時代で，多くの女子繊維労働者が長時間，劣悪な作業環境の中で働いていた．その改善のために民間企業の経営者が出資して，しかも経営者として自身が批判されることもある研究を自由にさせたのである．私は日本の産業保健が民間の自由な精神から発し，それが現在も続いていることの意義について考えずにいられない．

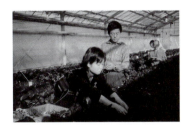

写真2　イチゴ摘み取りの作業負担調査．人間の働きをまるごと見て具体的な作業改善に直接結びつくデータを取り，現場に結果を返す

[*5] 国際協力事業において，相手国で受け入れを担当する人や機関．

地にすでにある低コストでできる改善事例を事前にたくさん収集して写真やイラストで提示するので，参加した労働者・経営者は具体的な改善アイデアを知ることができます．ワイズで確立した参加型産業保健トレーニングの効果は大きく，これを中小企業以外にも応用したいと考えました．そして，財団法人トヨタ財団[*6]から研究費をいただいて，ベトナムでカウンターパートとともに農業向けの参加型産業保健改善プログラム，ウィンド（WIND）をつくりました．

　専門家同士や政府機関との協力だけでなく，経営者団体や労働組合との協力が産業安全保健を進めることを学んだのもこの頃でした．特に，財団法人国際労働財団（JILAF）[*6]から依頼を受けて，パキスタン，バングラデシュ，モンゴル，タイの労働組合と参加型安全衛生改善トレーニング，ポジティブ（POSITIVE）に関わったことも素晴らしい経験でした**（写真3）**．JILAFは，日本労働組合総連合会（連合）が発展途上国の労働組合を支援するために設立したNGOで，各国の労働組合ネットワークを通して多くの草の根の労働者を支援するプロジェクトを実施していました．そして，参加型のトレーニング活動が逆に労働組合のネットワーク強化に貢献できることも経験しました．また，トレーニングを通して労働者と経営者の建設的な対話を促進できることも理解しました．

● 参加型改善活動に打ち込んだ ILOアジア太平洋地域総局時代

　前述の小木さんがILOを退職後，労研の所長に赴任されたこともあり，労研の国際協力の活動はさらに広がりました**（写真4）**．加えて，私の将来を決定づけたのは，ILOがフィリピンで展開していた中小企業における職場改善プロジェクト（ワイズ）に初めてILOコンサルタントとして参加できたことです．ここで多くのフィリピン人の友人を得て，ワイズトレーニングをともに実施しフィリピン人ワイズトレーナー養成に関わり，さらにワイズトレーニングの結果，改善できた事例の評価に携わりました．ワイズプロジェクトにフィリピン労働省から参加していた妻とも，このとき出会いました．

　そんなとき，バンコクにあるILOアジア太平洋地域総局の産業安全保健専門家ポストの空席募集が出ました．私自身，長期にアジアに滞在してさらに産業保健の仕事に没頭したいと思っていた時期でしたので，周囲の勧めもあり応募して採用されました．いろいろな候補者がいたと思うのですが，ILOが採用に際して，私が仲間と関わってきたアジアと日本の現場における労使との共同作業や職場改善活動の経験を評価してくれたことは喜びでした．

　ILOでは研究の仕事がなくなった分，担当するアジア各国の産業安全保健政策策定と実施への支援という新たな仕事に取り組むことになりました．各国がどのような政策を実施すべきかをアドバイスする上で，それまでに各国の研究仲間や政労使[*7]と進めてきた現場に根差した共同作

[*6] 現在は公益財団法人．

> **episode**
>
> **サトウキビ工場での調査**
>
> アジア各国の現場調査にはたくさんの思い出があります．ベトナム南部のメコンデルタ地域，カント省の農村部でサトウキビ加工の地場工場を調査したことがあります．この工場では，女性を含む農民労働者が，朝から翌日の朝までほぼ24時間ぶっつづけで作業をしていました．作業の内容も50 kg近くもあるサトウキビの束を肩にかついで運搬することでした．数ヵ月後に，同じサトウキビ工場を訪れたら，いろいろな産業安全保健上の改善が進んでいたことがうれしい驚きでした．調査結果を参考に職場の労使が協働して改善を進めたのです．この経験から，職場には必ず健康改善の自主イニシアティブがあると気付き，専門家主導ではない現場の労働者・経営者主体の健康改善を支援する重要性を学びました．

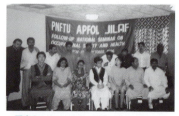

写真3　パキスタンの労働組合と共同で開催したJILAF/POSITIVEトレーニング．各国の労働組合員たちが政治的な困難の中で民主化を実現し，労働者の健康改善に取り組んでいる姿に強く印象付けられた

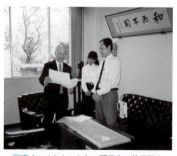

写真4　ベトナムからの研修生に修了証を手渡す小木和孝労研所長（左）

[*7] 政府・労働者・使用者のこと．

業の経験がとても役立ちました．民間出身者としてそれまで行政経験はありませんでしたが，今度は自分が行政にアドバイスする立場になって，「もっと政府がこうしてくれたらうまくいくのになあ」とこれまで現場で考えていたことを深めながら，各国の政労使と話し合って実現する立場になりました．ちょうど，ILOでは開発途上各国が国としての産業安全保健5ヵ年計画を策定することに力を入れていました．そのため，タイ，ベトナム，ラオス，カンボジア，モンゴル，中国などで，各国の政労使とそれぞれの国の産業安全保健の現状をレビューして行動課題を策定していくのはやりがいのある仕事でした．

同時に，ワイズやウィンド方式の参加型トレーニングの普及に取り組み，各国で政労使からなるトレーナー養成を行いました．また，新たに参加型の進め方を応用して，小規模建設業，家内労働，廃棄物収集労働，移民労働者向けのトレーニングマニュアルを作成し，各国における普及実践に関わってきました(**写真5, 6**)．どこの国へ行っても草の根の労働の現場で素晴らしい政労使あるいはNGOのカウンターパートに出会い，多くを学んで手応えある仕事ができました．また，現場でできた成功事例を，国，労働組合，経営者あるいはNGOがもつネットワークと協力してより多くの職場に広げていく重要性を学んできました．

● 現在の私を支えるもの

産業保健の課題と活動は，日本と開発途上各国で同時進行しておりフレッシュな学び合いが可能です．日本の過去の経験を伝えるのではなく，逆に日本の産業保健が開発途上国の人々の活動や斬新なアプローチから学ぶ点がとても多いのです．産業保健（労働衛生）という，健康問題と労働社会問題の双方の顔をもつ分野を専門にしたことで，労働組合や経営者をはじめ，この社会を現場で支える多くの人々と出会い，たくさんの共同作業ができました．それから，アジア文化会館と労研という明確な志をもった2つの民間機関に育てられたことも私のスタンスを決定したと思います．労研の現場に根差し現場で考える研究手法，および社会正義の実現と貧困撲滅を通した永久平和の実現を旗印に掲げるILOの理想が，現在の私を支えています．

episode

妻の実家に里帰り

妻の実家はフィリピンのネグロス島，バコロド市です．息子たちは日本にはいとこがいないのですが，フィリピンに行くと大勢のいとこに囲まれます．結婚前に妻の父に結婚の挨拶に行くと，すぐにビーチに泳ぎに連れて行ってくれました．あとで聞いたのですが，私の背中に刺青がないかを確認したかったのだそうです．

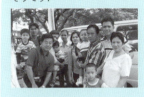

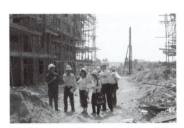

写真5 カンボジアのインフォーマル経済職場改善プロジェクトで，建設現場における安全保健改善のアクションチェックリストを実施する政労使，NGOの参加者たち

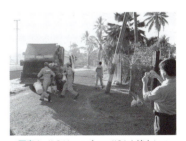

写真6 ILOはフィジーでJICAと協力して廃棄物収集労働者の安全保健改善を担当し，参加型トレーニングプログラムを開発・応用．そのための準備として収集作業者の作業を観察し記録を取った

現在のポジション

2011年にバンコクのILOアジア太平洋地域総局からジュネーブ本部に移り，加盟国へのILO条約の普及および産業安全保健政策の設定と実施を担当している．また，中小企業，インフォーマル経済職場あるいは農業への産業保健サービスを国家政策の優先課題として促進．パレスチナの政労使と協力してワイズトレーニングを実施したり，ガーナやウガンダで国の政労使政策ワークショップを開催したり，EU（欧州連合）の産業保健戦略会議に参加したり，今まで直接なじみのなかったアジア以外の国々の活動に関わり，視野が広がった．また，スイスの人々の家族との時間およびワークライフバランスを大切にする生き方からも学んでいる．

医学系 × J JICA

アフリカからグローバルへ
―命を大切にする社会の創造―

杉下 智彦
Tomohiko Sugishita

東京女子医科大学 国際環境・熱帯医学講座 教授

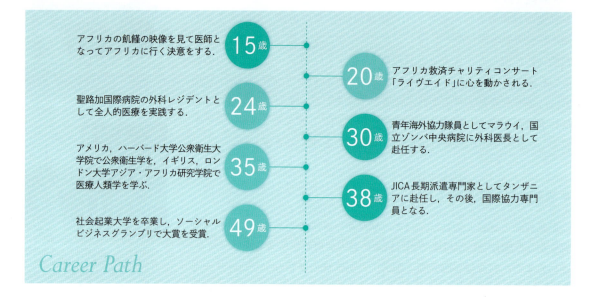

Career Path

- 15歳 アフリカの飢饉の映像を見て医師となってアフリカに行く決意をする．
- 20歳 アフリカ救済チャリティコンサート「ライヴエイド」に心を動かされる．
- 24歳 聖路加国際病院の外科レジデントとして全人的医療を実践する．
- 30歳 青年海外協力隊員としてマラウイ，国立ゾンバ中央病院に外科医長として赴任する．
- 35歳 アメリカ，ハーバード大学公衆衛生大学院で公衆衛生学を，イギリス，ロンドン大学アジア・アフリカ研究学院で医療人類学を学ぶ．
- 38歳 JICA長期派遣専門家としてタンザニアに赴任し，その後，国際協力専門員となる．
- 49歳 社会起業大学を卒業し，ソーシャルビジネスグランプリで大賞を受賞．

● アフリカでの診療という夢

「世界はこのような悲劇を放置しているんだ……！」

中学3年のとき，アフリカの飢饉の映像を見て衝撃を受けたことを今でも鮮明に覚えています．テレビの向こう側では，信じられないほど痩せ衰えた少年が，生気のない目でこちらを見ています．それを見ている私は，明日の命のことなどまったく気にかけず平穏に生きている――こんな不条理を知らずに生きてきた自分を恥じるとともに，それまで私にとって素晴らしく美しいと信じてきた"世界"が冷酷で陰惨なものとして迫ってきました．「何かしなければ……」と慟哭が胸を突き，まさに，アフリカで診療することが私にとって人生のミッションになった瞬間でした．

アフリカの映像を見て，単純に医師となってアフリカの力になりたいという一心で東北大学医学部に進学しました．学生時代は，硬式テニス部で学生選手権出場を目指す一方，高校時代に触発された『遠野物語』（柳田国男）の影響から，地方の伝承文化を訪ねて野宿しながらオートバイで日本一周するなど，旅を通して多くの人々と出会い，そのつながり

から歴史や文化の見方を学んできたように思います．

　そのような中で，音楽家ボブ・ゲルドフたちによるアフリカ難民救済のための「ライヴエイド」は衝撃的でした．音楽を通して大きな社会問題が解決されていく，という革新的なアイデアは，自分の力を信じれば未来を創造することが可能かもしれない……というインスピレーションを与えてくれました．また臨床実習が始まり多くの末期がん患者と出会ったことから，「自分は患者の死に向き合えるのか」と自問自答する中で，「死の臨床研究会」を立ち上げました．仲間を募り，死生学（タナトロジー）の読書会をしたり，当時まだ数少なかったホスピスを日本各地に訪ね，死を待つ人々へのインタビューを映像に収めて市民祭で上映したりしました．

　このように，人々との出会いの大切さを基盤に，"アフリカの飢餓"そして，"死への畏れ"が，その後の人生の方向性を決める原体験であったと思っています．

＊1　1985年7月に，イギリスのロンドン，アメリカのフィラデルフィアで行われたチャリティーコンサート．世界各国に同時中継された．

●「命を助ける仕事」から「命を大切にする社会」の創造へ

　「早く優れた医師になってアフリカに行きたい」「アフリカに行くのなら，手術もできる医師でないと困るだろう」という思いから，医学部卒業後は，選抜試験を受けて東京・築地の聖路加国際病院の外科レジデントになりました．全国から集まった優秀な若手医師とともに切磋琢磨しながら，「人を病気として診るのではなく，病気をもった人を診る」というまさに"全人的医療"（ホリスティックメディスン）を実践することができました．4年目には最年少のチーフレジデントとして診療チームを取りまとめる機会を得て，若手レジデントの育成や病院マネジメントへの参画など，チーム医療の醍醐味を経験することができました．聖路加国際病院での4年間は，寝る間もなく過酷で多忙な日々でしたが，人をチームで診る基本を学びながら，その後，アフリカでの戦略マネジメント育成や組織強化において，多くの示唆を得るきっかけとなりました．

　その後，母校東北大学の恩師の声かけもあって，心臓血管外科教室で心臓移植の研究に携わることになりました．しかし人工心臓装置の動物実験をしながら，アフリカでの診療の夢が遠のきつつあることに焦りを感じる日々が続きました．そんなある日，緊急手術後の患者を看取って街を彷徨していたときに，青年海外協力隊の募集ポスターを偶然目にしました．「君を待っている人がいる」というメッセージがぐっと胸に響き，すぐに近くにあった公衆電話からポスターの番号に電話をかけました．家族や教室など，多くの人から引き留められましたが，協力隊員としてアフリカに渡る決心は固く，1995年，アフリカのマラウイへ赴任することになりました．

　国立ゾンバ中央病院はマラウイの首都リロングウェから350km離れた病床数500の病院でした．しかし地域住民200万人の中核病院ということもあり，近隣県からの搬送患者も多く，入院患者は時に1,200人を超

> **KEYWORD**
>
> **青年海外協力隊**
>
> 青年海外協力隊とは，もっている技術・知識や経験を開発途上国の人々のために生かしたいと望む20歳から39歳までの方を派遣するJICAの事業．約200種類の職種に分類されている．派遣期間は原則2年間．1965年の事業発足からこれまでにのべ88ヵ国に約4万人の方々が参加している．

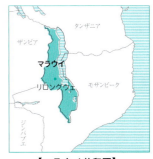

【マラウイ共和国】

人口 1,636万人（2013年）
民族 バンツー系
言語 チェワ語，英語（以上公用語），各部族語
宗教 人口の約75％がキリスト教（そのほかイスラム教，伝統宗教）
歴史 1891年，イギリス保護領．1953年，ローデシア・ニヤサランド（現マラウイ）連邦成立．1964年，イギリスより独立．1994年，独立後初めての大統領・議会選挙（ムルジ政権）．

え，1つのベッドに3人の患者が横になっていることも珍しくありませんでした(**写真1**)．それまで緊急手術などをしてこなかった病院で白紙から外科チームを立ち上げ，準医師(クリニカルオフィサー)4人の指導にあたりました．また周辺の県立病院での緊急手術に呼ばれることも多く，人も機材も薬もない中で，点滴チューブを尿道カテーテルとして加工したり，麻酔の気化器をコーラの缶でつくったり，まさに野戦病院とはこのような状況だったのではないかと思いながら無我夢中で診療を続けました．ただ1人の外科医として執刀した手術は2年半の間で3,000例を超え(**写真2**)，特にHIVの成人感染率が38％とピークとなった時期とも重なり，何度も手術をした後に日和見感染で亡くなる患者も多く，毎日が挑戦と後悔の連続でした．ヨーロッパからインターンで来る若い医師たちとともに病院に寝泊まりしながら，アフリカにおける「生と死」の意義について，自問自答を繰り返す日々を送っていました．

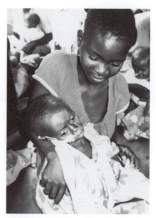

写真1 500床の病院に1,200人が入院．常に定員オーバーの病室

そんなある日，村を歩いていてある伝統医師に出会い，その後約1年間，彼のところに通い詰めることになったのです．彼が行う宗教的儀礼を通して妖術・呪術などの伝統的世界観があることを知り，私たちがこれまで信じていた西洋医学という枠を超えるスケールの大きな伝統的医療システムがあることに気付きました．特に伝統医たちの薬草を使って単に病気を治すことだけでなく，家族やコミュニティの葛藤，経済発展がもたらす格差や不安などといった社会の病理を総合的に診断し，伝統的な手法を用いて家族やコミュニティ全体を治療する姿に心を打たれました．このような過酷で類例のない状況を過ごしたマラウイでの診療を通して，「病気になったらだめだ．病気にならない社会をつくらなければ何も変わらない」という確信を得るに至ったのです．

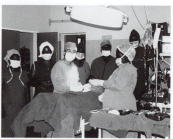

写真2 唯一の外科医として3,000例を超える手術を執刀

マラウイから帰国して聖路加国際病院の胸部外科の医師として再就職しましたが，マラウイで出会った伝統医師の姿やAIDSで亡くなった仲間たちのことが忘れられず，臨床を離れ，「命を治す仕事から，命を大切にする社会の創造」を目指して留学し，再び国際協力の道に進むことを決心しました．

> **KEYWORD**
>
> **伝統医師**
>
> 伝統医師は，現代の医学が発達する以前から存在する文化圏伝統の医学体系の実践者．マラウイでは，植物性・動物性の薬を用いて治療を行う薬草医師と，祈祷や呪術によって治療を主に行う呪術的医師が多数存在する．

● 留学，そして国際保健専門家へ

アメリカのハーバード大学公衆衛生大学院(HSPH)では，主に国際保健政策を学びました．特に社会医学講座で出会ったポール・ファーマー教授から指導を受けて，貧困や差別などの社会的格差をはじめとするグローバルな課題を見る目を養うことができました．その後，ファーマー教授の勧めもあって，イギリス，ロンドン大学アジア・アフリカ研究学院(SOAS)に入学し，医療人類学を専攻しました．社会人類学，社会システム論，ポストモダン思想など，自分にとっては未知の学問に触れ，「アフリカの諸問題を生み出しているのも自分たち自身であり，解決も自分たち自身の在り方にかかっている」と，世界の見方が180度変わってしまうほどの知的衝撃を受けました．このような知的好奇心の高まり

を受けて，有志とともにロンドン開発勉強会を立ち上げ，毎週のようにイギリス国内の大学に集まってさまざまな課題を持ち寄り，議論を深めることに情熱を注ぎました．私にとって海外留学中の2年間は，人生の中で最も学問に没頭した時期であり，その後の保健システム専門家としての基礎を築いた大変重要な機会だったと思っています．

イギリス留学中に築いたネットワークを通して声をかけてもらい，留学からの帰国間もない2002年10月，JICA（国際協力事業団）[*2]長期専門家としてタンザニアのモロゴロ州保健行政強化プロジェクトに赴任する機会を得ました．プロジェクトは保健行政官のマネジメント能力の育成と組織強化を通した基礎保健サービスの普及が目的であり，現在では主流となっている「保健システム強化」の初めての案件でした．カウンターパートとともに試行錯誤の日々が続きましたが，1年後にはプロジェクトのチーフアドバイザーとなり，100人を超えるチームを率いて，戦略マネジメント研修，保健セクター計画策定やオペレーションリサーチの実施など，保健システム強化に資するさまざまな取り組みを行いました**（写真3，4）**．このような努力が実り，モロゴロ州の保健サービス提供は飛躍的に改善され，当時の保健省事務次官から「ここ10年間でベストプラクティスである」として認められ，次期案件を通して全国展開されることになりました．

このようなアフリカでの技術協力での貢献が認められ，タンザニアから帰国して，2006年に国際協力専門員[*3]となる機会を得ました．当時，新宿にあったJICA本部の保健分野課題アドバイザーとして，保健システム案件のグローバル展開の中心的な役割を担うようになりました．アフリカを中心に，アジア，中南米，大洋州諸国における保健プログラムの策定，技術協力案件の立案や評価，国際会議や委員会への参画など，さまざまな国で仕事をしてきました．特に南北スーダンやシエラレオネといった脆弱国の案件形成に携わった経験は，保健システムをカウンターパートとともに一からつくり上げていく醍醐味を実感することができました**（写真5）**．また，アジア人としては初めてGaviアライアンス（Gavi）の独立技術審査委員に選ばれたことは，その後のグローバルヘルス分野の人脈を築いていく上で，大変よい経験になりました．

JICA本部で3年間勤めた後，2009年から4年間，ケニアのニャンザ州保健マネジメント強化プロジェクトにJICA長期派遣専門家として赴任する機会を得ました．タンザニアと同様に地方保健行政官のリーダーシップや戦略マネジメント能力の育成および組織強化を通した保健システム強化案件で，チーフアドバイザーとしてケニア国内の大学や研修機関のコンソーシアムを立ち上げ，州内の600人を超える保健行政官に対して戦略マネジメント研修およびその後のメンタリング支援などを行いました．プロジェクトにより同州の基礎保健サービスは平均28％と飛躍的に改善し，ケニア政府の地方分権化の流れを担保し促進するモデルとして認知され，次期案件では全国展開へと継続されています．

またケニア保健省ならびに世界銀行やドイツ開発公社などの開発機関

[*2] 現・独立行政法人国際協力機構．

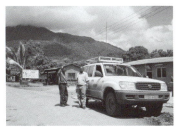

写真3　タンザニアのフィールドで

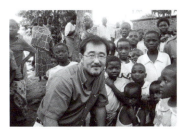

写真4　タンザニアで子どもたちと

[*3] JICAの協力事業に携わるプロフェッショナルスタッフ．国内外の事業関係者に対して，計画策定・実施・評価に関する指導，助言などを行い，専門家として海外での業務に従事することもある．

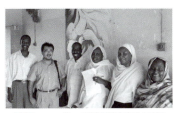

写真5　スーダンで助産師教育施設を訪問して調査を行う

KEYWORD

Gaviアライアンス（Gavi）

Gaviアライアンス（Gavi）は，子どもの予防接種プログラムの拡大を通じて，世界の子どもの命を救い，人々の健康を守ることをミッションとし，民間セクター，公共セクターがともに参加する革新的なメカニズムである．2000年の世界経済フォーラム年次総会で設立された．約10年間に約3億2600万人の子どもたちに予防接種を行い，550万人の死を未然に防いできた．

との協議を経て，ユニバーサル・ヘルス・カバレッジ（UHC）の達成を目標とした保健プログラムを策定し，アフリカの社会開発セクターとしては初めてとなる技術協力と円借款が補完的に協働する案件をデザインしました．2015年9月には政策借款（50億円）が日本・ケニア政府の間で調印され，母子保健サービスの無料化，成果連動型の給付システム，そして貧困層に対する保険料補助制度など革新的な協力がスタートしています．

● 現在──21世紀のグローバルヘルス

2013年7月，ケニアより帰国し，現在はJICA本部においてグローバルヘルスの推進を支援しています．特に，帰国後すぐにWHO（世界保健機関）と世界銀行が中心となって推進するUHCのフレームワークづくりや保健指標モニタリングに関する国際委員として，持続可能な開発目標（SDGs）における保健分野の目標策定を支援してきました．また21世紀のグローバルヘルスにおける開発途上国の保健システムの新たな発展の可能性について考察を深めるため，社会起業大学においてソーシャルビジネスの手法を学びました．フランチャイジング手法を用いた「女性のための健康クリニック：SU*TE*KI」のアイデアで，「2014年ソーシャルビジネスグランプリ大賞」を受賞し，今後は，ODA（政府開発援助）事業への技術支援を継続しつつ，プロボノ活動を通して伝統的アフリカにある家族や社会の素晴らしい価値観を見直し，「健康で美しい」女性のエンパワーメントを通した「命を大切にする社会の創造」を広めていきたいと考えています．2016年には第44回医療功労賞を受賞しました（写真6）．

最後になりましたが，自分はこれまでどんな苦境に立たされても，「人が想像できることは，必ず人が実現できる」（ジュール・ヴェルヌ）という言葉を信じて生きてきました．"夢"を持ち続けること，そして自分自身の"夢"を言葉で語りながら，世界の仲間とつながっていくこと．どんなキャリアも自分自身で描く"夢"が出発点であり，周囲の人々の支援がなければ実現は困難です．人生の素晴らしさは，自分自身で人生を変えられることにあります．

「過去が咲いている今 未来の蕾で一杯な今」（河井寛次郎）

勇気をもって夢に向かって世界に歩みだしてほしいと願っています．

> **KEYWORD**
> **持続可能な開発目標（SDGs）**
> 2000年に制定され，2015年に期限切れとなったミレニアム開発目標（MDGs）を継承・発展させたもので，国際連合が持続可能な開発のための2030アジェンダとして示した具体的行動指針．2015年9月の国連持続可能な開発サミットで，17の分野別の開発目標と，169項目の達成基準が採択された．

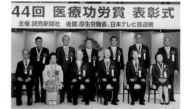

写真6　第44回医療功労賞を受賞（筆者は後列右から3番目）

現在のポジション

JICAの国際協力専門員として，グローバルヘルスに関する助言，保健分野の技術協力案件の立案や評価，国際会議への出席，海外研修生への講義，特定課題の調査研究，日本国内の専門家育成などに携わる．特に，UHCの達成を目標に，アフリカ・アジアの保健システム案件において，国家政策からコミュニティに至る幅広い分野での技術支援・指導を行っている．2016年10月より東京女子医科大学に勤務．

医学系 × 中央省庁

行政官としての
国際保健への関わり

田中 剛
Go Tanaka
内閣官房 国際感染症対策調整室 企画官

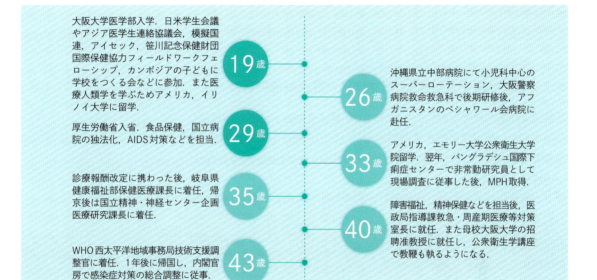

19歳 大阪大学医学部入学．日米学生会議やアジア医学生連絡協議会，模擬国連，アイセック，笹川記念保健財団国際保健協力フィールドワークフェローシップ，カンボジアの子どもに学校をつくる会などに参加．また医療人類学を学ぶためアメリカ，イリノイ大学に留学．

26歳 沖縄県立中部病院にて小児科中心のスーパーローテーション，大阪警察病院救命救急科で後期研修後，アフガニスタンのペシャワール会病院に赴任．

29歳 厚生労働省入省．食品保健，国立病院の独法化，AIDS対策などを担当．

33歳 アメリカ，エモリー大学公衆衛生大学院留学．翌年，バングラデシュ国際下痢症センターで非常勤研究員として現場調査に従事した後，MPH取得．

35歳 診療報酬改定に携わった後，岐阜県健康福祉部保健医療課長に着任，帰京後は国立精神・神経センター企画医療研究課長に着任．

40歳 障害福祉，精神保健などを担当後，医政局指導課救急・周産期医療等対策室長に就任．また母校大阪大学の招聘准教授に就任し，公衆衛生学講座で教鞭も執るようになる．

43歳 WHO西太平洋地域事務局技術支援調整官に着任．1年後に帰国し，内閣官房で感染症対策の総合調整に従事．

Career Path

● 医学部に入学するも，休学してアメリカインディアン居留地へ

　医学部には入りましたが，大学の理系授業に飽き足らず，日米学生会議（JASC）や模擬国連（MUN），アイセックといった場で海外の文系学生と他流試合を試みる日々でした．万能感に包まれ，何にでも挑戦しようとする無謀な20代．患者を癒すことに憧れて入学したものの，病院の中に閉じこもって仕事をすることに漠然とした不安感を抱いていたのです．そんなときに出会ったのが世界エイズ・結核・マラリア対策基金（グローバルファンド）の國井修局長でした．当時はAMDA[*1]で難民問題をはらんだアジア各地を飛び回って医療活動をされており，憧れの先輩のように「開発途上国の現場で働きたい」と心から思った最初でした．

　2年間の教養が終わる頃には学業からの逸脱もひどく，国際先住民年の活動に参加するために北海道アイヌのコタンに滞在するといった状況でした．そこでついに医学部の専攻が始まる前に休学し，アメリカ，イリノイ大学に医療人類学を学びに行くことにしました．ただ，食らい付

*1　現在は認定特定非営利活動法人．

けば何でもできると留学までしたものの，やはり自らの専門をしっかりもち，足場を固めることで初めて自分なりの世界観がもてるという学問の世界の厳しさが身に染みてわかりました．そこで秋学期の教養課程のみを終えて，すぐさま西部のインディアン居留地を訪ねて回ります**（写真1）**．ニューメキシコやアリゾナの砂漠に住むメディスンマン（伝統治療師）と居住を共にし，精霊（spirituality）が人の心や体に及ぼす影響を体感しようとしました．その頃，医療人類学者の上田紀行先生の『スリランカの悪魔祓い』を読み込んでいたのですが，同じようなことをナバホ族も言うのです．「悪魔がつくのは孤独な人．病は患者個人や体の一部ではなく，患者と取り巻く環境との関係性によって生みだされる．儀式・ハレ[*2]というつながりの再生の場を通して生命が輝く」と．民族を取り巻く過酷な歴史の中においても，代々受け継ぐ知恵を大切に生きる力強さを感じました．

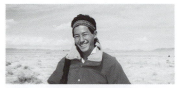

写真1　アメリカ，ネバダ州のインディアンの居留地で

[*2] 儀式や祭りなどの非日常．

● アジアを放浪する医学生，阪神淡路大震災の被災者に

　帰国後は学部課程に入りましたが，大学教室での座りの悪さは相変わらずでした．アジア医学生連絡協議会（AMSA）や笹川記念保健協力財団国際保健フィールドワークフェローシップといったものへの参加など，やや活動は医学的になりましたが，休みをつくってバックパックを担いでアジアを放浪する日々は続きました．そのような中，阪神淡路大震災が起こり，自宅は全壊します．幸い家族にけがはなかったものの，同じ町内で多数死者が出たこともあり，居ても立ってもいられず避難所巡りを続けました．当時は組織だったボランティア活動はなく，空回りのほろ苦さが今でも残っています．

　臨床実習に入りましたが専門は決めきれず，基礎配属実習ということで公衆衛生学教室（教授・多田羅浩三先生）の先生方と地域医療巡回によく出かけていました．何も勉強していないようで，学生時代に現在の仕事スタイルを身に付けていたのかもしれません．

● 臨床医として沖縄，アフガニスタンで働く

　当時は卒後研修必修化前で同級生のほとんどは専門科を選び，大学病院で初期研修をしていました．ただ私はUSMLE（アメリカ医師国家試験）の勉強をしていたことや熱帯医学の臨床を学ぶ，ローテーションで全科を回るといった趣旨から，研修先に沖縄県立中部病院を選びました．ハワイ大学との連携病院で，アメリカ人医師によるベッドサイドティーチングや教えるのが大好きな先輩方に囲まれ非常に充実した毎日でした．2年目のレジデントになってからは，開発途上国での診療に役立つと思い小児科を選びました．本当はうちなー[*3]の歴史や文化に染まりたかったのですが，残念ながらほとんど太陽を見ることのない生活でした．

　島に残りたいという思いも強かったのですが，一度，母校の救急医学

[*3] 沖縄方言で沖縄のこと．

講座に戻り大阪警察病院に勤めることにしました．ただ病院内で働き続けることに違和感をもっていたこともあり，1年足らずでパキスタン，アフガニスタン辺境地域にあるペシャワールに旅立ちました(写真2)．中村哲先生が院長を務めるペシャワール会医療サービス病院[*4]でしばらく働いていましたが，当時は干ばつがひどく，田畑に水がないことから村を捨てる人々が続出していました．そこで院長は聴診器をツルハシに持ち替えて，井戸を掘り出したのです．人々の健康を実現するためには，医師という職業へのこだわりなど何もない先生の真摯な態度に心を打たれました．ただ一方で，そのまま残って奉仕するまでの胆力も当時はなく，後ろ髪を引かれる思いで帰国しました．

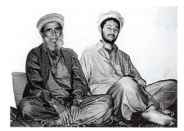

写真2　アフガニスタン，カンダハール州のペシャワール会病院でNGOスタッフと

[*4] 現・ピース・イン・ジャパンメディカルサービス．

> **episode**
> **ペシャワール会にて**
>
> 「もう家で看取ります」——グッタリした赤ちゃんを抱きしめ，お母さんは泣きながら帰っていきました．日本なら助けられる疾患なのに辺境の病院にはICUはありませんし，何より難民の家族に治療代を払うことはできません．医療は社会の一部であり，政治や経済に密着して存在していることが身に染みました．役に立たない若造の医師ながら，まずは生まれ育った日本の医療をシステムから変えられないかと不敵にも考え出したのです．

● いざ霞が関へ

大阪で救急医をしているとき，学生時代の旅仲間から医系技官への誘いを受けました．正直，行政にはまったく関心がなかったのですが，このまま臨床医を続けていくべきなのか，とも思っていたので，数年間でも経験を積もうという気軽な気持ちで厚生労働省に入省しました（いつの間にか15年余り経ってしまいましたが……）．

後期レジデントも終え，臨床的には自信があったのですが，役所ではまったくの素人でした．ただ食品安全担当時にはBSE（牛海綿状脳症）騒動，国立病院課では独法化，また精神保健福祉課では医療観察法の立ち上げと目の前の対応に追われて数年が過ぎていきました．そろそろ臨床に戻ろうかなと思っていた頃，AIDSの担当補佐に昇進し，このポストで行政の面白さに目覚めてしまいました．

血液製剤による被害の原告団との大臣交渉といった厳しい局面もありましたが，故 飯島愛さんとの普及啓発イベントの企画やアジア最大といわれるゲイタウン・新宿2丁目にMSM（男性同性愛者）対象の情報センター（コミュニティセンター「akta」）を立ち上げてコンドームを配ったりもしました．一方，研究班での臨床ガイドライン作成や，看護師や薬剤師，ソーシャルワーカーによるチーム医療を診療報酬で評価してもらったり，WHO（世界保健機関）やUNAIDS（国連合同エイズ計画）の国際会議に日本代表として参加したりアジア・太平洋地域エイズ国際会議（ICAAP）の日本開催の準備をするなど，ハッテン場[*5]から法廷，学会，ジュネーブまで飛び回る日々でした(写真3)．

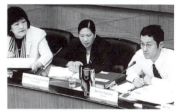

写真3　UNAIDS主催の国際会議に日本代表として参加（スイス，ジュネーブ市）

● アメリカ，エモリー大学公衆衛生大学院へ留学

AIDS担当はわずか1年だったのですが，JICA（国際協力機構）奨学生に選ばれたこともあり，アメリカ，アトランタのエモリー大学公衆衛生大学院に留学することにしました．エモリー大学を選んだのは，アメリカ疾病予防管理センター（CDC）に直結しており，実地疫学を実務家から教えてもらうことで人的ネットワークを構築できると考えたからです．

> **episode**
> **AIDS担当になって**
>
> ドラァグクイーンにセックスワーカー，麻薬常用者といったマイノリティーの方々とはAIDS対策を通して付き合いが始まりました．初めは偏見をもっていた小役人でしたが，徐々にその逞しさと個性に強く心を打たれるようになりました．他の分野でも赴任する先々で，大学の研究者や医療従事者のみならず当事者団体や支援団体等との素晴らしい出会いがあり，行政官として一生の財産になっています．

[*5] 男性同性愛者の出会いの場．

宿題に追いまくられ研修医時代同様，睡眠時間を削り込む日々が続きましたが，これまでの臨床と行政の経験を学問として体系的に整理できる貴重な機会でした．特に生物統計が面白く，帰国しなくてもよいのであれば，ずっとデータ解析を続けたいとさえ思ったものです．

エモリー大学は非常に実践的な大学で，夏期休暇にフィールド調査を行い，その分析を基に修士論文の作成が義務付けられています．私は以前から関心をもっていたバングラデシュ国際下痢症センター（ICDDR,B）を選び，CDCから出向している部長に指導教官になってもらいました．開発途上国で調査研究をすることで，まだまだ解析できずにいる精度の高いデータがたくさん眠っていることがよくわかりました．なお修士号取得後に「Deaths from rotavirus disease in Bangladeshi children：estimates from hospital-based surveillance」として学術誌に発表することができ，結果，博士論文にまでつなげることができました**（写真4）**．

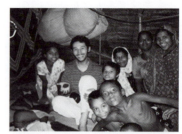

写真4　バングラデシュで行ったフィールド調査で出会った人々と（ダッカ市）

● 帰国後，岐阜県の保健医療課長へ

帰国後は，しばらく厚労省で診療報酬改定の業務に携わった後，岐阜県庁へ赴任し，感染症対策，精神保健，母子保健，食育に原爆まで公衆衛生行政全般を幅広く担当することができました．地方行政の現場で実感できたことは，日本の制度が世界に誇れるものだということです．JICA研修生としてアフリカ諸国の保健省部局長が来日された際には，乳幼児健診を視察してもらいました**（写真5）**．保健師が中心となって歯科医や栄養士とチームを組み，住民を漏らさずフォローしている様子に彼らは驚きの声を上げていました．当たり前と思っている市町村行政を紹介することだけでも，有用な国際貢献であることを実感しました．

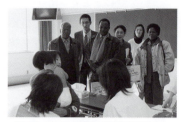

写真5　アフリカ諸国の保健省部局長による乳幼児健診の視察をアレンジ（岐阜県羽島市）

また中部地方にはさまざまな中小企業の工場があり，実は多くの外国人が働いています．その中でも多いのは日系ブラジル人で，ある地域ではポルトガル語だけのコンビニやレストランまであるほどです．ただ生活・教育環境はお世辞にもよいとはいえず，多くの人々が肩を寄せ合って生きています．廃業になったラブホテルを改修した無認可の保育園などに子どもたちが通っているといった現実もあります．学生時代によく訪れたアジアの貧困街と同じような風景を，地方が抱えていることに衝撃を覚えました．無認可の保育園の事例に対しては何もできませんでしたが，公衆衛生には国境がなく，行政官はどの部署にいても志さえあればさまざまな関与ができるとわかったのです．

● 帰京後は，都内のナショナルセンターへ

3年弱の地方勤務を終えて戻った先は，独立行政法人化を控えた小平市の国立精神・神経センター[*6]で，病院の建て替えやトランスレーショナル・メディカルセンターの立ち上げ，東日本大震災時のこころのケア対応などを行いました．まだ日本ではなじみの薄かった認知行動療法を

[*6] 現・国立研究開発法人国立精神・神経医療研究センター．

導入すべくボストンまで研修に行ったり，フランスで行われた筋疾患に関する国際共同治験ネットワーク形成のための交渉に参加したりもしました．また，神経研究所で開発されたシーズ[*7]で first in human の臨床研究をするなど，治験委員会の運営や知的財産の取り扱いも含め大学病院のような学究機関で働く楽しみを味わいました．なお，ちょうどこの頃，社会疫学（健康を規定する社会的な因子を明らかにする疫学）研究をハーバード大学教授のイチロー・カワチ先生や千葉大学教授の近藤克則先生と始めることができ，実践に直結する政策研究を今でも続けることができています．

[*7] 新薬の候補物質．

● 5年ぶりの本省復帰，救急・周産期医療等対策室長に

　関連業務ということもあり，本省で障害福祉のことを担当した後，ドクターヘリなどの救急医療から DMAT（災害派遣医療チーム）などの災害医療までの担当になり，医療行政の本丸を堪能することができました．アジア救急医学会での講演や台湾へのへき地医療の紹介などを通して日本の救急行政の立場から国際協力に関わることもできましたし，国際スポーツ大会といったマスギャザリングへの系統的な対応を地域医師会と協力して組織するといったことも試みました．また福島県相双地区に復興庁と一緒に何度も通い，首長と交渉したり仮設住宅を巡ったりしました．そのような中で，へき地の自治体だけだと解決の難しい医療偏在の問題に，中立の立場で連携調整の場をもつなど，外からの支援のあるべき姿を模索し続けました．

● 念願かなってフィリピンの WHO/WPRO へ

　WHO に出向するなら本部のジュネーブではなく，現場に近い WHO 西太平洋地域事務局（WHO/WPRO）へと希望していたところ，やっと機会を得ることができました．ドナー国として資金的な貢献をしながらも，まだまだ少ない国際機関における日本人のポスト獲得や加盟国の保健医療計画づくりを支援するといった仕事で，日中韓や太平洋の保健大臣会合などのアレンジのために申英秀事務局長（尾身茂先生の後任）と各国を訪ねました **(写真6)**．ただ行政運営を車の運転に例えると，運転手はあくまで各国の保健担当官であり，国際公務員は助手席に座って運転の仕方を教えたりガソリンを入れたりといった仕事であるため，一抹の寂しさを覚えました．しかも地域事務局ということでフィリピンにいながら 2013 年のヨランダ台風（台風 30 号）の復興支援には直接関与することはできませんでした．

　また，西アフリカのエボラウイルス病対策では本部とは別に WPRO で独自チームをつくり，加盟国の専門家に参画してもらって継続的にシエラレオネの特定サイトに派遣しましたが，まさか帰国して自分がチーム日本の人材育成や派遣システムづくりを担うとは思ってもいませんでした．

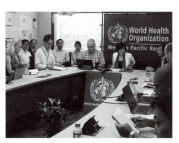

写真6　WPROで日々行われている危機管理会議（フィリピン，マニラ市）

● 帰国後は日本のホワイトハウス・内閣官房へ

ちょうど1年と非常に短い期間でしたが，44歳の夏に帰国しました．現在は菅義偉官房長官のもと，内閣官房で国際的に脅威となる感染症対策の総合調整をしています．新型インフルエンザに始まり，エボラウイルス病，デング熱，MERSコロナウイルス，最近ではジカウイルス感染症といった新興・再興感染症が絶え間ない脅威となっていますが，検査体制の構築から治療薬・ワクチン開発，またWHOや世界銀行，Gaviアライアンス（Gavi）といった国際機関および，国境なき医師団（MSF）やアジアパシフィックアライアンス（A-PAD）のようなNGOとの緊急時における調整メカニズム構築まで一気通貫に対応しなければなりません（**写真7**）．先日も国際貢献の人材育成や官民連携プラットフォームの立ち上げを含めた感染症基本計画を，関係閣僚会議で安倍晋三首相に決定してもらい，北里大学特別名誉教授の大村智先生にも応援の講演をしてもらいました．

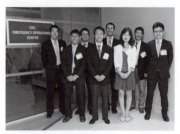

写真7　視察に訪れたアメリカのCDC Emergency Operations Center（筆者は後列左から3番目，ジョージア州）

2016年5月に行われた，G7伊勢志摩サミットでは日本がどのような感染症に係る国家安全保障上の貢献ができるかについての政策を練り，国会議員や大学教授，製薬会社にNGOと，厚労省以上にさまざまなカウンターパートと日々議論を重ね，新たな国際保健のアーキテクチャーを編み出そうと努力を重ねました．紆余曲折もありましたが，何となくこれまで培ってきたパーツをはめ込みながら，自分なりの仕事ができるようになってきたかなと感じています．

これから国際保健の仕事を目指そうという方も多いかと思いますが，相矛盾するかもしれない2つのことをお伝えしたいです．1つめは，自らの可能性を広げるためにも，若いときこそ自分が苦手と思う分野に挑戦してください．私が役所に入った理由の1つも，まったく想定していなかった行政官というキャリアだからこそ一度はやってみようと思ったからです．ここにはセレンディピティー[*8]があり，思わぬ成長がありました．

もう1つは，やはり誰にも負けない専門性をもつことです．日本で必要とされる人財になれば，必ず海外からも求められます．逆も真なりで残念ながら"国際保健"という専門性はありません．初期経験は必要ですが，臨床なり研究なり公衆衛生なり own original field をつくって，その上で世界に打って出てほしいところです．広げることと深めることをバランスよく進めていければ必ず道は開けてきます！

[*8] 思わぬものを偶然に発見すること，またはその能力．

現在のポジション

内閣官房（総理官邸）で日々，厚労・外務・財務・文科・農水・防衛省といった省庁と国際感染症対策に関する総合調整を行い，「感染症に国境はない，情けは人のためならず」といった概念のもと，国内の危機管理と研究開発，医療系日本企業の海外展開，国際協力を一体的に推進している．一方，大阪大学および帝京大学などの公衆衛生学教室において招聘准教授として臨床・研究・行政といったバランスの取れた医療者を育てるべく，教鞭を執っている．

医学系 × NGO

「最も弱い人たちのために働く」ということ

加藤 寛幸
Hiroyuki Kato
特定非営利活動法人 国境なき医師団日本 会長

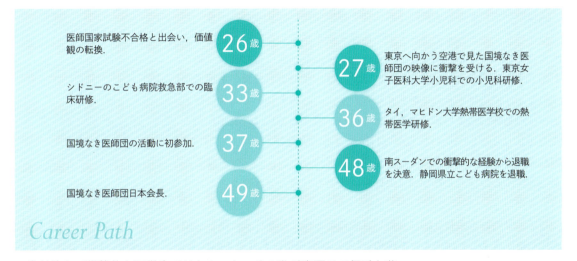

Career Path

- 26歳 医師国家試験不合格と出会い，価値観の転換．
- 27歳 東京へ向かう空港で見た国境なき医師団の映像に衝撃を受ける．東京女子医科大学小児科での小児科研修．
- 33歳 シドニーのこども病院救急部での臨床研修．
- 36歳 タイ，マヒドン大学熱帯医学校での熱帯医学研修．
- 37歳 国境なき医師団の活動に初参加．
- 48歳 南スーダンでの衝撃的な経験から退職を決意．静岡県立こども病院を退職．
- 49歳 国境なき医師団日本会長．

　私は決して模範的な医学生ではなかった．その私が真面目で優秀な若い人たちにアドバイスめいたことを書いてよいのか，とも思うが，私のような者でも役に立てることがあるということ，何事も遅すぎることはなく，大切なのは強い信念をもち諦めないこと，ということに何か希望を感じていただけたら，こんなにうれしいことはない．

● **医師国家試験不合格，そして価値観の大転換**

　最初の大学を2年で退学，再受験をして医学生になったというのに，当初の私の医学への興味や関心はそう長くは続かなかった．時代はバブル真っただ中であったが，母子家庭に育った私は運転免許の取得さえままならずに，高級外車を乗り回す周囲の友人を横目にアルバイトに汗を流す日々．「医者になったら金持ちになってやる」なんていう思いが頭をかすめたこともある．そんな部活動とアルバイトに明け暮れた6年間はあっという間に過ぎていき，医学部の卒業が迫る頃に．しかし，その頃になってもなお私は「自分はなぜ医師になるのか」の問いに明確な答えを出せずにいた．そんな状況で合格するほど，医師国家試験は甘くない．案の定，国家試験浪人が確定した．そんな生活の中で私の中に不安や孤独感が芽生えていたのだろう．私はふと，いつか友人に連れて行かれた

ことのあるキリスト教の教会に，顔を出していた**（写真1）**．

そこで私は，その後の人生を変える1つめの出会いを得る．

教会の世話役のような役割を果たしていたその女性は，日曜学校に通う子どもたちの世話や牧師の手伝いを自ら買って出て，いつも忙しく走り回っていた．彼女がすべての人に対して深い愛情をもって接していることは誰の目にも明らかだった．どうして何の得にもならないことにあんなに一生懸命なのだろう？——私の疑問は後日，思わぬ形で答えを得ることになる．私はある日，悩んでいた医師としての進路について，彼女に意見を求めてみた．そのときに返ってきた言葉は今でも私の道標になっている．

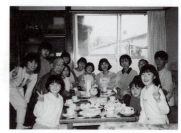

写真1　出雲の教会で恩師，子どもたちと一緒に

「損をすると思うほうを選び，最も弱い人たちのために働きなさい」

人は，いくつかある選択肢から1つを選ばなければならないとき，おそらく誰もが，どちらが得かと必死に頭を悩ませているのではないだろうか．そのときの私もまさにそうだった．そんなときに言われた「損をすると思うほうを選びなさい」という言葉は，自分の心の裏側を見透かされたようで，はずかしさを覚えるとともに，私のそれまでの価値観をすべて無意味にしてしまう力をもっていた．こうして私は，手がかかってお金にならないといわれる小児科医になることを決心したのである．損や得を切り離して考えると，本当に自分がやりたいこと，好きなことが見えてくるのかもしれない．大好きな子どもたちと向き合うことに迷いはなかった．

さて，身体的にも社会的にも弱い立場にある子どもを守る仕事として小児科医を志すことは決めたものの，「どんな小児科医を目指すのか？」という部分ではまだ明確なビジョンをもてずにいた．そんなある日，私は2つめの出会いを得る．たまたま空港のロビーで，ふと目をやったテレビ画面に国境なき医師団（MSF）の映像が流れたのだ．私は息をのみ，映し出される映像から目が離せなくなった．世界には十分な医療を受けられずに苦しんでいる人がいる．そのこと自体はそれなりに理解しているつもりだったが，映像によって，そこに暮らす人たちの不安や恐怖がまるで自分のことのように迫ってきた．豊かな世界と悲しみや苦痛に満ちた世界．その2つが今この瞬間も，同時に存在しているということに納得がいかなかった．恵まれた世界でのほほんと暮らす自分に，言いようのない嫌悪感を覚えた．いつかあそこに行こう．この受け入れ難い現実にせめてNOと言うために．私の人生の歯車が回り始めた．

● 小児科研修開始

「馬鹿者！」

小児科の研修を始めるにあたり教授に将来の夢を聞かれ，「MSFの活動に参加して，子どもたちの命を救うことです」と答えてまず返ってきたのがこの一言である．

「そういうことは一人前になってから言いなさい」

多くの同僚や先輩医師に，MSF参加の希望を口にしても，「へーっ」「いいねえ」という冷ややかな反応が返ってくることが多かった．思えば，それがかえってよかったのかもしれない．そんな言葉に触れるたび，「今に見ていろよ」と私は決意を新たにしたのだから．

小児科の研修を行う中では，MSFの活動に役立つであろうと思われる分野の研修に力を入れた．例えば救急や麻酔，新生児など．高度な医療機器を必要としたり，生命に関わらない部分は後回しにした．4年間で，新生児，小児麻酔，小児循環器，大学病院小児科，市中病院小児科，さらには市中病院での成人救急の研修を行った（**写真2**）．

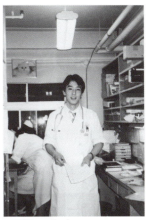

写真2　研修1年目，ナースステーションでの1枚

● MSF初面接からシドニーのこども病院留学へ

4年間の小児科研修を終え，勇んでMSFの面接に臨んだが結果は不合格．私の英語力はまったく通用しなかった．

MSFでは，活動参加に必要とされる語学力を，英語，フランス語，スペイン語のいずれかで十分なコミュニケーションが取れること，と規定している．TOEFLやTOEIC，IELTSなどの基準は一切求められない．見ず知らずの外国人，それも時には英語が母国語でない人と話をして（母国語のなまりがある），相手の言うことを理解して自分の言うべきことをしっかり伝えられるかというところが求められている．

「語学力を磨きなさい」とアドバイスを受けた私は，その足で大学に戻り教授に直談判した．「臨床留学させてください」．「考えておく」とそっけない返事しかくれなかった教授だったが，1ヵ月も経たないうちに，シドニーのこども病院救急部への留学の話を紹介してくれた．「馬鹿者！」と言ったあの教授が，私の夢を実現するために力を貸してくれたのだ．

しかし，シドニーのChildren's Hospital at Westmead救急部での日々は，苦痛に満ちたものだった．言葉も不十分な上に，文化や手続きなどすべてが違う国で診療を行うことは当然ながら容易ではない．初めは現地の医師の診察に同席させてもらい，英語と現地の診療の仕方を勉強．1ヵ月が過ぎ，ようやく1人で診察を始めるも，最初の頃は長く待たされた患者さんの父親から「何時間も待たせて，英語も話せない医者しかいないのか！」と怒鳴られることも少なくなかった．

しかし，冷汗でシャツがびしょびしょになる毎日も，続けていると徐々にいろいろなことがうまくいくようになってくる．帰国前には，救急部の責任者の1人として勤務が組まれるようになり，重症患者診療のリーダーやヘリコプター搬送による患者の受け入れ調整，患者とその家族からのクレーム対応まで任されるようになっていた（**写真3**）．

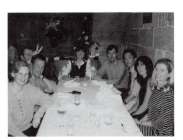

写真3　シドニーのChildren's Hospital at Westmead救急部での研修を終えて，お別れの食事会

● MSF面接2回目とマヒドン大学熱帯医学校への留学

今度こそはと挑んだ2回目のMSF面接だったが予想に反してまた不合格．英語はよくなったけれど，もう少し臨床経験を積んだほうがよいと

いうのがその理由だった．シドニーでの苦しかった日々を思い出すとショックは大きかったが，諦めたらそこで終わりと自分に言い聞かせ，タイのマヒドン大学熱帯医学校へ留学することにした．学会活動や論文，学位などにまったく興味のなかった私は，より実践的なものをと考え，12ヵ月の修士コースではなく，6ヵ月の Diploma of Tropical Medicine and Hygiene コースを選択した．

6ヵ月間の研修は，座学から実習，フィールドワークまで幅広く，とても密度が濃かった．講義は英語で，アジアはもちろんヨーロッパやアフリカからも参加者があり，参加者の出身国は10ヵ国以上．シドニー帰りで英語には自信をもって臨んだ私だったが，タイ語なまりはもちろん，ベトナム語，ヒンディー語，中国語などさまざまななまりのある英語を聞き取るのは容易ではなかった．が，それも MSF に参加する上ではよい経験だったと思う．6ヵ月間，寄生虫漬けの生活を終えて帰国するときには，世界各地に多くの新しい友人を得ることができた **(写真4)**．

> **Memo**
>
> **マヒドン大学のコース選択**
>
> もしマヒドン大学への進学を考えている人がいるなら，修士コースをお勧めする．国際機関で仕事をする上では，公衆衛生学修士（MPH）の資格を必要条件としているところが多いことと，アメリカやヨーロッパと比較して学費も生活費も格安であるためだ．もちろん，すでに修士号や博士号をもっている，将来確実に別に取得する予定があるならそれでも構わないが，私のように先送りしているうちに取れなくなってしまう可能性もあるので，よく検討してもらいたい．

● MSFの活動に初参加

タイから帰国して MSF の面接を受けると，三度目の正直でようやく合格，めでたく派遣者リストに登録された．が，すぐに派遣されたわけではない．私の場合，実際の派遣までにさらに1年以上を要した．

派遣者プールに登録されてもいつ派遣要請がくるかわからないことは，特に MSF に初めて参加する人たちには大きな障害となっている．緊急医療援助を主な活動としている MSF にとって，派遣の予想を立てにくいことはやむを得ない部分もあるが，仕事を辞めて1年間派遣を待っていたが要請がなく，やむなく再就職した途端に要請がきたなんていう不幸な話を聞いたこともあるくらいで，気長に待つ忍耐力が必要とされる．その一方で登録から数週間で派遣となる人がいるのも事実である．

2003年11月，私はついに MSF の仲間入りを許され，スーダンに向かった．当時スーダンは，今世紀最大の人道的危機といわれたダルフール危機の真っただ中．対応のために多くの MSF スタッフがスーダン入りしていたが，私が参加した活動はダルフールではなく，首都にある孤児院での新生児の診療だった．年間1,500人の赤ちゃんが捨てられ，そのうちの3分の1にあたる500人ほどだけが生きて孤児院にたどり着けるという状況．さらに驚くことに，そのうちの3分の1は孤児院入所後1週間で，4分の3は入所後1ヵ月で命を落としていた．毎日連れてこられる捨て子，毎日死んでいく赤ちゃんを前に私は呆然としながらも，自分にできること，目の前の赤ちゃんに向き合うことだけを考えるようにしながら無我夢中で診療を続けた **(写真5)**．結局6ヵ月の活動期間で私は100人近い赤ちゃんを看取ることになった．帰国の日，暗澹とした気持ちを抱きながら，それでも赤ちゃんの数が私が着任したときの100人ほどから帰国前には250人に増えていたことを思えば，何人かの命を救うことができたのかもしれないと自分に言い聞かせ，私は帰国の途についた．

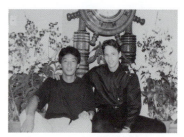

写真4　マヒドン大学熱帯医学校留学時の親友と2人で

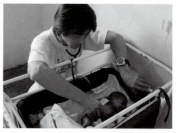

写真5　初めて MSF の活動に参加したスーダンの孤児院

MSFと聞くと，紛争地での外科治療や難民キャンプでの栄養プログラムを思い起こす人が多いかもしれないが，MSFの活動は実にさまざまだ．主なものに自然災害被災者への医療提供，大規模なマラリアやコレラ流行への対応，短期間に数万人の予防接種を実施する予防接種キャンペーン，HIV/AIDS，多剤耐性結核のほか，シャーガス病などの顧みられない熱帯病の治療，妊産婦と新生児に対するリプロダクティブヘルス（性と生殖に関する健康），心理ケアプログラム，安価で安定した医薬品供給のためのアドボカシー活動がある．エボラの流行に対しては，医師，看護師ばかりでなく人類学的アプローチ，疫学的アプローチによって感染の封じ込めに取り組んだ．最近では地中海を渡ろうとする難民に対して洋上での医療提供など，非常に多岐にわたっている．これらすべての場面においてそれぞれの専門家が必要とされている．皆さんのキャリア形成の参考にしていただきたい．

● 南スーダンでの活動参加と静岡県立こども病院の退職

　2003年のスーダンでの活動参加以降，インドネシアでの予防接種キャンペーン，パキスタン地震救援活動，東日本大震災救援活動などに参加したが，あくまでも仕事の中心は日本での診療に置いていた．日本で小児科医としての経験とキャリアを積もうと考えていたからだ．2007年から勤務した静岡県立こども病院では，小児集中治療センターの立ち上げに携わる機会に恵まれ，2012年からは小児救急センター長を務めた．そして，小児救急センターが少し軌道に乗り始めた2014年，思い切って休暇をもらい，久しぶりに南スーダンでの活動に参加する機会を得たのだが，これがその後の方向性を決定的に変えることになる．

　2011年に30年以上の紛争を経て独立した南スーダンだが，2013年末に再び内戦が始まり，2014年に至っても解決の糸口さえつかめない状況であった．プロジェクトの活動内容は，地域に1つしかない病院の支援と十数ヵ所の保健センターのサポート．私の任務は医療チームリーダーだった．リーダーなんて聞こえはよいが，実際は修羅場の責任者である．マラリア大流行の対応だけでも手いっぱいなところに，外傷を含めて小児のすべての疾患への対応を迫られ，毎日30件以上の分娩があり，近隣で流行していたコレラへの準備や，戦闘による負傷者の治療まで，医療スタッフ全員が悲鳴を上げているような現場．問題があまりに多すぎて，全力で走っているはずなのにまったく追いつけない……これが率直な感想だった．南スーダンという国の問題が，いかに根が深いかを思い知らされると同時に，治療方法や治療できる施設を見つけることもできないまま，多くの子どもたちを残して帰国することになった．

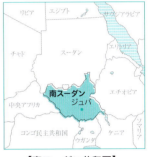

【南スーダン共和国】
人口 1,191万人（2014年）
民族 ディンカ族，シルク族，ヌエル族，ほか多数
言語 英語（公用語），その他部族語多数
宗教 キリスト教，伝統宗教
歴史 1955年，第一次スーダン内戦勃発．1956年，南部を含むスーダンがイギリスから独立．1983年，第二次スーダン内戦勃発（アフリカで最長の内戦となる）．2005年，南北包括和平合意（CPA）署名により，停戦．南スーダン・ミッション（UNMIS）設立．2011年，南スーダン共和国独立．

● MSF日本の会長に

　南スーダンで打ちのめされて帰国した私は，しばらく食事や睡眠をほ

とんど取れなくなった．活動参加中に体重を減らすことは珍しくないが，帰国してからも体重を減らしたのはこのときが初めてである．それまでは，日本の仕事とMSFの仕事のバランスを取りながら両方を続けていこうと考えていた私は，南スーダンで突きつけられた現実によって，自分の甘さをとことん思い知らされることになった．バランスを取っている余裕なんかない，少なくとも自分のもてる力のすべてを注がなければ，治療のめどさえ見つけてあげられなかった南スーダンの子どもたちに顔向けできない．そして私は，約8年勤めたこども病院に辞表を提出した．

辞めた後，不思議とすがすがしい気持ちになった．ようやく原点に立てた．すべてを賭けて「最も弱い人たちのために働く」ことができる．

退職して以降は，夜間休日の救急診療や検診バスに乗って生活費を稼ぎながら，MSFに関わっている．2015年3月にMSF日本の会長に就任したが，会長職は無給で，生活は何も変わっていない**（写真6，7）**．

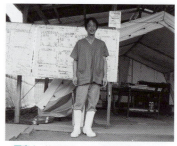

写真6　静岡県立こども病院退職後，シエラレオネのエボラ治療センターにて．ハイリスクエリアでの活動を終えて汗びっしょりの手術着で

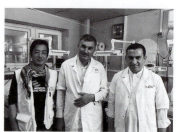

写真7　会長就任後，初の活動参加のアフガニスタンでホースト州の小児科医とともに

● MSFに参加するには

MSFに参加する形は大きく分けて3つあるように思う．1つは，次から次へと活動に参加する方法．家庭をもたない若い人ならば，この形で短期間に多くの経験を積むのはよい方法だろう．そのうち十分な経験を積んでコーディネーターとして派遣されるようになったら，家族を連れての活動参加も可能になるし，この際，家族の生活や子どもの教育はMSFが負担してくれる．もう1つの形は，日本に生活の拠点を置き，活動と活動の間は日本で働くというもの．家庭を抱えている人はこの形を取っていることが多い．活動参加中の手当は，月額14万円から始まり，現場の最高責任者になれば月額35万円程度になる．そしてMSFに関わる3つめの形は，事務局のスタッフになることだ．MSFでは，活動経験者が現場の仕事と事務局の仕事を交互に行うような形で関わっている例も少なくない．事務局では，現場の活動経験が豊富であるか，もしくは財務や人事，広報などいずれかの分野に精通していることが求められる．

果たして，こんな内容で，多くの前途ある若者がMSFを目指してくれるのか一抹の不安が残るが，私自身は今の自分が一番自分らしいと，そして今までで一番やりがいを感じながら仕事ができていると思う．私にとって，これ以上に大切な仕事はないと思えるからだ．

最後まで読んでくれた皆さんが，私と同じように，自分の仕事以上に大切な仕事はないと胸を張れるような仕事に就けること，そしてあわよくばそれがMSFであってくれることを願いながら筆を置きたいと思う．

現在のポジション

MSF日本会長として，活動経験者を主な構成員とするMSF日本アソシエーションの活性化と発展に努めるとともに，世界のMSFアソシエーションと連携しながら，よりよい人道援助活動を実現するため，また，国際社会の中でのMSFの見解やMSFの将来的な方向性を決定するための議論を行っている．また学校や企業などを対象とした講演会，政府や国際機関に対する提言，メディアの取材などを通して，1人でも多くの人にMSFの活動や世界の過酷な現状を知ってもらうための証言活動も重要な役割の1つと考える．

医学系 × 大学・研究機関

国際保健の現場経験から 公衆衛生教育者へ

髙橋 謙造
Kenzo Takahashi

帝京大学大学院 公衆衛生学研究科 准教授

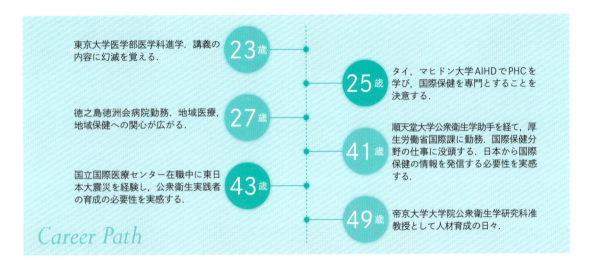

Career Path

- 23歳 東京大学医学部医学科進学．講義の内容に幻滅を覚える．
- 25歳 タイ，マヒドン大学AIHDでPHCを学び，国際保健を専門とすることを決意する．
- 27歳 徳之島徳洲会病院勤務．地域医療，地域保健への関心が広がる．
- 41歳 順天堂大学公衆衛生学助手を経て，厚生労働省国際課に勤務．国際保健分野の仕事に没頭する．日本から国際保健の情報を発信する必要性を実感する．
- 43歳 国立国際医療センター在職中に東日本大震災を経験し，公衆衛生実践者の育成の必要性を実感する．
- 49歳 帝京大学大学院公衆衛生学研究科准教授として人材育成の日々．

● 学生時代の経験

　高校時代，自分にとって最も衝撃的だったのは森鴎外が著した『青年』の中の一節でした．「一体日本人は生きるということを知っているだろうか．」で始まる有名な一節です．これを授業で初めて読んだときに，日本人に向けられた「生き方を考えろ」という強いメッセージに打たれました．自分の人生の中で，目指すべき目標は何だろう？　それを悩み続け，結果として行き着いた目標が医師でした．私の故郷にあった常磐炭鉱の病院で，産婦人科医としてかつて働いていた母の背中が浮かびました．人の役に立つこと，それを目的に期待を込めて入学した医学部でした．しかし，その授業は，あまり興味を引くものではありませんでした．基礎医学では，教授たちが，自分の研究成果を延々と語るだけの講義は面白くありませんでした．その傾向は，驚いたことに臨床医学の講義になってもまったく変わりませんでした．

　挫折感を覚えていた頃，学友から誘われたのが，タイのマヒドン大学での人材育成・研修プログラムでした．半信半疑で参加してみると，まさに目からうろこの落ちる思いでした．1992年のことでしたが，当時からプライマリ・ヘルス・ケア（PHC）を国策として推進していたタイで

 KEYWORD

『青年』

1910～1911年にかけて発表された森鴎外の長編小説．本文に引用された一説は下記のとおり．

一体日本人は生きるということを知っているだろうか．小学校の門を潜ってからというものは，一しょう懸命にこの学校時代を駆け抜けようとする．その先きには生活があると思うのである．学校というものを離れて職業にあり附くと，その職業を為し遂げてしまおうとする．その先きには生活があると思うのである．そしてその先には生活はないのである．

は，特に乳児の死亡率の減少傾向が著しく，住民の健康改善が国の経済発展にまでつながっていたのです．農村にホームステイして目の当たりにした光景は，感動的ですらありました．訓練を受けた住民ボランティアたちが村内をくまなく練り歩き，人々を直接見て，さまざまなアドバイスをし，状態の悪い人がいれば病院に連れて行くといった活動をしていたのです．人々を健康にするための活動において，医師の介在する部分がほとんどありませんでした．これを見たときに，自分の中で「これだ！」という強い思いが湧き上がってきました．この経験が，現在に至る自分の仕事の原点です．聴診器さえ使わずに，住民の力で健康を獲得していくような仕事をもっと学びたいと考えました．そして，国際保健の道に進んで，開発途上国の人々のために仕事をしようという思いを強くしました．

しかし，日本に戻って自分のやりたいことを主張しても，まったく相手にされませんでした．「そんなことをやっていたら，医療の世界から遅れるよ」といった趣旨の反論ばかりでした．また，国際＝緊急援助というステレオタイプなイメージしかない方々もいて，「国際やるなら外科と整形外科を両方研修しないとだめだ．PHC？　聞いたことないな，プライマリケアの間違いだろう」というアドバイスに幻滅することもよくありました．

そんなことの繰り返しの日々の中で，小児科の先生方だけは違っていました．「ああ，それはやりがいのある仕事だね．ただ，開発途上国に貢献するには，小児にせよ，女性にせよ，しっかりと病気のことを知っていないといけない．最低5年は臨床経験が必要だね」という助言をいただきました．この助言をくださったのが，当時の東京大学小児科講師だった中村安秀先生でした．国際保健に関わっていこうと考えたとき，ロールモデルとなったのが，当時インドネシアで大きな仕事を修めて帰国された中村先生でした．自分は，開発途上国で臨床をしたいわけではなく，もっと幅広く生命を救うこと，つまり広義での公衆衛生をしたいのだということにも気づき，小児科医としての専門性を身に付けた上で公衆衛生の立場から国際保健に関わっていこうと意志を固めました．

● 大学病院から離島へ

1994年に卒業した私は，当時ローテーション制度がなかったこともあり，東京大学小児科にストレート入局しました．大学病院での研修では，全員が重症という病棟で1年半過ごし，2ヵ月近く泊まり込んだりして，子どもたちを診ました．そして徐々に，患者さんやその保護者からの信頼も得るようになってきました．しかし，自分には不安がありました．それは，「健常な小児をほとんど知らない」ということでした．

そこで人事異動の時期に，当時の医局関連病院であった鹿児島県徳之島の徳之島徳洲会病院への異動を希望し，離島で約2年半働きました．当時5万人弱の人口に対して，200床，医師数約10人（小児科医は私を

> **Memo**
> **マヒドン大学での研修プログラム**
> マヒドン大学のアセアン保健開発研究所（AIHD）で行われる研修は，「タイで学ぶグローバルヘルス」国際研修プログラムとして現在も8月に開催されています．このプログラムは英語で運営され，参加者は主として日本人とタイ人です．前半の都市の施設視察と，後半の農村部でのホームステイから構成され，その日見た経験や感じた所感，問題意識を参加者間で共有しつつ，それらの課題の解決のための方策をグループワークで議論します．連夜の議論で生まれた絆は，国境を越えて一生続きます．

> **KEYWORD**
> **プライマリ・ヘルス・ケア**
> （PHC: Primary Health Care）
> PHCとは，1978年のアルマアタ宣言で採択された国際目標「Health for all by the year 2000」の達成のために提唱された理念かつ方法論で，アクセスの改善，公平性，住民参加，予防活動重視などの実現のために，開発途上国各国でさまざまな戦略が策定された．国レベルでの医療サービスシステムから，地域レベルでのボランティア育成までが戦略的に設計されている．ミレニアム開発目標（MDGs）出現以前の1980〜90年代のWHO総会の議題は，ほぼHealth for all，PHC関連であったほど，世界の保健医療戦略の根幹をなしていた．

含めて2人）の徳洲会病院が，島の医療の中核をなしていました．ほかには，80床，医師数4人の病院とクリニックが数ヵ所存在するだけで，まさに目の回るような忙しさでした．全科当直も必須でしたし，手術の助手もさせていただきました．しかし仕事には慣れるもので，慣れれば「もっと，島を知りたい」と思うようになるものです．自分から希望して，島の訪問看護サービスのローテーションに入れていただき，入院していた患者さんたちが普段送っている生活を知ることもできました．徳之島での経験によって，地域を診ていく医師としてのアイデンティティーができあがったといっても過言ではないかもしれません．

● 東京大学大学院医学系研究科国際保健学専攻での学びと病院での小児科修行

　離島での2年半の仕事から東京に戻った私は，東京大学大学院医学系研究科国際保健学専攻に進学し，調査研究の基礎を学びました．仕事を始めて以来現在まで，これほど時間に余裕があったのはこのときだけでした．さまざまな学びの中で，予防接種に深い興味を覚えました．ここで，中村先生に相談すると，「国際保健分野においては，予防接種の専門家が必要である」というアドバイスをいただき，疫学調査や予防接種への学びを深めました．

　徳之島での経験の後，もう少し臨床を深めたいと考えていた私は，修士課程修了後に千葉西総合病院小児科で働くことを選びました．同時に，小児科の博士課程にも進学しました．当時は，最も忙しい病院の1つとおそれられていた病院であり，当直してもほぼ寝ることができず働きづめの日々でした．

● 順天堂大学助手として学問を積み，フィールドとのネットワークをつくる

　千葉西総合病院で2年半，その後にリサーチレジデント1年を経て，順天堂大学の助手（現在の助教にあたる）として迎えていただきました．教授であった丸井英二先生から，国際保健分野の公衆衛生と医療人類学分野などを全面的に担当するようにいわれました．また，教えながら，自分でも学ぶというスタンスで大学院生の指導も任され，東南アジアでの調査を行いました．この時代の教え子との関わりは今でもずっと続いています．また，かつて学生時代に，自分の将来を決定付けてもらったタイのマヒドン大学の人材育成・研修プログラムの事務局も担当することになり，人材育成にやりがいを感じるようになってきました．ほかにはJICA（国際協力機構）の短期専門家として，ラオス，マダガスカルなどに関わり，フィールド調査を企画・交渉段階からすべて行いました（写真1〜5）．こうして，順天堂大学時代の丸4年間，じっくりと国際保健に関わることができました．この経験が評価されたのか，東京大学修士

> **episode**
>
> **麻疹の大流行**
>
> 日本は，過去数度にわたる麻疹の流行を経験していますが，1999年から2001年にかけての流行では，年間10万〜20万人の感染者が発生していたと推計されています．この時期に千葉西総合病院において，麻疹の流行に直面し，自分としてまずできることを考えて，患者さんのデータベースをつくることにしました．このときに修士時代の学びが役に立ったことはいうまでもありません．当時の院長，副院長や小児科部長が全面的に協力してくださいました．この調査が，後に博士号の研究につながっていきました．

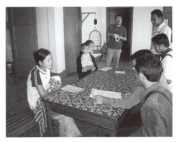

写真1　ラオスで行った母親へのインタビュー調査

時代の先輩から声がかかり，「人事交流として，厚生労働省の国際課で働かないか？」というオファーをいただき，厚労省に行くことになりました．

● 厚生労働省国際課で学んだこと

厚労省の国際課では，WHO（世界保健機関），UNAIDS（国連合同エイズ計画）とのリエゾン（連絡係）が最大の役目でした．厚労省では，当たり前のことですが，日本の国益が最優先されます．国際課もこのようなスタンスに立ち，日本の国益のために働くことを求められていました．場合によっては，日本のためには開発途上国と対立の構図に立たざるを得ない，といったスタンスが最初はなじめないものでした．しかし，さまざまな視点から保健医療課題を見ていくうちに，その仕事に意義を感じるようになりました．仕事では，WHOなどから送られてくる規則案などを検討し，省内の関係部署や外務省に承認を求めたり，WHO総会での議案で日本のスタンスを説明する発言要領を作成し関係部署に確認を求めたりするのが主な業務でした．国の立場を国際的に発言するには，自分の思ったことをそのまま発信することは許されません．対処方針という一定の枠組みを作成し，その枠内で柔軟に英語で発言することが求められます．国際会議は，多国間の対立の中で自国の立ち位置を示していくべき場です．WHOやUNAIDSの会議で発言していくのは，何とも緊張する経験でした．外務省とも緊密に仕事をすることができ，外交官マインドとチームワークを学ぶことができました．当時は，0時過ぎ発の霞ケ関駅からの終電に乗って帰る毎日でしたが，とても充実していました．

厚労省での経験で最も大きかったのは，2008年に開催されたG8北海道洞爺湖サミットとTICAD[*1]IV（第4回アフリカ開発会議）への関与です．2つの国際会議が同時に日本で開催されることは40年に一度とあって，非常に濃密な会議が積み重ねられました．G8各国やノルウェー，スウェーデンなどから国際保健の専門家が多数来日し，開発途上国の保健支援のために何を重点的に推進すべきか？ の議論が重ねられていきました．議論の焦点は，アフリカ支援と保健システム強化に収束していったのですが，私はこの議論の中で衝撃的な経験をしました．日本が国際保健分野で達成してきた成果を，G8各国の保健専門家に説明したときです．驚いたことに，各国の専門家は日本がなしてきた国際保健の成果をほとんど知らず，また興味ももっていなかったのです．そして，ある国の専門家からこう言われました．

「日本が多額の資金を出してきたことは評価している．でも，君たちがやってきたことに本当に自信があるなら，権威ある学術誌に論文として投稿したらどうだ．きちんと学術的に査読を受けて，本当に意義のあることをしたかどうかの検証を受けて発信すべきだ．この場で，写真入りのパンフレットをいくら配布されてもまったく説得力がないよ」

確かに，当時の国際保健業界では，「国際保健は現場経験が重要であり，現場での経験は論文になどできない．だから，論文など出すべきで

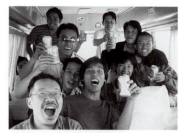

写真2 ラオスの若手調査チームとともに調査終了を喜び合う

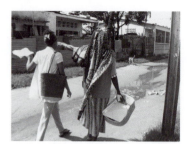

写真3 マダガスカルでのフィールド調査では，コミュニティボランティアの女性とともに家庭訪問を行った

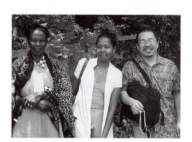

写真4 マダガスカルで，現地の医学生とコミュニティボランティアの女性とフィールド調査終了時に

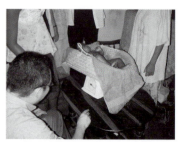

写真5 マダガスカルでの赤ちゃんの身体計測

[*1] Tokyo International Conference on African Development（アフリカ開発会議）．1993年以降，日本政府の主導で国連，UNDP（国連開発計画），AUC（アフリカ連合委員会），世界銀行と共同で開催している．

はない．われわれは素晴らしいことをやっているのだから，黙って続けていればやがてみんなに伝わるさ」という態度が主流でした．そのとき，私はこう思いました．

「すでに数十年国際協力の歴史があり，それだけの期間，国民の税金を使ってきているにもかかわらず，その成果がまったく世界に伝わっていない．"やがて伝わるさ" などという自己満足戦略は失敗したんだ．そんな自己満足をいつまでも続けるのは，説明責任を放棄することに等しい．これからはもっと発信しなければならない」

このスタンスを取ることは，当時，国際保健業界を牽引しているように見えた方々に反旗を翻すことであり，勇気が要りました．しかし，発信を始めたら，多くの方が賛同してくれました．自分が有言実行を基本姿勢に据えたのはこのときでした．それからは，JICAなどの会議に出ても，「とにかく発信しましょう！」としつこく発言し続けました．

● 国立国際医療センターへの異動，そして東日本大震災

その後，国際課での人事交流を終えたときに，国立国際医療センター[*2]の国際協力局からのオファーをいただきました．自分としては，国際協力の現場にどっぷりと浸かるいいチャンスであると考え，異動させていただきました．そして，中華人民共和国のJICA予防接種プロジェクトに2年間派遣されました．

この派遣が終了する1ヵ月前に，東日本大震災が発生しました．自分の出身地である福島でも多くの方が被災され，帰る場所を失いました．このときに私が関わったのは，センターが支援に入った宮城県の東松島市でした．そこで私は，多くの公衆衛生関係者の方々の素晴らしい働きを目にしました．日本国中から支援に駆けつける公衆衛生関係者の方たちと仕事をすると，まさに打てば響くように活動は進んだのです．それは痛快な経験でもありましたが，自分の中には焦りが生じました．「この震災では，公衆衛生人は機能してくれた．しかし，もし将来に同じような震災が生じたら，公衆衛生人は機能するだろうか？」という焦りです．今，自分がやるべきは，人を育てることなのではないか？　と真剣に考え悩みました．

● 現在――人を育てることの重要性

そして，今，ある病院での小児科臨床医生活半年間と横浜市立大学での2年間を経て，帝京大学大学院の公衆衛生学研究科（SPH）で准教授となり，国際保健，地域保健，保健医療政策などの教育を担当しています．多くの大学院生が学びに来ており，膝を付き合わせて一緒に問題解決を考えていく日々です．帝京SPHでは，研究調査を行って，論文を書けば学位が授与される，という構造ではありません．保健医療課題を解決していく能力を身に付けていくことが求められ，そこが評価されてい

[*2] 現・国立研究開発法人国立国際医療研究センター（NCGM）．

くのです．国際，国内を問わず，1人でも多くの「問題解決能力をもった公衆衛生実践者」を育てていかねばなりません．そうして実力を身に付けた人材に公衆衛生学修士（MPH）や公衆衛生学博士（DrPH）が授与されます．その対象は医師や看護師に限らず，保健医療に関わる人材すべてです．そこで教育を進めていくには，現場を深く知り，調査研究を指導する能力を有することが求められているのだと考えています．1人の医療者として現場感覚を忘れないように今も臨床を続けつつ，論文を通じた情報発信も着実に行いつつ，何より教育に力を入れていく毎日です．

● 若手の皆さんへ送る3つのメッセージ

① 出会いを大切にすること

今回，お名前を出した中村先生以外にも自分にとって重要なメンターが数名います．メンターの方々との関わりを大事にするのはもちろん，自分が関わったチーム，部下，教え子なども大事にしましょう．業種を越えた友人も貴重な財産です．いろいろと与えてもらうことでしょう．「いつかお返しをしなければ」という気持ちをもつことも重要です．

② 現場を大切にすること

今，関わっている多くの大学院生たちは，みな現場での経験を大事にして，そこから生まれた疑問や迷いを突きつめるために大学院に来ています．現場で自分が関わってきた課題を解決するために来ているので，考えも深くなっていくのです．現場での経験は貴重です．「保健医療で研究するなら，臨床は2年で十分」などというアドバイスもあるようですが，2年では不十分です．不十分な経験で研究に関わっても，現場の問題解決にまったく寄与しません．ぜひ，皆さんには現場とそこで得た経験を大切にしていただきたいと思います．

③ すべてのアドバイスをうのみにしない

「国際保健をやりたい」と言うと必ず言われる殺し文句が「最先端の医学から遅れるよ！」という言葉．しかし，彼らの言葉をそのままに解釈すれば，「臨床の最先端を進めていくには，臨床をずっと続けていかないといけない．留学などしてはいけない．ましてや，研究などして臨床を離れてはいけない」ということになります．こういった言葉には何の根拠もありません．このような，現場を知らない人間の発言によって，振り回される学生が多いのです．人のアドバイスをうのみにしないことです．国際保健に真面目に取り組んでいる先生方の意見を傾聴することが重要でしょう．

現在のポジション

帝京大学大学院公衆衛生学教室の准教授として地域保健，国際保健，保健医療政策などの教育を担当する．あまたある公衆衛生課題に取り組む中でさまざまな悩みを抱えて門をたたく学生たちと一緒になって，課題解決のために悩む日々．学生に課題解決のための力をつけてもらうのが主な仕事．主としてラオスやタイをフィールドとするが，フィールドを通じて培われた技術，考え方を日本にも還元するのがグローバルヘルスの本流であると学生に伝達している．

医学系 × 病院・地域医療

学びと貢献の機会を与えてくれた地域医療と国際保健

高木 史江
Fumie Takagi

一関市国民健康保険藤沢病院 診療部 内科長

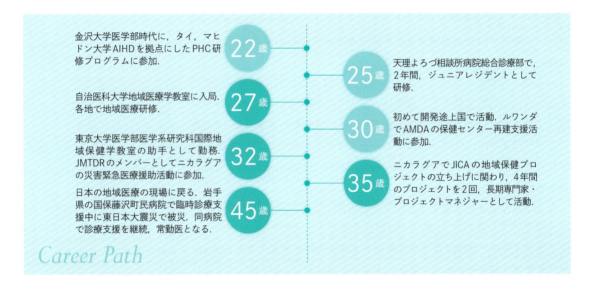

22歳 金沢大学医学部時代に，タイ，マヒドン大学AIHDを拠点にしたPHC研修プログラムに参加．

25歳 天理よろづ相談所病院総合診療部で，2年間，ジュニアレジデントとして研修．

27歳 自治医科大学地域医療学教室に入局．各地で地域医療研修．

30歳 初めて開発途上国で活動．ルワンダでAMDAの保健センター再建支援活動に参加．

32歳 東京大学医学部医学系研究科国際地域保健学教室の助手として勤務．JMTDRのメンバーとしてニカラグアの災害緊急医療援助活動に参加．

35歳 ニカラグアでJICAの地域保健プロジェクトの立ち上げに関わり，4年間のプロジェクトを2回，長期専門家・プロジェクトマネジャーとして活動．

45歳 日本の地域医療の現場に戻る．岩手県の国保藤沢町民病院で臨時診療支援中に東日本大震災で被災．同病院で診療支援を継続，常勤医となる．

Career Path

● "幸せ" について考える

　すべての人の"幸せ"は，どうすれば実現できるのだろう，と考えるようになったのは小学生の頃でした．私は富山県に生まれ，小学生の頃は高度経済成長のひずみとしてもたらされた四大公害病の1つであるイタイイタイ病に関してメディアの情報に触れる機会が多く，社会，環境，健康について考えるようになりました．「自分に何ができるだろう」と考え，最初は素朴に，公害の原因をなくし美しい地球をつくる科学技術に関する研究者になりたいと思いました．しかし，科学技術のみでは実現できない幸せの難しさを理解できるようになり，「"幸せ"とは何か．それを実現できる"智恵"のある"賢明"な人間になるにはどうすればよいのか」という思いをもつようになりました．けれども，世界各地で絶えない戦争や自然を節操なく破壊し貪欲に利益を追求し続ける人間に辟易し，人類の未来に悲観的になった時期もありました．高校生の頃は人を避け，野生生物や生態系の研究に進みたいと考え，最初の大学受験では生物学や農学を選択しました．しかし，自分の内向的な思考について自問自答を繰り返す中で，「どのような課題も，その同時代に解決の糸口も存在するはずで，それを見いだす意志と行動を起こすかどうかだ．それ

は容易には見いだせないだろうが，安易な妥協はしたくない」という思いをもつようになりました．そして，健康の視点から"幸せ"について考えたいと思いました．また，国境や文化を超えての学びや仕事は，広い視野からの気づきをもたらしてくれるのではないかと，国際保健分野にも関心をもつようになりました．1年後，医学を専攻し再受験しました．

● 考える機会を求めた学生時代

金沢大学での医学生時代は，授業，実習，部活動，基礎医学教室の研究の手伝いなど，多忙ながらも楽しい毎日でした．しかし，大学の中では学ぶことができないことがあるという思いから，日本各地の"よい"，"ユニーク"な医療や研修を提供していると評されていた医療機関での実習や，医学生や研修医を対象とした医療系セミナーへの参加など，考える機会を自分に与えるように努めました．

ある日，大学キャンパスで，アフリカの干ばつのために飢餓で高度の栄養失調に苦しむ乳幼児と，無表情に子どもを抱いている母親の写真を掲げて募金支援を訴えるポスターを見たときに疑問をもちました．「このポスターは現地の人々の一部の姿しか伝えていないであろう．支援とはただ与えるだけではないであろう．彼らがもっている可能性もあるはずだ」と思いました．

衛生学教室の講師の先生が，医学生と看護学生のためにタイのマヒドン大学アセアン研修センター（AIHD）を拠点にしたプライマリ・ヘルス・ケア（PHC）研修プログラムを現地医師と一緒に企画してくださり，当時医学部3年だった私は，そのコースへの参加を希望しました．私にとっては初めての海外，開発途上国の経験でした．10日間の日程で農村ホームステイ，コミュニティレベルでの衛生的な水やトイレ，蚊帳の使用などの保健活動，小規模保険の試み，一次医療施設スタッフと住民との協働，地方保健行政および保健省の担当者の講義など，非常に充実したプログラムでした．人々の健康には，生活，文化・習慣，経済などが深く関係していることを実感し，また世界がアルマ・アタ宣言で「すべての人に健康を」を目標にし，その実現のためにタイではPHCの実践を，住民，地域，地方，国が，それぞれの立場で当事者として取り組んでいることを学ぶことができ，それはカルチャーショックともいえるものでした．日本に帰国した後も，研修に参加したメンバーが中心になり，国際保健の勉強会を続けました．

医学部卒業時，国際保健については一度あえて距離を置き，数年後の自分の思いを確認することにしました．当時の一般的な医学部卒業時の選択は，卒業と同時に自分の専門科を決め，大学の医局に入局するというものでした．しかし，自分が医学部に転向したときの思いや，医学生時代に大学の外で"全人的医療"に触れたことから，自分にもっと深く考える機会を与えてくれる環境を求め，当時では数少ない総合診療部での研修を選択しました．

KEYWORD

アルマ・アタ宣言

1978年，旧ソ連邦のカザフスタン共和国の首都アルマ・アタでWHO（世界保健機関）とUNICEF（国連児童基金）による合同会議が開催され，参加した世界の134ヵ国と67国際機関の代表によって採択された宣言文．「2000年までにすべての人々に健康を」が目標に掲げられた．プライマリ・ヘルス・ケア（PHC）を，すべての人々の基本的な人権である健康が達成される過程における住民の主体的な参加や自己決定権を保障する理念であるとし，地域住民が主体となって，人々の最も重要なニーズに応え，住民自らの力で総合的にかつ平等に問題を解決していく方法論でもあるとしている．

● 総合診療，地域医療の研修を経て，国際保健の現場へ

　天理よろづ相談所病院総合診療部のジュニアレジデント時代には，指導医，先輩医師，同僚に恵まれ，医師としての態度・知識・技術を身に付けることができました．しかし，同じ総合診療でも，高度医療を提供する大病院と診療所では，患者のニーズが異なることに気が付きました．少ない休暇をやりくりし，研修終了後の進路を考えるためにセミナーに参加したり，それぞれの医療を実践されている医師からお話をうかがったりしました．国際保健については，国立国際医療センター[*1]派遣協力課の医師から，「まず，自分の専門をもった医師になりなさい」と助言をいただきました．私は，生活の視点をもち，生活により近いところで医療の仕事をする機会を自分に与えたいと思い，自治医科大学地域医療学教室のシニアレジデントとして研修する選択をしました．しかし，当時の"地域医療"の一般的な認識は，専門医として経験を積んだ医師が熟年期に開業することでしたので，私の選択は周囲からは必ずしも肯定されませんでした．

　自治医科大学地域医療学教室では，卒業生の経験とネットワークから多くを学ばせていただきました．研修医と指導医が一緒に研修カリキュラムをつくる時代でしたが，それは自分が何を目指しているのか，そのためのプロセスは何かを深く考えるよい機会でした．

　また，その頃，国際保健への思いを失っていない自分を再確認し，国際保健分野で非常にアクティブに活動されていた自治医科大学の医師にキャリアについて相談したところ，非常に親身な助言をいただき，そこから国際保健分野の人脈と情報のネットワークが一気に拡大しました．

　地域医療学教室では，へき地での短期研修や代診とは別に，1年以上の地域医療研修を推奨していました．私は，1995年からの2年間を岩手県の国民健康保険藤沢町民病院[*2]で研修しました．藤沢町と同病院を希望したのは，私の関心と目的に最も合っていたからでした．山間の農村過疎，当時は人口約1万人余，高齢化率25％以上，町には54床の同病院と歯科開業医1軒以外に医療施設はありませんでした．包括的な保健福祉医療，地域包括ケアシステムの実現を目指した住民と町長の努力で，このシステムのコアとなる藤沢町民病院が1993年に開設され，その理想に賛同した自治医科大学卒業生の現在の院長が，開院当初からの院長兼指導医でした．個性的で優秀な医師のもとでの臨床研修，地域の健康の課題を身近にとらえられる適度な人口規模と面積の地域，保健福祉医療が統合された町をつくる過程に関わることができる，などが魅力でした．

　さらに，藤沢町が国際保健についても寛容で歓迎してくれる町であったことは予想外の展開でした．日本の地域医療研修を希望する東京大学小児科に留学中のネパール人医師を受け入れたときは，院長およびほかのスタッフにとてもよくしていただきました．また，研修2年目の冬に，日本のNGO，AMDAがルワンダで展開していた現地の保健センターを再建する活動に1ヵ月間参加したときは，病院スタッフや町長からも激

[*1] 現・国立研究開発法人国立国際医療研究センター（NCGM）．

[*2] 現・一関市国民健康保険藤沢病院．

KEYWORD

地域包括ケアシステム

高齢者の尊厳の保持と自立生活の支援の目的のもとで，可能な限り住み慣れた地域で，自分らしい暮らしを人生の最期まで続けることができるように，住まい・医療・介護・予防・生活支援が一体的に提供される包括的な支援・サービス提供体制．厚生労働省は，2025年を目途にこのシステムの構築を推進しており，保険者である市町村や都道府県が，地域の自主性や主体性に基づき，地域の特性に応じて作り上げていくことの必要性を強調している．

[*3] 現在は認定特定非営利活動法人．

励をいただき，帰国後は町民の皆さんにも開かれた帰国報告会もさせていただきました．

藤沢町での2年間の地域医療研修の後，自治医科大学地域医療学教室で1年間勤務しました．地域医療に関する研究，研修医の指導や学生実習などを担当しました．

国際保健の現場での活動を考えていたところ，藤沢町でネパール人留学生医師を受け入れたことが縁で，東京大学大学院国際地域保健学教室の助手として勤務する機会をいただきました．1998年からの3年間で，国際保健の基礎や日本の国際保健分野の修士課程，博士課程について知ることができ，また，国際保健や開発関係の学会，研究会，研修などにも参加し，国際保健分野の現場に関する人脈やネットワークが広がりました．

● ニカラグアでの地域保健を強化するプロジェクト

ニカラグアとの出会いは，1998年にハリケーン・ミッチで甚大な被害を受けたニカラグアへのJICA（国際協力事業団）[*4]国際緊急援助隊医療チーム（JMTDR）派遣に医師として参加したことでした**（写真1）**．派遣期間が終わろうとしていた頃，現地JICA事務所から，地域保健に関連した技術協力プロジェクトを立ち上げるため，支援について内々の相談がありました．JMTDRのミッションは2週間の短期でしたが，ニカラグアの人々の人柄にも触れることができ，この人たちに自分が何かできるならやってみたい，また，このテーマであれば私が適任かもしれないと思いました．最貧国でありながら当時はニカラグアに日本の援助はまだ多くなく，これからつくっていこうという雰囲気も心地よく感じられました．また，国や保健システムを考慮しながら仕事をしたいと考えていたので，政府・行政や現場への距離感も当時の自分に合っていると思われました．地域保健プロジェクトの立ち上げのミッションに関わり，この思いはいっそう強くなり，プロジェクトの最後まで現地で仕事をしようと心に決めていました．

2001年から4年間，母子保健と感染症を，2006年から4年間，思春期保健をそれぞれテーマとした地域保健を強化するJICAのプロジェクトに従事しました．

ニカラグア国グラナダ地域保健強化プロジェクトでは，地域保健分野の長期専門家として派遣されました**（写真2）**．カウンターパートにも日本側のチームメンバーにも恵まれ，のびのびと活動できました**（写真3）**．カウンターパートの本邦研修では，毎年，藤沢町に約1週間受け入れていただきました．帰国したカウンターパートたちが，大きな学びだったと熱く私に語ってくれたのは，地域で安心して生活できるため，健康を守るために，町の行政，保健医療福祉スタッフ，支援者・ボランティア，住民が対話し，それぞれができることを考え，小さな実践を積み重ねてきた町の経験でした．「フジサワのようになろう」と活動する彼らを見て

> **episode**
>
> **国際学会での発表**
>
> 東京大学に勤務していた期間も，日本の地域医療との接点を保ち続ける努力を続けました．藤沢町における高齢者の死亡前1年間の生活の場に関する研究を継続し，国内外の学会で発表しました．1999年に，マレーシアで開催された3rd World Conference on Rural Healthでは，ベストポスター賞に選ばれ，忘れられない経験となりました．しかし，学会誌への投稿の推薦をいただいていたにもかかわらず，2001年からニカラグアへの長期派遣となり，論文として完成させることができなかったことは大きな後悔となりました．

[*4] 現・独立行政法人国際協力機構．

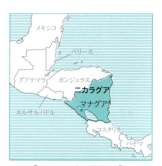

【ニカラグア共和国】

- **人口** 約617万人（2015年）
- **民族** 混血70％，ヨーロッパ系17％，アフリカ系9％，先住民4％
- **言語** スペイン語
- **宗教** カトリック，プロテスタントなど
- **歴史** 1573年グアテマラ総督領に編入．1821年独立宣言．1823年中米諸州連合結成．1838年完全独立．1936年ソモサ将軍政権掌握．1979年サンディニスタ革命．1980年代，"内戦"の時代．1990年，国連監視の下，大統領選挙を実施．平和的に政権が交代し，"内戦"も終了．

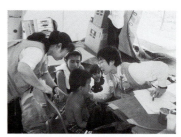

写真1　ハリケーン・ミッチで被害を受けたニカラグアにJMTDRのメンバーとして災害緊急医療援助活動に参加

とてもうれしく，また，誇らしく感じました．

プロジェクト半ばで，次の4年間のプロジェクトの案件の準備が始まりました．現行プロジェクトの中でさらに課題を明確にし，次のプロジェクトでは思春期リプロダクティブヘルスがテーマとなり，私は，引き続き長期派遣で関わることを希望しました．

ニカラグア国思春期リプロダクティブヘルス強化プロジェクトは，民間委託型のプロジェクトとして実施されることになりました．私はジョイセフ（JOICFP）に就職し，NGOスタッフとしてJICAの公示にアプローチしました．ジョイセフが案件をとることができ，私はプロジェクトマネジャーとして活動しました**（写真4, 5）**．このときもカウンターパートとよい関係で活動ができましたが，委託型のプロジェクトのため，限られた予算で「成果」を明確に示さなければならない厳しさがありました．また，NGOが国際協力に取り組む魅力や厳しさも知ることができました．プロジェクト終了時，若者や現場レベルのカウンターパートたちと成果をともに喜ぶことができただけでなく，保健省中央の女性プログラムの担当者がこっそりと「僕はいろいろなドナーと仕事をしてきたが，一緒にプロジェクトをやったと思えたのは君たちだけだ」と言ってくれたのは忘れられないエピソードでした．

● 再び日本の地域医療へ

2009年11月末にプロジェクトが終了し，日本に帰国しました．ジョイセフとしてのJICA本部への報告業務が終了したとき，日本の地域医療の現場から国際保健についてもう一度考えてみたいと思いましたが，10年間のブランクのため，臨床現場に復帰できるのか大きな不安がありました．しかし，過去に日本で一緒に働いた医師の皆さんから，臨床ブランクは了解の上で「一緒に日本の地域医療のために働きましょう」と声をかけていただき，また，日本の地域医療の厳しい現状を知り，自分が現場に貢献できる可能性も信じてみたいと思いました．臨床のみならず，日本の医療や介護保険，医学教育，卒後研修などの10年間の変化を知るためにも，私にはリハビリが必要でした．そこで，国際保健分野に入る前に日本の地域医療について指導していただき，ニカラグアのプロジェクトの本邦研修の際にもご協力いただいた自治医科大学の地域医療学センターに相談したところ，快く受け入れてくださり，自治医科大学の総合診療部に入局しました．週1回の研究日は，藤沢町民病院の外来診療支援に行きました．

2011年3月11日——東日本大震災の日，藤沢町民病院から自治医科大学への臨時の診療支援依頼があり，私は藤沢町民病院で診療していました．14時46分地震発生．診察室で大きな長い揺れを感じました．幸い，藤沢町は地震による倒壊や津波の被害はまぬがれましたが，電気・水道・電話は機能停止．交通機関も停止したため，私はそのまま現地にとどまり診療支援を継続しました．震災発生から9日後に，関東方面か

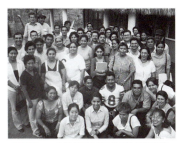

写真2　ニカラグア国グラナダ地域保健強化プロジェクト．カウンターパートと一緒に（筆者は前列左端）

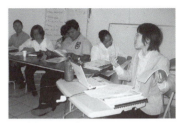

写真3　ニカラグアのカウンターパートとの会議

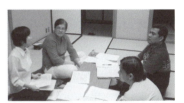

写真4　ニカラグア国思春期リプロダクティブヘルス強化プロジェクトのカウンターパートの本邦研修．和室での打ち合わせ

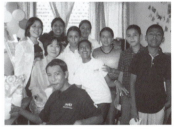

写真5　思春期クラブの若者たちとジョイセフのスタッフ（筆者は中列左端）

KEYWORD

リプロダクティブヘルス

あえて邦訳すれば"性と生殖に関する健康"となる．リプロダクティブヘルスとは人間の生殖システムおよびその機能と活動過程のすべての側面において，単に疾病，障がいがないというばかりでなく，身体的，精神的，社会的に完全に良好な状態にあることを指す．この定義は，1994年，カイロ国際人口開発会議で採択された文章に基づいている．

らの支援団体の活動に同行，相乗りさせていただき自治医科大学に帰ることができました．その後，大学で改めて派遣手続きをとっていただき，藤沢町に戻り診療支援を再開．4月からは大学からの派遣で藤沢町民病院に常勤として勤務し，3年間の派遣期間が終了した後は大学を退職し，同病院に就職しました．

2016年3月で藤沢病院の勤務は5年になりました．外来，病棟，訪問診療など，業務は多忙ですが，ここで私が働き続けているのは，被災地だから，医療過疎だからという理由だけではありません．藤沢町は，保健福祉医療の連携による安心して生活できる町づくりについて20年以上の経験を有し，それは現在も発展しています．視察も多く，保健医療福祉の分野のみならず多様な分野の方々との出会いは，気付きと学びの機会となり，私にとって大きな魅力です．さらに，私が関わる国際保健に関連した活動には積極的な支援と協力をいただいており，過疎地にいながらも国際保健に関わり続けることができていることも，ここで勤務を継続している大きな理由です（**写真6**）．

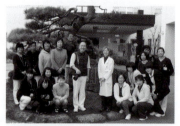

写真6　藤沢病院の佐藤元美院長（中央の男性）と，病院・訪問看護ステーション・居宅介護支援事業所・地域包括支援センターのスタッフとの集合写真

● 日本の地域のヘルスとグローバルヘルス

開発途上国の地域保健プロジェクトと日本の地域医療のそれぞれの現場の経験から，安心して生活できることの大切さや難しさに気付かされました．既成の"健康"の概念を超えた"生活"の視点からのアプローチが必要です．日本で深刻な課題とされている高齢化は，開発途上国でも早いペースで進みつつあり，地球規模の課題となっていますが，このような視点が重要であることは，日本の地域医療の現場から発信できることの1つでしょう．

しかし，高齢化は人口に関する課題の1つにすぎません．世界の人口は70億人を超え，さらに増加し続けています．私はこれらの人口の急激な変化が，社会，健康，人々の幸福にもたらす課題（貧困と不平等，女性，若者，リプロダクティブヘルス／ライツ，高齢化，環境，都市化，大規模な人口移動など）や，これらの課題を解決できる望ましい社会と個々の人間のあり方について，日本の地域のヘルスとグローバルヘルスの両方の視点から考え続けたいです．なぜなら，それが，私が子どものときに抱いた命題「"幸せ"とは何か．それを実現できる"智恵"のある"賢明"な人間になるにはどうすればよいのか」の解答につながると思うからです．

現在のポジション

岩手県一関市国民健康保険藤沢病院診療部内科長として，また同病院事業組織の，ふじさわ訪問看護ステーション所長，ふじさわ居宅介護支援事業所所長，高齢者総合相談センターふじさわ所長を兼務し，岩手県の過疎地域，少子高齢社会における地域医療・地域包括ケアの発展に従事している．開発途上国での地域保健プロジェクトと日本の地域医療のそれぞれの現場の経験を有する者として，国際保健および日本の地域医療にどのような貢献ができるかを模索している．

医学系  × 病院・地域医療

日本の地域課題は世界の課題
―日本の経験を世界で生かすために―

長嶺 由衣子
Yuiko Nagamine

ロンドン大学衛生学・熱帯医学大学院 熱帯医学ディプロマ
千葉大学大学院 医学薬学府 博士課程

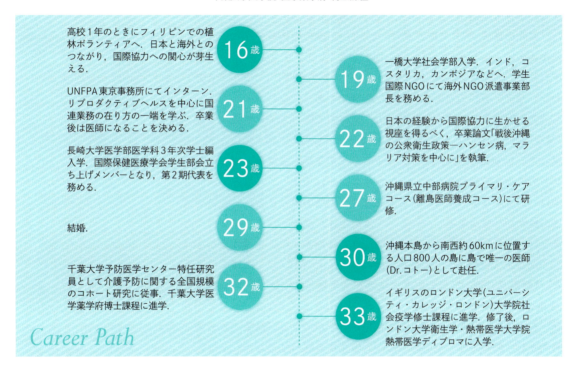

Career Path

- 16歳：高校1年のときにフィリピンでの植林ボランティアへ．日本と海外とのつながり，国際協力への関心が芽生える．
- 19歳：一橋大学社会学部入学．インド，コスタリカ，カンボジアなどへ．学生国際NGOにて海外NGO派遣事業部長を務める．
- 21歳：UNFPA東京事務所にてインターン．リプロダクティブヘルスを中心に国連業務の在り方の一端を学ぶ．卒業後は医師になることを決める．
- 22歳：日本の経験から国際協力に生かせる視座を得るべく，卒業論文「戦後沖縄の公衆衛生政策―ハンセン病，マラリア対策を中心に」を執筆．
- 23歳：長崎大学医学部医学科3年次学士編入学．国際保健医療学会学生部会立ち上げメンバーとなり，第2期代表を務める．
- 27歳：沖縄県立中部病院プライマリ・ケアコース（離島医師養成コース）にて研修．
- 29歳：結婚．
- 30歳：沖縄本島から南西約60kmに位置する人口800人の島に島で唯一の医師（Dr.コトー）として赴任．
- 32歳：千葉大学予防医学センター特任研究員として介護予防に関する全国規模のコホート研究に従事．千葉大学医学薬学府博士課程に進学．
- 33歳：イギリスのロンドン大学（ユニバーシティ・カレッジ・ロンドン）大学院社会疫学修士課程に進学．修了後，ロンドン大学衛生学・熱帯医学大学院熱帯医学ディプロマに入学．

● 高校1年の衝撃

　初めての海外経験は高校1年の春．16歳の目から見る当時のフィリピンは発見の連続でした．中でも，ちょうど大統領選挙のときだったため，選挙候補者の殺人が横行する中で命をかけて立候補する候補者のことや，ストリートチルドレン，スモーキーマウンテンの成り立ちなどを学びました．フィリピンのハゲ山で植林をするという体験を通して，自分たちが普段使っている家具や食器，紙など，さまざまなものは海外から来ていて，その木を大量に伐採したことにより山に植物が繁茂しなくなり，牛も住めなくなりました．台風の多いフィリピンでは，台風で地盤が緩くなった山で土砂崩れが起こると，山の麓に住んでいる多くの人たちが亡くなります．どこが"上流"でどこが"下流"なのか，高校生ながらに，この社会はどのように成り立っているかに関心をもつようになり，

社会学部へと進学を決めました．

● "社会"から"健康"へ

　最初の大学は，今思えば1つの時代がまた変わろうとしていた時期に日本や世界の在り方をどう読み解くのか，という1つの視座を身に付ける時期だったように思います．資本主義の基礎となる『プロテスタンティズムの倫理と資本主義の精神』（マックス・ヴェーバー），『国富論』（アダム・スミス），マルクス経済学の基礎『資本論』（カール・マルクス）など難解な古典をはじめ，記述されたことのみ，つまり勝者の歴史が"歴史"となるある種のジレンマを描いた『歴史とは何か』（E・H・カー），社会的選択の理論，厚生経済学，開発経済学を新しいステージへと導いた『貧困の克服』（アマルティア・セン），日本の戦後レジームにおける日本人の国民性を描いた『敗北を抱きしめて』（ジョン・ダワー），9.11テロに続くアフガン攻撃に呼応した『人間の安全保障』（アマルティア・セン）など，多くの名著が生まれた時期でもありました．

　他方，とにかく世界を見たいという気持ちで訪れたインドのスラムで"健康"という概念と出会ったのもこの時期でした．大学1年のときに所属していたNGOの活動で「1日1ドル以下の生活」をする方々が住むインドのスラムを訪れました．そのラベルからは想像もできない，隣同士助け合いながら楽しそうに暮らす家族やご近所の姿とともに，他方で家族の誰かが「健康を害した」ことで家族全体が崩壊せざるを得ない，あまりにも脆弱なセーフティネットの在り方にやるせなさを覚えました．

　「Physical, Mental and Social well being」というWHOの"健康"の定義と，「健康で文化的な最低限度の生活を送る権利」という日本国憲法第25条の生存権を改めて見直しつつ，国内外のさまざまな境を越えて"人間"を泥臭くも，政策の視点からも見ることができる"健康"の分野に医師として関わることを決めたのは大学2年の終わりでした．

● 必要とされる人材になるために

　大学3年になると同時に，国連がどのような場所なのかを知るため，UNFPA（国連人口基金）の東京事務所でインターンとして活動を始めました．ニューヨーク本部から送られてくるプレスリリースの翻訳や，年次報告書をわかりやすく伝えるための資料作成，アフリカのHIV/AIDSをはじめとする開発途上国のリプロダクティブヘルスに関するイベント開催とその司会，本部からくるUNFPA代表の日本訪問のアテンドなど，貴重な経験をさせていただきました．夢見がちな学生時代に得たここでの大きな学びは3つ．各国連機関にも資金を拠出している国があり，その国々の宗教的・文化的・政治的なさまざまな意向を受けて言えることと言えないことがあること，またその中でやっていくためには，バランスを取りつつも変えていける用意周到さとマネジメント力，コミュニケー

ション力が必要であること．さらに，日本国内のさまざまな公的機関と同様に，人が1〜2年で頻繁に入れ替わるにもかかわらず，引き継ぎにかけられる時間はあまりにも少なく，前任者が5の状態で終わったとしたら，再度ゼロもしくはマイナスから自分自身が仕事を始めなければならないことでした．それでも世界は回る．いや，なるべく早くキャッチアップできるだけの自分の専門知識と経験の準備が必要であることを学ぶことができました．

これらを踏まえ，自分たちが住む日本から世界に生かせる視座を得るため，公衆衛生看護婦，医介輔[*1]，戦後マラリアの撲滅，ハンセン病隔離施設の早期解体など学ぶべき特徴が多く，日本で唯一の陸上決戦があり，その荒廃から世界一の長寿県といわれるまでに短期間で変化を遂げた戦後沖縄の公衆衛生政策を卒業論文で描くことにしました．卒業論文を通して，歴史が動くとき，政策が変わるときには，誰か1人の意向で変わるものではなく，物理的に何らかの不足や過剰があり，機が熟し，科学的根拠があること，さらに，それを理解し必要と判断できる意思決定者がいることが，その要因であることを学びました．この3つの学びを踏まえ，また自国での経験が海外でも生かせる事例がほかにもあることを知り，自分は焦って海外で働くことを優先させるのではなく，現在の日本で学ぶべきことを引き続き学び，必要とされる分野を専門として見いだし，必要とされるときに国内外両方で役に立てる人材になれるように準備することを選びました．

*1 第二次世界大戦後，医師が60人しか生き残らなかった沖縄県において，主に地域医療に従事する医師不足を解消するために養成された医師助手．戦後一時的に開業や単独診療が認められていた．

●「地域をまるごと診る」医師へ

大学卒業後，医学部3年次学士編入学という制度を利用して長崎大学医学部に進学しました．在学中に日本国際保健医療学会・学生部会(jaih-s)などでの活動を通して，今でも切磋琢磨しあえる全国の熱い学生と知り合うとともに，人生のメンターとなる先生方と知り合うことができました **(写真1)**．医師としては，開発途上国などの海外の医療現場でも働けるように準備しておくことを想定し，物理的に不利な状況でも十分なだけの全科にわたる医療知識・技術を身に付けるため，感染症診療に強く，1人で離島診療ができる力を付けられる沖縄県立中部病院での研修を選びました **(写真2)**．

離島での診療からは，医学的には，幅広い診断能力，治療能力，急性期・慢性期両方への対応能力を準備しておくことに加え，想定外の事象にも焦らずに冷静に，そこにあるもので対応するという応用力の大切さを学びました．さらに島で学ばせていただいた，より大切なことは，人的・物的リソースが非常に限られた島で1つの診療所 **(写真3)** としてうまく機能するには，診療所自体の人的・物的マネジメント，さらには地域全体の予防を含むマネジメントを行わなければならないことです．そのためには，その地に住む人たちと同じものを食べ，同じものを見ながら，地域に住む人たちが大切にしているものをともに大切にし，役場

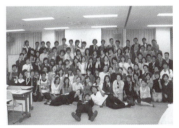

写真1 jaih-s総会ユースフォーラムin長崎での集合写真

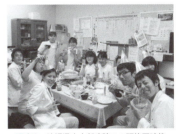

写真2 沖縄県立中部病院での研修医時代に，同僚と（筆者は前列左から3番目）

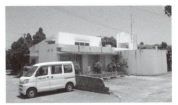

写真3 診療所外観

や老人ホーム，農協や学校など，さまざまなセクターの人たちに，まずは人間として認めていただき，本当に必要なときに協力して，地域全体の健康課題を見いだし，無理のない施策を打っていくことでした**（写真4）**．

島では多面的に「1つの地域として治療をする」という対策を打つ経験を積むことができました．具体的な1つの経験としては，慢性疾患をベースとした急性期疾患でドクターヘリ**（写真5）**を利用して搬送される高齢者が多かったこの島で，転倒や内科疾患のリスクの高い高齢者や独居高齢者，老老介護世帯を事前に見いだし，役場や地域の人たちと協力をして，事前に見回りを行い，早期介入の道筋をつけることで，実際にヘリ搬送数を4割減少させることができました[1]．

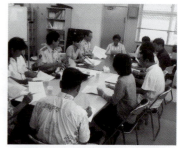

写真4　地域の関係者全員で行った海での溺水対策会議（筆者は後列左から3番目）

● 日本の地域の課題はグローバルヘルス課題

徐々に国際保健という言葉がグローバルヘルスという言葉に置き換わり，国際的に対応すべき課題が開発途上国か先進国かではなく，熱帯地域の疾患が日本に入ってくることもあれば，開発途上国でも高血圧・糖尿病などの非感染性疾患（NCDs）が蔓延して，徐々に高齢化が問題になるという時代になってきました．引き続き，紛争のコントロールや栄養不良，感染症，インフラなどの整備がメインか，日常的な慢性疾患のコントロールとその拾い上げがメインかなど，健康に関わる問題の特徴の違いはあれど，日本の医療現場や介護の現場で直面している課題にどう対応するか，どう記述して残すか，が今後海外の現場でも参照されることと思います．

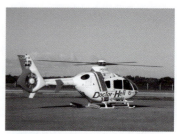

写真5　離島では欠かすことのできないドクターヘリ

● 何を武器にするか

私自身は，国連に行くことや，海外で仕事をすることだけがグローバルヘルスに関わる術ではないと思っています．が，もちろんこれからも，自分が専門とする分野で，海外で働くチャンスが転がってきた，また自分が海外でやりたいと思ったときに必要とされるだけの力は常に付けていられるように努力を重ねたいと思っています．

そのためには，さまざまな歴史や価値観をもつ世界中の人たちと一緒に働けるだけの度量とコミュニケーション能力を身に付けておくこと．そして，日本にいようが，海外にいようが，自分が関わりたい分野での問題を詳細に分析し，やるべきこととそのゴールを具体化し，戦略を立て，そのために仲間を集めて役割分担をし，お金を集めて実行に移す．実行した後にはそれを評価し，次に生かす．言葉で言うのは簡単ですが，実際にこれらのPDCA（Plan-Do-Check-Act）サイクルを実行できる力を付けていくことが大切だと思っています．また，時代の変化の中で行われてきたさまざまな政策や試みを人類の新たな発見として，結果を記述しておくことも必要なことと考えています．

● 現在――社会疫学との出会いと学び

　2014年4月から千葉大学大学院医学薬学府博士課程に所属しつつ，特任研究員として日本老年学的評価研究（JAGES）という日本で最大規模のコホート研究グループで学ばせていただきました**（写真6）**．北海道から沖縄まで全国30を超える市町村と協力をして，世界最長寿を誇る日本の高齢者を対象に，健康寿命に関わる地域，個人の「健康の社会的決定要因」を研究する疫学研究グループです．研究者としてエビデンスをつくることにこだわる一方で，それを政策として社会に適応する際に必要となるバランス感覚をもっている研究者の先生方が多いグループで，非常に勉強になっています．

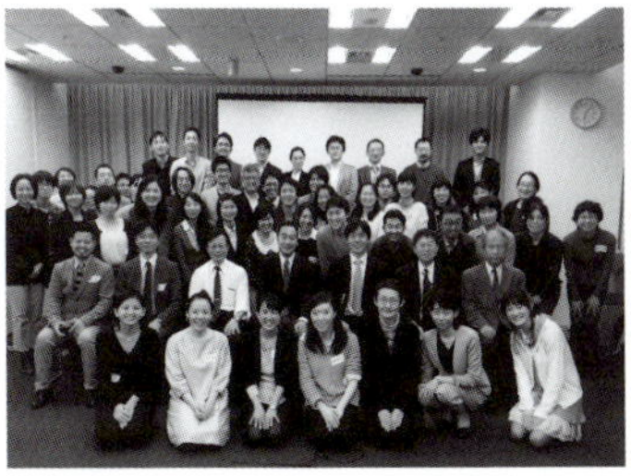

　2015年9月からは，研究は継続しつつ，社会疫学発祥の地ともいえるイギリスのロンドン大学（ユニバーシティ・カレッジ・ロンドン）大学院（UCL）の修士課程に所属し，疫学，医学統計の理論と手法を中心に学びました．2016年9月より，ロンドン大学衛生学・熱帯医学大学院の熱帯医学ディプロマに進学し，熱帯医学の最新の知見とともに臨床と疫学・公衆衛生をつなぐ面白さを感じています．

写真6　JAGESの皆さまと（筆者は最前列左端）

● 結婚とお互いのキャリア

　最後に，キャリアと結婚について私の例を加えておこうと思います．私は医師として離島に赴任する直前に，初期・後期研修の同期と結婚しました．結婚した直後から，沖縄本島と離島で2年間別居し，その後1年半ほど日本で一緒に過ごしました．2015年9月からイギリスの大学院の修士課程に進むに伴い，夫は主夫として一緒に渡英し，約4ヵ月間さまざまな面で生活を支えてくれました．夫も，救急医として海外の緊急援助や感染症診療を行うことができる力を付けるため，2016年4月からタイのマヒドン大学大学院の熱帯医学修士課程で学びます．なるべく一緒に居られるように努力をしつつ，お互いの生き方を尊重してそのときそのとき話し合いをしながら最良の選択をしていくように心がけています．1つの道にこだわらず，フレキシブルに道を選ぶというのも時には大切なことなのかもしれません．

〈参考文献〉
1) Takahashi Y, Kinjo K, Motomura K : Participatory action research : A trial of multidisciplinary preventative intervention to decrease emergency aeromedical transfer of elderly patients. Sarawak, Malaysia, WONCA 21st-24th May 2014.

現在のポジション

イギリス，ロンドン大学衛生学・熱帯医学大学院熱帯医学ディプロマならびに千葉大学医学薬学府博士課程在学中．社会疫学，熱帯医学，感染症疫学を学びつつ，日本の医療と国際保健両方への貢献の道を模索している．

看護系 × 国際機関

原点を指針にキャリアを切り開く
―助産師からUNICEF職員へ―

吉田 友希子
Yukiko Yoshida

ジュネーブ大学 国際保健学博士課程

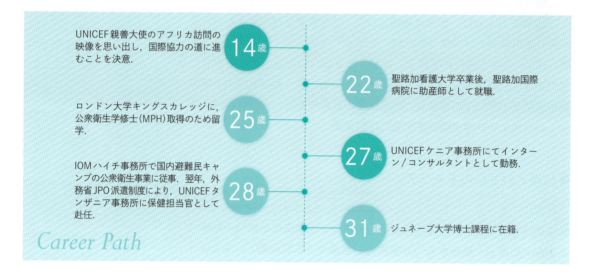

Career Path

- **14歳** UNICEF親善大使のアフリカ訪問の映像を思い出し，国際協力の道に進むことを決意．
- **22歳** 聖路加看護大学卒業後，聖路加国際病院に助産師として就職．
- **25歳** ロンドン大学キングスカレッジに，公衆衛生学修士（MPH）取得のため留学．
- **27歳** UNICEFケニア事務所にてインターン／コンサルタントとして勤務．
- **28歳** IOMハイチ事務所で国内避難民キャンプの公衆衛生事業に従事．翌年，外務省JPO派遣制度により，UNICEFタンザニア事務所に保健担当官として赴任．
- **31歳** ジュネーブ大学博士課程に在籍．

● **原点──病気嫌いの子が，看護師に……**

　弟が風邪をひけば眠れなくなり，テレビ番組で誰かが具合を悪くするシーンがあれば逃げ出すほど，病気恐怖症の子どもでした．だから看護師にだけは絶対なるまいと思っていました．

　しかし母親が病気で入退院を繰り返すようになり，私が10歳のときにとうとう亡くなりました．学校嫌いで不登校だった私にとって，唯一の支えである母の死は生きる地盤を失うようなものでした．母の死後，家族の基本的な生活は崩れ，母の代わりに家族を守れない自分にいら立ちました．中学生のときには希望が見えなくなり，命を絶とうとしたこともありました．病院のベッドに横になり，この先どう生きていけばよいのかと思うと，絶望的に思えました．流れる涙もそのままにぼんやりと天井を見つめ，何気なく伸ばした手を見ました．こんな私にもまだ，2つの手が残されていました．

　不意にある記憶がよみがえりました．9歳頃のある日，父と一緒に見た，UNICEF（国連児童基金）親善大使であった女優，オードリー・ヘプバーンのアフリカ訪問の映像です．大飢饉による同年代の子どもたちの痩せ細った姿にショックを受け，「なぜ」という疑問とともに，漠然と

「この地に行き，自分の目で見なければ」と強く感じました．自分より幼くして親を亡くした子もいたのです．もし"今"に絶望するなら，残りの人生は今の自分のような，いや私には想像も及ばないほど過酷な状況にある子どもたちに寄り添うために使おう，と決めました．14歳のときです．そう思うことでしか明日を生きつなげなかったのですが，その決心が以来私を支え続けることになります．

母の死を機に人の生死に向き合いたいという思いと，アフリカの子どもたちに関わりたいという思いから，看護学部を目指すことにしました．大学受験前には周りからも無理といわれていた第一志望の聖路加看護大学[*1]に，補欠合格で奇跡的に入学できることになりました．

*1 現・聖路加国際大学．

● 助産師の仕事――"母と子"というテーマ

日本でさえ母親がいなくなれば家族の生活は破綻しうる――身をもって知ったことから，より過酷な環境で生きるアフリカの子どもたちに関わりたいと思い，UNICEFで働きたいと公言するようになっていました．アフリカでの活動を目指すなら，ニーズの高い母子保健分野の技術があるほうがよいと考え，助産課程を履修し，卒業時に助産師の資格も取得しました．

卒業後は聖路加国際病院の産科病棟で働きました．助産の仕事は，"母と子"というテーマが私にとって鍵であることを気付かせてくれました．出産の過程は神秘的で，女性が人生を振り返る機会，rebornのプロセスのようにも思えました．母子の姿を見ると，私の母もこうだったのかなと思いをはせるなど，自らの人生を振り返る機会にもなったのです．また，世界最高水準の質の高いケアを日々実践し，母子に真摯に向き合う先輩方の姿に感銘を受け，看護の仕事の尊さを知りました．

国際機関への就職に必須な修士号を取得するため，また臨床から公衆衛生へ転換するために，ロンドン大学キングスカレッジにて公衆衛生学修士（MPH）を取得しました．アフリカ出身の学生も多く，医療のみならず多様な専門性をもつ仲間から現場の話を聞き，刺激を受けました．病院を辞めたときには将来への不安もありましたが，このMPH留学が私の国際機関への道を開いてくれました．

episode
国際機関の理念と現実

聖路加看護大学の公衆衛生の授業中のことです．WHO（世界保健機関）などによる国際的な提言では，すべての人の心身の健康と幸福への権利がうたわれているといいます．世界の先端ではこのような素晴らしい理念があるのに，日本でも母親が亡くなれば一家の健康の基盤は崩れうる，理念が末端の私たちにはまったく届いていない現実にショックを受け，授業中にもかかわらず涙があふれました．このときの言いようのない怒り，悔しさが，のちの現場と政策とを結ぶ活動につながることになります．

● エントリーポイント
―― UNICEFケニアでのインターンからコンサルタントへ

とにかく，きっかけを探していました．留学後，就職活動をするも道が開けませんでした．「UNICEFで働きたい」などと言いながら，ほぼ開発途上国に行ったことさえなかったのです．先輩にもあきれられ「夢を語るなら，アジアでもいいから旅行にでも行ってみてから言えば？」とたしなめられました．途方に暮れていたある日，東京大学による国際保健の研修（Global Health Leadership Program）の受講生募集を目にしまし

た．研修後にはUNICEFを含め国際機関でインターンができるとあります．これに飛びつくしかないと思い応募し，博士課程の学生対象の研修でしたが，聴講生として受け入れてもらえました．

そこで講師としていらしていた，当時，UNICEFソマリア事務所にお勤めだった國井修先生にお会いし，ご厚意によりUNICEFケニア事務所にご紹介いただき，インターンとして働けることになりました．これがUNICEFで働く大きなきっかけとなり，自分にとっての国際機関へのエントリーポイントになりました．

インターン後に短期コンサルタント契約を得て，さらに4ヵ月間，母子保健のデータ分析や調整業務を続けました．またその頃，東アフリカに記録的な干ばつと飢饉の被害があり，私も後方支援に参加しました．

皆が緊急対応に追われていたある日，UNICEF本部から全職員に1通のメールが届きました．1992年の大飢饉以来の被害であったため，当時アフリカを訪れた親善大使オードリー・ヘプバーンのSpiritへの敬意を寄せたメッセージが写真とともに添えられていました．画面に映るオードリーの写真にクリックした手が止まり，一気に小学生の頃の記憶がよみがえりました．まさに私がこの道を志すきっかけとなったあの姿でした．19年経過した今，同じ姿をUNICEFの内側で見ている自分に気付き，原点に引き戻された瞬間でした．

しかし，突然契約は打ち切られました．国連では珍しくないことですが，異国の地で急に投げ出され，途方に暮れて就職活動をしました．国連での実務経験を積むため，外務省の平和構築人材育成事業[*2]に応募し，参加できることになりました．まさに捨てる神あれば拾う神あり．初めて実際に現場で活動する重要なスタートとなりました．

[*2] 外務省が平和構築の現場で活躍できる文民専門家の育成を目的に実施した事業．2015年度より事業内容を刷新・拡大し，平和構築・開発におけるグローバル人材育成事業を行っている．

● 初めての現場
——ハイチの国内避難民キャンプでのコレラ対策

ハイチでは，実際に過酷な現場を目の当たりにしました．国際移住機関（IOM）ハイチ事務所で国連ボランティア（UNV）として国内避難民キャンプの公衆衛生に関わりました**（写真1～3）**．ハイチでは2010年の震災およびコレラ発生による被害が深刻で，3年経過した当時でも30万人以上がキャンプで生活していました．密集したキャンプの衛生環境は劣悪で，雨が降るたびに下水があふれ，コレラ被害の再燃を繰り返していました．私はコレラ対策を担当し，患者の初期治療や啓発活動を行うボランティアの育成や現地職員の指導を行いました．しかし政府のキャパシティー不足，援助依存など問題山積の中で，状況は変わらず，その場限りの持続性に欠ける対応に疑問も感じていました．

そんな中，季節的に訪れるハリケーンがハイチを襲い，朝から晩まで緊急対応に追われることになりました．日本なら嵐の日も部屋で映画を見られるかもしれない，でも，もし住む家がハイチの簡易テントなら，容赦なく吹きつける激しい雨風は大変な脅威になります．保健部の国際

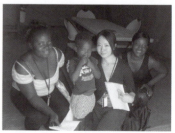

写真1 ハイチの国内避難民キャンプに住む子どもとIOMのボランティアと

職員は2人だけで，UNVという立場は関係なく，管理業務も任されました．

ハリケーンの後，キャンプに住む女性に話を聞く機会がありました．彼女は妊娠中にコレラにかかり，夜中に症状が悪化する中で陣痛も始まり困っていました．

「ボランティアに電話すると，夜中なのにすぐに駆けつけてくれて，おかげで病院にたどり着きました．いつも誰かそばにいてくれたから怖くなかった．助けてくれたボランティアや病院の皆に感謝しています」

赤ちゃんを抱いて語る女性の笑顔は困難を乗り越えた自信からか，とても輝いていました．ボランティアも誇らしげに当時の状況を話してくれました．過酷な環境にいるとは思えないような彼らの表情は，私の中にあった疑問や無力感をも吹き飛ばしてしまうものでした．

答えは現地の人々の中にあるのだと悟りました．彼らは国や保健システムが守ってくれない中で生きる過酷さを誰よりも知っています．しかしこの事例のように彼ら自身が困難を乗り越え，また目の前の助けを必要とする誰かの現実を少しでも変えられたという実感．その積み重ねが，1人ひとりの自信と責任感に，さらには将来の保健医療を担う人材の育成につながるように感じました．

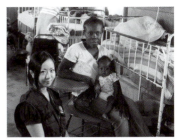

写真2　ハイチの病院の小児科病棟にて，母子とともに

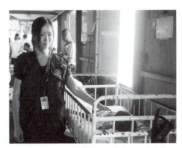

写真3　ハイチの病院に入院中の子どもと

● 現場と政策をつなぐ
―― UNICEF タンザニアで母子保健に関わる

タンザニアでは，ハイチでの緊急支援と異なり，より長期的な視点から政策と現場とをつなぐ仕事に関わりました．タンザニアは政治的に安定しており，子どもの死亡率も改善しています．一方，農村部では基本的サービスを受けられない母子もまだ多くいます．この最も支援が届きにくい母子に焦点を当て，UNICEFは政策レベルの啓蒙活動（upstream）と，人材育成など現場の活動（downstream）の両面からアプローチします．現場のニーズに即した支援を行うためには，実情を正確にとらえることが求められます．私は保健栄養部のモニタリング評価（M&E）も担当し，医療の届かない母子に関するデータをまとめ，医療者の研修に関わりました **(写真4)**．しかし，いくら政策レベルで素晴らしいガイドラインがあっても，現場の実情にそぐわない現実も多く目にしました．

現場と政策とをつなぐことがUNICEFの活動の要です．政策レベルでは，出産時のケアの質を改善し，母子の死亡を防ぐためのシステム構築を支援しました．現場の視察に地方のある病院を訪れたときのことです．医療従事者たちにとっても，命の誕生であるはずの瞬間に命を落とさねばならない状況に立ち会うことが，多大なストレスになっていることを耳にしました．ある男性助産師は，「助産師を志したのは医療者が産婦さんたちにひどい態度で接しているのを見て状況を変えたいと思ったからだ」と語ってくれました．このように現地の人々自身が現状をよくしたいと思う瞬間から変化は始まります．彼らが未来を変えていけるよう，現場の声を政策に反映し支えていくことが私たちの役割だと実感しまし

episode
印象的な母子の姿

ハイチでも，やはり"母と子"の姿が印象的でした．身体も心も疲れたある日，いつもの通勤シャトルバスの窓から何気なく外を見ると，土埃の舞う道に小さな子どもを背負った若い女性が佇んでいます．朝焼けが後ろから照らすその横顔は美しく，一瞬すべての音が消えたような感覚でした．心身の疲労も，我をも忘れてしまう瞬間，その自分にとっての"特別な何か"を職業にできるなら，それは幸せなことだと思います．

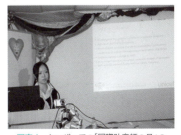

写真4　タンザニアの「国際助産師の日」のイベントで行ったプレゼンテーション

た(写真5).

　そんな中，南スーダンに2ヵ月出張する機会に恵まれました．独立後の政情不安と民族間紛争により治安が悪化する中，主に国内避難民キャンプでの保健事業に関わりました．キャンプで数週間生活し，ポリオの予防接種キャンペーンの際には現地職員とともに40℃以上の炎天下を1日中歩き，テントや家を1軒1軒回り子どもたちにワクチンを届けました．ハイチの現場での活動も思い出し，自分にとってのUNICEFの仕事の原点に立ち戻ることができました．

　このように，政策レベルと現場との両面からバランスよくアプローチし，現場の医療従事者を本当の意味で支えることが重要です．

　あるときタンザニア事務所で，全職員の前で数人が自分のライフストーリーを短くプレゼンすることになり，私も選ばれました．そこで小学校の頃からの経緯を数分で話したところ，意外にも反響があり個別に声をかけてくれる同僚も多くいました．特に事務所代表は後々までも覚えていてくれ，私が経験を得られるようにと南スーダンに送ってくれたのでした．小学生の頃に見た映像，母との死別を経て助産師になり，19年後ケニアでオードリーの姿に再会，今また東アフリカのタンザニアに戻り，私の小さなストーリーがいったんここに終着したという感覚でした．

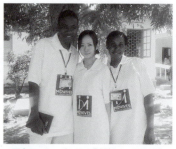

写真5　タンザニアの農村部で，現地の助産学生たちと

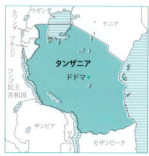

【タンザニア連合共和国】

人口 5,182万人(2014年)
民族 スクマ族，マコンデ族，チャガ族，ハヤ族など(約130)
言語 スワヒリ語(国語)，英語(公用語)
宗教 イスラム教(約40%)，キリスト教(約40%)，土着宗教(約20%)
歴史 1881年ドイツ領となる．1920年イギリス委任統治領となる．1961年タンガニーカ共和国独立(ニエレレ大統領)．1962年共和制移行．1964年タンガニーカ・ザンジバル合邦，タンザニア連合共和国成立．世界遺産セレンゲティ国立公園など豊かな自然を抱える国．

● **現在──母子保健の学びを深める**

　この業界に，決まったキャリアパスはありません．国際機関では不安定な就職活動が続き，キャリア／ライフプラン両面で常に模索は続きます．思い描く仕事がすぐできるわけでもなく，葛藤や迷いも多いです．でもその中で，なぜこの仕事をしたいのか，さらには何のために生き，何を変えたいのか，その思いの原点が指針になると思います．

　私の場合は幼少時の母との死別を機に，半ば運命に押し流されるような形で，自分にはこれしかないと思える"母と子"というテーマにたどり着きました．家族の別れを防ぎ，防げないならそのダメージを最小限に抑えること，それが私の働く目的です．病気嫌いなのに看護師になったり，学校嫌いなのに大学院まで進んだりと，人生わからないものです．でも人は思い描く場所に向かっていくもの，思い続ければ必ず道は開けるものだと思います．

　現在はジュネーブ大学博士課程で国際保健の学びを深めています．今後は国連にはこだわりませんがUNICEFには縁を感じているため，また違う形で関われたらと思います．母と子，そして家族が当たり前のように一緒に暮らせる世界，1人ひとりが自分らしさを最大限に発揮して生きられる世界の実現を目指し，今後も私なりに微力を尽くしたいです．

現在のポジション

ジュネーブ大学博士課程(PhD in Global Health)に在籍し，国際保健の学びを深めている．博士論文の研究は，eHealth/遠隔医療の母子保健への活用をテーマに行う予定．

看護系 × JICA

自分の関心とできることを考えて
国際保健医療の道へ

平岡 久和
Hisakazu Hiraoka

長崎大学 国際連携研究戦略本部 国際連携研究戦略コーディネーター
同大学院 熱帯医学・グローバルヘルス研究科 准教授

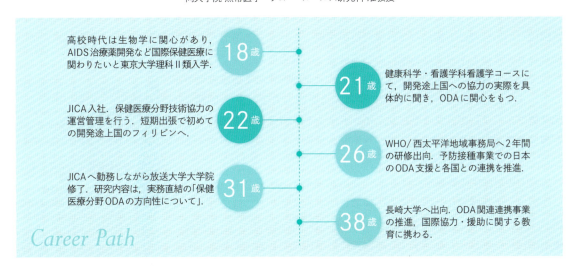

Career Path

18歳 高校時代は生物学に関心があり，AIDS治療薬開発など国際保健医療に関わりたいと東京大学理科Ⅱ類入学．

21歳 健康科学・看護学科看護学コースにて，開発途上国への協力の実際を具体的に聞き，ODAに関心をもつ．

22歳 JICA入社．保健医療分野技術協力の運営管理を行う．短期出張で初めての開発途上国のフィリピンへ．

26歳 WHO/西太平洋地域事務局へ2年間の研修出向．予防接種事業での日本のODA支援と各国との連携を推進．

31歳 JICAへ勤務しながら放送大学大学院修了．研究内容は，実務直結の「保健医療分野ODAの方向性について」．

38歳 長崎大学へ出向．ODA関連連携事業の推進，国際協力・援助に関する教育に携わる．

●国際・開発のことはほぼ知らずに開発協力の仕事に

　高校時代は生物学に関心をもちながら，将来については何か人の役に立つこと，例えばAIDSの治療薬を開発したいなど（夢が大きいのか世間知らずなのか），感染症対策に何らかの貢献がしたいと漠然と考えていました．その後，大学では，仕事として考えたときに化学や物理の実験や研究を自分は続けてはいけないだろうなと認識し，また，生物の中でもやはり人間が一番面白そうだと健康に関心をもちました．さらに1人ひとりの人間ももちろんのこと，より多くの人の健康に貢献するにはどうするのかという観点で保健，公衆衛生という道を考えた際に，健康や保健について学ぶことができ，保健師・看護師の資格も取れる健康科学・看護学科看護コースへの進学を決めました．その公衆衛生的関心から地域看護学教室に在籍し，感染症に関心があったこともあり，卒業論文では診療所外来患者のインフルエンザ予防接種に関する考え方（当時はどの年齢層にも任意接種で，接種者が非常に少なかった）の調査を行いました．

　大学3年，21歳の頃，その学科での講義の1つに中村安秀先生による「母子健康手帳の展開によるインドネシアでの母親と子どもの健康増進」

がありました．現場経験を非常に楽しそうに語られる先生の姿を見て，初めて開発途上国での国際保健活動と，その活動を行う専門家を現地に派遣するJICA（国際協力事業団）[*1]の存在を知り，このような仕事に関わりたいと思い始めました．私自身は，どちらかというと自ら住民に近い現場で活躍するよりも，そういった事業の計画や運営管理を行って支える側に向いていると感じたことから，JICA職員としての就職を考えました．結果的にそのままJICAに採用されたので，国家資格取得後の保健師，看護師としての勤務経験はありません．

[*1] 現・独立行政法人国際協力機構．

　当時のJICAは専門性を伸ばしていくよりも，国内外の関係者とともに幅広い開発途上国での開発課題に対応することができる「ジェネラリスト」の育成に，どちらかというと主眼が置かれていた頃で，就職面接時に「保健医療の専門家にはなれないが，それでもよいか」という趣旨の質問に「他の分野にも関わっていきたいので構いません」と答えたことだけは覚えています（今は多岐にわたる課題への対応能力を身に付けるだけでなく，自身の専門性も同時に伸ばすことが期待されていると理解しています）．ただ，就職後の最初の配属先は医療協力部（現 人間開発部保健グループ）で，フィリピン，インドネシアでの保健分野協力の案件運営管理で，なじみのある分野から開発の世界へと入ることができました．

　また，中村先生の講義を受けるまでJICAの名前すら知らなかったくらいなので，大学時代には国際協力・保健に関する活動などにはほとんど関わっていませんでしたし（運動部での活動のほうが大変でして），開発途上国に行ったこともないままこの世界に飛び込んでしまいました．初めて開発途上国に行ったのは入社6ヵ月後のフィリピンへの出張で，それまでこの目で見ることもありませんでした．国際保健に関する活動を行ったのは，JICA就職の直前である大学4年3月に，笹川記念保健協力財団主催の「国際保健協力フィールドワークフェローシップ」の国内研修への参加のみです．就職後，国際保健関係の仕事をしているうちに，このフェローシップ修了生の方に多くお会いすることがありました．自分は活動を熱心にする余裕がなかったのですが，少しでも関心がある方は何かしらに参加されると将来的な人脈が築けるかもしれません．そう言われなくても，最近は大学時代からさまざまな国際保健活動に取り組んでいる方が大勢いるので，その熱心さには感心しています．

> **episode**
>
> **国際保健協力フィールドワークフェローシップ**
>
> 本フェローシップは，国内研修と一部参加者によるフィリピンでの海外研修により構成されていました．JICA入社後，フィリピン担当の際に本海外研修の受け入れについてのJICA現地事務所との調整，WHO/WPRO在籍時に海外研修参加者への活動紹介を行い，こういうことでもつながるのだなと感じました．研修当時の講師の先生方ともこの分野で仕事をすることがあり，このような研修の機会にどういう人が活躍しているかを知ることは，自分が将来なりたい人物像を描くことにも役立つと思います．
>
>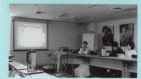
>
> WHOを訪問した研修員に地域の予防接種事業の状況を解説（筆者は左端）

● "看護"を生かしていないのか

　大学卒業後に臨床に行かずにJICAに入ったという点に関しては，臨床経験があってJICAに入ったらそれはそれで非常に役に立ったと思いますが，自分にとってはよかったと思います．おそらく臨床の仕事の楽しさ，つらさはあって，何事も楽しんで業務にあたれる自分としては，その現場での仕事に充実感を覚えているだろうなと思います．さらに臨床現場での仕事に従事した後にJICAに職員として入っていたら，臨床の現場の

経験を十分に生かして仕事にあたれただろうと想像できます.

では果たして臨床に出ていなかったのに看護職資格が役に立ったのかという観点になりますが,「非常に役に立つ」とはっきり言えると思っています. 日本のODA(政府開発援助)の実施を担うJICAの2014年度事業実績のうち, 保健・医療分野の構成比は技術協力プロジェクト, 無償資金協力それぞれ10%, 12%[1]ですが, 常勤職員のうち保健医療の専門性をもつ人材(公衆衛生学修士[MPH]や看護・保健衛生資格取得者)は私が知る範囲では1%程度にとどまっています. もちろんグローバルヘルスの世界では医療職だけではなく, その他自然科学や社会科学の専門性をもった人も必要ですが, それぞれの専門性をもった人が力を合わせながら行う必要があります. そういった点では, 臨床経験がなかったとしても, 少しでも健康科学や看護の視点をもちつつ業務にあたる人がいるのは有意義だと思います.

具体的な利点としては, ① 相手国の保健医療の状況を理解できる, ② 相手国と日本国内関係者の医療職と同じ"言語"で対話できる, ③ 保健医療は大きな課題にもかかわらず正しく理解できる人材が多くないため, 理解できる人がいること自体が組織にとって有益, といった点があげられると思います.

● JICA内での活動の場

JICA職員の仕事は, なかなかわかりにくいもの, と外からは思われていると思います. 私の経験では大きく協力の戦略策定と事業の運営管理が職員の仕事といえ, 国内での勤務の場合には, その内容は短期間ですが現地調査などによる情報収集や相手国関係者との協議と, 国内でのデスクワークによる国際協力事業の創造で成り立ちます. この過程においては, 看護職としての知識, 経験, 人脈などが役に立つこととなります.

国際協力事業の活動は実施機関のJICAの職員が行うのではなく, 例えば保健医療分野では国立研究開発法人国立国際医療研究センター(NCGM)や, 公告によって開発コンサルティング企業やNGOなどが選定されて現地活動を担ってもらいます. 看護職の資格をもっているからといって, 職員が自分で直接技術指導などの業務にあたることはなく, 外部機関の方に取り組んでもらっている案件(目標, 活動, 期間, 予算を定めた上で「プロジェクト」と呼ぶ)の目標設定, 実施の手続き, モニタリング・評価, 予算管理などの運営管理を担うこととなります**(写真1)**.

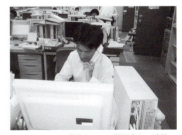

写真1 JICA職員として, 関係者との連絡調整は欠かせない

例えば, あるプロジェクトの5年分の活動や専門家派遣などの計画を立案して文書を作成, その予算措置のために組織内で文書を確認して決定するなど, 頭と手を両方用いた仕事です. また, 戦略づくりや個別のプロジェクトに関する調査(事前の案件形成, 計画策定, 実施中・後の評価など)では, 開発途上国の現場に外部の有識者(前述のNCGM, 開発コンサルティング企業などの方)とともに赴き, 情報収集を行いつつ, 日本の厚生労働省にあたる現地の省庁である保健省など先方政府の

行政官や病院などの保健医療施設の保健医療従事者との対話により，その国に対してどのような協力が適しているのかを考えるなど，足も使った仕事にもあたります．

また，開発協力を行う際には，グローバルヘルスの潮流を理解する必要もありました．その点では，厚労省，外務省の皆さんとともに，毎年5月にWHO（世界保健機関）が主催する世界保健総会へ参加させていただく機会がありました．保健医療の諸課題が先進国，開発途上国を問わず世界各国さまざまな関係者の関心事項となっていることがよくわかる現場でしたので，よい経験になっています（写真2）．

● 保健医療と関係ないところでも業務にあたる

大学卒業後約15年間（後述のWHOへの出向期間も含む）のJICAでの勤務を振り返ると，医療協力部，無償資金協力部，WHO，東京国際センター，人間開発部での約12年間は保健医療に関係する業務がほとんどでした．しかし，多くの場合には保健医療の専門性をもっていたとしても，必ずしも保健医療分野に関係する部署だけではなく，さまざまな部署での業務を経験して国の開発に取り組む職員としての能力を醸成していくことになります．JICAの中にはプロジェクトの運営管理を行うような事業部のほかに，例えばアジア地域，さらにはその中でフィリピンといったように，地域や国を中心的に見て，当該地域・国にどのような課題があってどういった協力を進めるべきかを考える部署もあれば，ほかの会社と同様に総務部，人事部といった組織が組織として運営されるために重要な部署もあり，職員はそういった部署を2〜3年おきに異動して業務にあたります．この過程で，重要なさまざまなものの見方を認識し，自身の力を磨くことにもなります．

私は企画部総合企画課という部署に約3年間（30〜33歳頃）いました．組織全体の活動の方向性を考える業務では，科学技術と国際協力という文脈で開発途上国との国際共同研究活動を進める事業の計画を立て，一方で部署における管理業務補助や庶務の取りまとめを行うなど，保健医療とは少し離れた仕事にあたりました．それまでに携わったことがない仕事だったので，今の自分には役に立ったと思っています．

また，大学時代もそのあとの仕事も保健医療分野が多かったので，国際協力や開発，行政といった観点で自身の知識の不足を実感し，学び直しの必要性を感じました．そのため，仕事をしながら通信制の放送大学大学院（政策経営分野）で勉強をし，実務に直接関係する保健医療分野のODAの方向性に関する研究を行って，自分にとっての保健医療分野の開発とは何で，どうあるべきかの一端を考えることができたと思います．

● ほかの組織で業務にあたり，新しきを学ぶ

入社して3年が経った26歳の頃，当時JICAから出向者を出していた

南アジアでの保健医療協力

最近まで勤務していたJICA人間開発部保健グループ（33〜38歳）では，JICAが行う保健医療分野の協力戦略の策定や，南アジア地域，主にバングラデシュやスリランカの保健医療協力の運営管理に携わっていました．特に保健人材の育成は開発途上国で大きな課題になっています．バングラデシュで看護職の育成を進めるプロジェクトの形成にも関わり，そのようなときには少しでも看護の世界を知っていることが，プロジェクト形成などに役に立ちました．

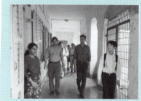
バングラデシュへの出張で病院の状況などを視察して協力内容を考える

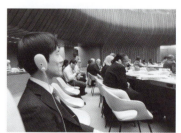
写真2　世界保健総会に参加してグローバルヘルスに関する議論を確認する

フィリピンにあるWHO西太平洋地域事務局（WHO/WPRO）で2年間勤務をすることとなりました．配属先は前任と同じ拡大予防接種事業（EPI）課です．WPRO対象の37ヵ国・地域のうち，特にインドシナ三国（カンボジア，ラオス，ベトナム），大洋州（フィジー，パプアニューギニア）への日本政府・JICAからの技術協力や無償資金協力の案件形成の調整やEPI実施の支援をWHO技官として行いました**（写真3）**．各国は世界的な潮流に合わせてJICAのような二国間協力機関，UNICEF（国連児童基金）のような国際機関，国際ロータリーのようなNGOなどの開発パートナー（ドナー）からの支援を必要としています．しかし，開発途上国政府は開発パートナーとの関係性をどう築けばよいかわからないことがあり，日本政府・JICAの立場からも技術的に支援の正しい方向をとらえにくいことがあります．そういった両者を国際機関の立場から調整する役として活動できるように心がけました**（写真4）**．

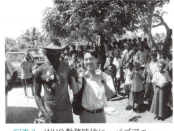

写真3　WHO勤務時代に，パプアニューギニアで，予防接種キャンペーンの協力者と一緒に

WHOによる関係者への支援の仕方，技術的な規範の設定といった国際機関としての役割は，JICAのような二国間協力の実施機関としての役割と大きく異なり，組織の動き方と合わせてその後の自分がこの世界で業務に関わることに非常に大きな学びとなりました．WPROでの勤務前からJICAでWPROとの連携案件に関与していましたが，WPROで勤務されていた佐藤芳邦先生には常に指導をしていただいて，この出会いもかけがえのないものとなっています．

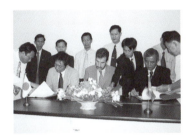

写真4　カンボジアとJICAの二国間協力計画策定にWHO技官として支援を行い，合意文書の署名・交換（筆者は右から4番目）

長崎大学へは，38歳のときにJICAから出向となりました**（写真5）**．ここでも同様に，同じ組織にいたときには気付かないこと，知ることができなかったことにほかの組織に来て初めて気付け，実情を理解することができています．そのような観点から，私は学生や国際保健に携わりたい方には，どんな道をたどろうとも何事も無駄なものはなく，その人の強みになるので今できることを精いっぱいやってほしいと伝えています．一見遠回りのように見えるものは，実際には私もほかの人も経験したことのないことなので，きっと役に立つことがあると思うからです．同じような考え方の人ばかり集まっても，新しい知識を得る，発想が生まれるのには限界があるかと思います．

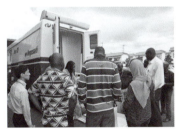

写真5　長崎大学で受託しているJICA研修事業で，研修員とともに結核検診車視察（筆者は左端）

〈参考文献〉
1) 独立行政法人国際協力機構：国際協力機構年次報告書2015別冊（資料編）．独立行政法人国際協力機構，2015．

現在のポジション

JICAによるODA事業を広く担当してきた経験を生かし，長崎大学では保健医療分野にとどまらない大学の国際活動の推進，主にJICA課題別研修の実施やODA関係との連携の推進を行っており，同時にグローバルヘルス分野の大学院において，開発協力に関する教育に携わっている．国際協力に関連がなかった方々を新しい活動へ導く橋渡しと，若い世代への自身の経験の還元が行えるとよいと考えて業務にあたっている．

看護系 × 中央省庁

小児科ナースから国際保健医療の道へ

當山 紀子
Noriko Toyama

元 厚生労働省 看護技官

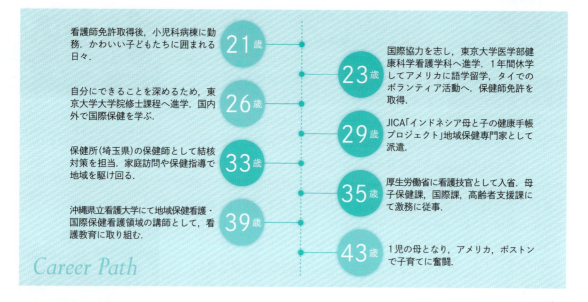

Career Path

- 21歳　看護師免許取得後，小児科病棟に勤務．かわいい子どもたちに囲まれる日々．
- 23歳　国際協力を志し，東京大学医学部健康科学看護学科へ進学．1年間休学してアメリカに語学留学，タイでのボランティア活動へ．保健師免許を取得．
- 26歳　自分にできることを深めるため，東京大学大学院修士課程へ進学．国内外で国際保健を学ぶ．
- 29歳　JICA「インドネシア母と子の健康手帳プロジェクト」地域保健専門家として派遣．
- 33歳　保健所（埼玉県）の保健師として結核対策を担当．家庭訪問や保健指導で地域を駆け回る．
- 35歳　厚生労働省に看護技官として入省．母子保健課，国際課，高齢者支援課にて激務に従事．
- 39歳　沖縄県立看護大学にて地域保健看護・国際保健看護領域の講師として，看護教育に取り組む．
- 43歳　1児の母となり，アメリカ，ボストンで子育てに奮闘．

● 小児科の看護師を経て，大学へ進学

　私が看護の道を選んだのには，主に2つの理由があります．1つめは，子どもの頃から小さな子どもと接することが大好きだったので，小児科病棟で子どもの世話をする仕事がしたかったこと，2つめはマザー・テレサの活動に感銘を受け，海外で人の役に立つ仕事がしたいと思ったことでした．

　看護師免許取得後，大阪府立母子保健総合医療センターに就職し，小児科病棟の看護師になりました．看護師として働いていたときに，アフリカで飢餓のために大勢の子どもが苦しんでいるというニュースが目にとまりました．マザー・テレサの活動を思い出し，自分も国際協力の活動がしたいと考え，国際保健が勉強できる東京大学へ進学することにしました．

　23歳で大学へ進学し，学生生活を送っていましたが，机の上で学ぶだけでは満足できず，海外でボランティアをしたいと強く考えるようになりました．そして大学4年になる前に休学して，アメリカに語学留学．その後，スタディーツアーなどに参加し，タイ，ラオス，ネパール，カ

ンボジアなど，アジアの国々を訪れ，現地の病院や保健施設などを見学しました．その中でも，タイにとても愛着をもち，HIV感染者のためのホスピスで，ボランティアとしてAIDSを発症した患者たちのケアをさせてもらいました．

ある日，私は1人の女性に出会いました．彼女は家が貧しかったので，家計を支えるために若くして都会へ働きに出て，そこでHIVに感染し，体調を崩して村に戻りました．しかし，偏見や差別のため村には住めなくなって，1人でホスピスに入院していました．ある夜，彼女の部屋でおしゃべりをしていたとき，彼女は「家に帰りたい．お母さんに会いたい」，そう言って，涙を流しました．彼女は1人で痛みと孤独に耐えて生きていたのです（写真1）．自分と年の違わない女性が苦しむ姿を目にして，やりきれない気持ちに打ちのめされました．こうした経験から，さらに国際保健協力の仕事をしたいと強く考えるようになりました．

● **大学院へ進学，そしてインドネシアへ**

学部生のときに，当時，東京大学大学院国際地域保健学教室の助教授であった中村安秀先生と出会い，大学院で国際保健学を学ぶことに決めました．大学院では，国際保健に関するさまざまなトピック，世界の動向，研究や活動に使える手法などを学ぶと同時に，フィリピン，インドネシア，ルワンダなどの国で，感染症や栄養調査を行う機会に恵まれました（写真2）．アメリカのエモリー大学での1ヵ月の疫学研修を受けたり，NGOの活動に参加したりして，積極的に見聞を広げようと学外の活動にも参加しました．大学院時代の活動や勉強が，その後の仕事に大変役に立ったと感じています．

大学院修了後，28歳の春から1年ほどHANDSという国際協力を実施しているNPOに勤務しました．私にとって，国際保健協力に仕事として関わった初めての職場でした．

私の主な仕事は，人材育成のために，国際保健医療協力分野で働いている人を対象としたセミナーやワークショップを実施することでした．講師は主に，アメリカの大規模なNGOであるManagement Sciences for Health（MSH）のベテランスタッフたちでした．それまで私は，NGOは住民の生活に近い，草の根レベルの活動が得意分野だと思っていましたが，MSHの活動を学ぶにつれ，NGOの現場の活動や実践から得られた経験を，国全体に，そしてほかの国にもスケールアップしていくような活動ができるという可能性を知ることができました．

活動を始めた当初，スタッフは事務局長と私の2人だけでしたので，講師との連絡，会場選び，広報，案内，機材準備，受付，会場設営，資料の準備・配布など，多くのことを経験させてもらいました．これらの経験は，その後海外プロジェクトで働く際に大変役に立ちました．

そして，2001年7月，29歳の夏から2年間，JICA（国際協力事業団）[*1]の「母と子の健康手帳プロジェクト」に地域保健専門家として従事しま

> **episode**
> **タイのホスピスで**
>
> ホスピスはお坊さんがHIV感染者を助けるために始めた施設で，当時100人近いHIV感染者とAIDS患者が入院しており，20人ほどが重症のため病棟に入院していました．私は毎日，重症の患者たちの清拭，洗髪，食事介助，オムツ交換などのケアを行いました．
> ホスピスでは，入所者たちと同じ生活をし，地元の食事や冷たい貯水での水浴び，お祈りなど，日本とは違う生活環境と文化で暮らす経験をしたことで，異文化を受容する適応力と海外で生活する自信がついたように思われます．

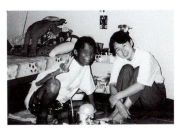

写真1　タイのホスピスにて友達とともに

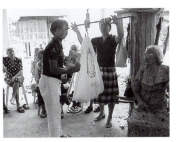

写真2　インドネシアで行った子どもの栄養状態の調査

> **KEYWORD**
> **HANDS（Health and Development Service）**
> 保健医療の仕組みづくりと人づくりを通じて，世界の人々が自らの健康を守ることができる社会を実現するために行動することをミッションとし，①保健医療システムの開発と実践，②人材の育成，③アドボカシー（政策提言）を3つの柱とした活動を行っているNPO．

*1　現・独立行政法人国際協力機構．

した．

　このプロジェクトでの私の主な仕事は，①母子健康手帳を適切に使用してもらうための保健医療スタッフ（医師，助産師，看護師など）へのトレーニング，②実際に母子健康手帳が有効に利用されているかのモニタリング・評価，③母子健康手帳を広めるための広報，会議，イベント，アドボカシー（政策提言）活動などでした**（写真3）**．

　派遣後，最初の1年間は，インドネシア北部の地方都市で勤務しました．日本人が1人だったため，現地スタッフの雇用やカウンターパートとの調整，事務所の管理などのマネジメントを行う必要もありました．このプロジェクトの仕事で，小児科での臨床経験，大学院で学んだ国際保健活動の基礎知識，NGO時代に経験した事業運営能力などが役に立ちました．また，文化や背景の異なる外国では，予期せぬ事態が起こりますが，学生時代の異文化での生活や海外でのサバイバル経験も困難を乗り越える力になったと感じます．

　インドネシアでの2年間を通して，日本以外の国の保健制度や仕事の進め方を理解することができるようになり，その後，日本や他国を客観的に比較できる視点をもつことができるようになったと感じています．

　インドネシアから帰国後，再びHANDSで働く機会を得ました．今度は，インドネシアの医師，助産師，行政官に，日本の母子保健制度について学んでもらうための研修のコーディネーターの仕事でした．来日前は，「日本はハイテクで先進的な医療を提供している」というイメージをもつ海外の研修生たちが，日本の母子保健を支えている母子保健推進員のボランティア活動や，保健師による家庭訪問と健康教育，乳幼児健診などの行政サービスなどを視察し，自分たちの国も改善したいと意欲をもって帰国し，帰国後は中心になって活動してくれています**（写真4）**．

　事業対象国で研修を行うのに比べ，日本での研修は参加できる人数が限られていますが，実際に日本で保健サービスの現場を見て，学ぶことの意義は大きいと感じました．

● 日本で保健所保健師，そして厚生労働省看護技官へ

　インドネシアの仕事を通じて，地域保健活動の大切さを実感し，帰国後，保健所か保健センターで保健師の仕事に携わりたいと考えていました．幸い，埼玉県の保健所で働く機会を得て，主に結核対策を担当することになりました．

　結核対策では，入院医療機関と連携会議を行い，入院中から退院後の支援がスムーズに移行できるよう，治療終了まで情報共有を行い，服薬の支援方法を検討し，集団感染の疑いが高い場合は，職場や家族などに接触者健診の受診勧奨をし，感染拡大の予防に奔走しました．さらに，地域を対象にしたキャンペーンや健康教育など，地域での感染症対策を経験することができました．

　また，保健所に勤務していた際，現場で悪戦苦闘していたところに，

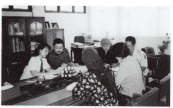

写真3　インドネシア保健省での打ち合わせの様子

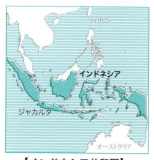

【インドネシア共和国】

人口　約2.55億人（2015年）
民族　大半がマレー系（ジャワなど約300種族）
言語　インドネシア語
宗教　イスラム教88.1％，キリスト教9.3％，ほか
歴史　1799年，オランダがインドネシアを直接統治下に置く．1942～45年，日本軍が占領．1945年，スカルノとハッタがインドネシアの独立を宣言し，スカルノが初代大統領となる．オランダとの間で独立戦争が起こり，1949年にハーグ協定によりオランダがインドネシアの独立を承認．1999年，住民投票により東ティモールの独立が決定．

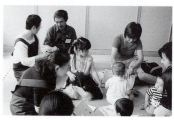

写真4　インドネシアからの研修生たちが乳幼児健診を視察

KEYWORD

日本の結核

日本は，いまだ結核の中蔓延国であり，学校，病院，高齢者施設，そして事業所などで結核患者が発生している．中には健康診断を受け，精密検査の必要性を指摘されながらも受診が遅れていたために，重症化してしまうケースや，症状の初期の段階で受診していたにもかかわらず，見逃されて重症化してしまうケースもある．

イギリスでの結核対策と結核専門保健師の仕事について勉強する機会をいただきました．それまで，国際保健協力として，海外へ技術協力に行くことを中心に考えてきましたが，日本が海外から学ぶことで，保健看護活動が改善できる可能性があることも学びました．

埼玉県の保健所で働く中で，日本の法律や制度がどのようにつくられているかに関心をもち，厚生労働省で働いてみたいと思うようになりました．そして，2006年7月，35歳の夏に厚労省に看護技官として入省することになりました．

7月という時期に入省することになったのは，3月に保健所を退職してから，1ヵ月ほどパレスチナのJICA母子保健プロジェクトに従事していたからです．保健所での仕事のかたわら，パレスチナの研修の受け入れに協力し，母子健康手帳の開発・普及のため，パレスチナの母子保健プロジェクトに赴きました．

パレスチナで私は，政府の保健省職員とともに母子健康手帳のひな型のプレテストを行い，修正する仕事をしました．日本で研修を受けたパレスチナ政府の保健省職員のモチベーションは高く，ほぼ計画通り仕事を行うことができました**（写真5）**．パレスチナへの渡航は，治安の不安があり時間の制約もありましたが，インドネシアでの経験と保健所での経験のおかげで，短期間で効果的に仕事ができたと感じています．

さて，厚労省に勤務した3年3ヵ月の間に，私は母子保健課，国際課，高齢者支援課で働きました．

母子保健課で，私が担当した仕事の1つに「健やか親子21」の推進がありました．その中で，妊産婦に優しい環境づくりを目指した「マタニティマーク」の普及という仕事も行いました．マタニティマークの普及に伴い，キーホルダーを示すことで，妊婦が電車やバスの中で席を譲ってもらったり，安心して優先席に座ることができたなど，うれしい声が届きました．私自身，妊娠中はひどいつわりに苦しみ，臨月には腰の痛みで外出にも難儀しましたが，車にマタニティマークのステッカーを貼ることで，優先駐車場を利用することができ，マタニティマークの普及に大変助けられました．

そのほか，妊婦健診の補助回数の拡大や，「授乳・離乳の支援ガイド」のとりまとめなどに携わり，厚労省での仕事が社会の役に立つという実感を得ることができました．また仕事を通じて，日本の厚労省の役割や仕組みについて理解を深めることができました．今なら，インドネシアやパレスチナでともに働いたカウンターパートの立場や気持ちをさらに理解することができるように感じています．

国際課では，国際保健機関係長として，WHO（世界保健機関）の総会や地域委員会への出席，国際会議の運営，WHOへの予算要求などを行いました．WHOでは，毎年1回スイスのジュネーブで，加盟国が参加して世界保健総会（WHO総会）が開催されます．議題がホームページに掲載され，日本政府の対応について協議してから会議に臨みました**（写真6）**．当時の議題は，保健関連MDGs（ミレニアム開発目標）の実施のモニタ

KEYWORD

厚生労働省 看護技官

厚労省では看護職の免許をもつ職員が，看護に直接関係している行政施策や，母子保健，高齢者保健，精神保健，生活習慣病対策など，多様な分野で働いている．

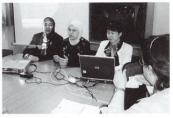

写真5　パレスチナにおいて関係者と会議を行う

episode

パレスチナの実状

パレスチナは，イスラエルに占領されており，道が閉鎖されたり施設が破壊されたりして，継続的に母子保健サービスを受けることがままならない状況でした．そこで，どこに受診しても母子の健康状況が記録され，継続してケアを受けられる母子健康手帳が必要だったという背景がありました．

KEYWORD

健やか親子21

母子の健康水準を向上させるためのさまざまな取り組みを，関係者皆の力を合わせて推進する国民運動計画．思春期の保健対策，妊娠・出産の支援，小児保健医療水準の維持向上，育児不安の軽減などの分野からなる．

KEYWORD

マタニティマーク

妊産婦が交通機関などを利用する際に身に付け，周囲が妊産婦への配慮を示しやすくしたり，交通機関，職場，飲食店などが，ポスターなどとして掲示し，妊産婦に優しい環境づくりを推進するもの．

リング，小児栄養，看護と助産の強化，非感染性疾患（NCDs），アルコール戦略，予防接種戦略など，多岐にわたりました．それまで，国際保健について私は，開発途上国への支援の視点を強くもっていましたが，国際課の仕事を通じて，WHOの役割や活動について，理解を深める機会にもなりました．

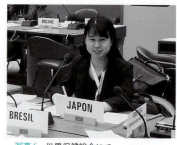

写真6　世界保健総会にて

● 博士課程への進学，看護大学の教員，そしてボストンへ

厚労省の仕事をしながら，自分の仕事が社会にどのような影響を与えているかを研究したいという思いが強くなり，東京大学大学院博士課程に進学することに決めました．そして，39歳のときに沖縄県立看護大学の教員となりました．大学では，地域保健看護の講義，演習，実習を担当しつつ，国際保健看護領域の講義も行いました．いくつかの委員会に配属され，国際交流委員会の副委員長も拝命しました．

また，沖縄県の島嶼地区で働く看護職の育成にも携わり，資源が十分でないへき地でどのように保健医療サービスを提供するかを検討したことは，国際保健の分野にも役立つと感じました**（写真7）**．さらに，仕事を通じて看護師・保健師教育の仕組みや方法を学ぶことができ，看護教育などの分野での国際協力にも関心をもつ機会になりました．

家庭の事情により2013年，41歳で大学を退職した後，長女を授かり，夫がアメリカで研究することになったため，2015年8月に6ヵ月の娘を連れて渡米しました．ボストンでは，子育てをしながらハーバード大学公衆衛生大学院で講義やセミナーを聴講し，『ジャパンアズナンバーワン』の著者として有名なエズラ・F・ヴォーゲル先生の自宅で月に1回程度行われる討論会や，ボストン近郊に在住する国際開発に興味のある日本人が集まるボストン開発コミュニティに参加して勉強しました．夜間や週末は娘を預けることが難しいため，関係者の理解を得て，子連れで参加させてもらうこともありました．

これまで，私は病棟看護師，保健所保健師，厚労省看護技官，大学教員，NGO職員，インドネシアとパレスチナでのJICAプロジェクト専門家，ボランティア活動など，さまざまな立場で国内外で働いてきました．慣れた環境から離れ，海外に行くことは不安も伴いますが，新しい発見や学びがあると思いますし，違う分野の経験がその後の仕事に役立つと感じています．また，仕事を通して国内外で素晴らしい先生，先輩，友人に出会えたことも人生を豊かにしてくれていると感じています．若い皆さんには，失敗を恐れず，世界に飛び立ち活躍されることを期待しています．

> **episode**
>
> **ハワイ大学との交流**
>
> 国際交流委員会の仕事の1つが，ハワイ大学との交流プログラムの運営でした．主に大学3年生を対象に，夏休みの3週間，語学の習得，アメリカの保健・医療・看護制度の学習，異文化理解を深めることを目的に，ハワイでの研修を行っており，プログラムの準備，引率を行いました．新しい環境で，学生が成長していく姿を見ることができ，私自身もアメリカの看護教育を学ぶことができました．

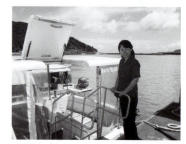

写真7　ボートに乗り離島の実習に向かう

現在のポジション

私の妊娠・出産は，苦痛との闘いだった．妊娠中はつわりが重く，3ヵ月ほどほぼ寝たきりで，仕事を休まざるを得ない状況になった．臨月は腰の痛みに耐え，出産は2日間の陣痛促進の後の帝王切開，産後は満身創痍の身体と睡眠不足でイライラ，ふらふらだった．子どもの存在は最高に幸せだが，現在も夜泣きで睡眠不足が続き，世界の子どもを助ける前に自分の子どもを元気に育てることが目前のミッション．子どもの手がもう少し離れたら，この妊娠・出産・育児の経験を，国際保健活動に生かしたいと考えている．

看護系 × NGO

「健康の公平性」の実現へ
―国際保健NGOへ託す思い―

八鳥 知子
Tomoko Hattori

The International Institute of Bengal and Himalayan Basins (IIBHB)
ボランティアコーディネーター

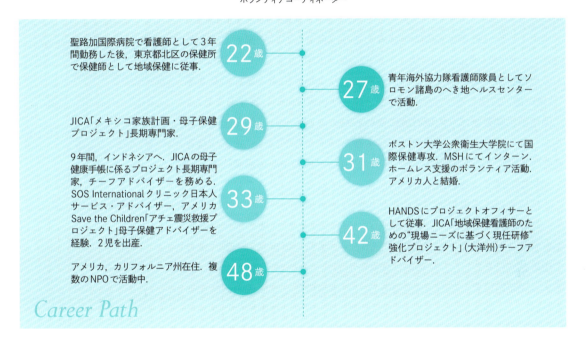

22歳 聖路加国際病院で看護師として3年間勤務した後，東京都北区の保健所で保健師として地域保健に従事．

27歳 青年海外協力隊看護師隊員としてソロモン諸島のへき地ヘルスセンターで活動．

29歳 JICA「メキシコ家族計画・母子保健プロジェクト」長期専門家．

31歳 ボストン大学公衆衛生大学院にて国際保健専攻．MSHにてインターン．ホームレス支援のボランティア活動．アメリカ人と結婚．

33歳 9年間，インドネシアへ．JICAの母子健康手帳に係るプロジェクト長期専門家，チーフアドバイザーを務める．SOS Internationalクリニック日本人サービス・アドバイザー，アメリカSave the Children「アチェ震災救援プロジェクト」母子保健アドバイザーを経験．2児を出産．

42歳 HANDSにプロジェクトオフィサーとして従事．JICA「地域保健看護師のための"現場ニーズに基づく現任研修"強化プロジェクト」（大洋州）チーフアドバイザー．

48歳 アメリカ，カリフォルニア州在住．複数のNPOで活動中．

Career Path

● 国際協力活動への夢

　私が国際保健の道に進むことを決めたのは，小学校高学年のときでした．当時（1979年頃）は，インドシナ難民の大量流出が国際課題となり，「国際児童年」，マザー・テレサのノーベル平和賞受賞，「24時間テレビ―愛は地球を救う」の放送開始などにより，難民キャンプで暮らす重度栄養失調で瀕死の子どもたちの姿や，開発途上国の子どもの労働問題の報道をテレビで見る機会が多くありました．報道の内容をきちんと理解していたわけではないのですが，「幼い子どもが死ぬことや戦争や社会の犠牲になることは絶対にいけない」と感じ，そのまま「こういう問題を少しでも解決するための仕事に就こう」と決心しました．そして，「そのためには何か手に技術を」という父親の助言を受け，看護師になることを決めました．この時点で，私の焦点は明確に"子どもの健康"に向いていました．高校生になるとエチオピア飢餓が大きな社会問題となり，「早く看護師になって，少しでも多くの子どもたちを助けたい！」とかな

り焦りはじめ，高校卒業後，迷いもなく看護学校に進学しました（**写真1**）．

● "地域保健" から "住民組織活動" の夢へ

このような勢いで看護師の世界に飛び込んだにもかかわらず，看護を学び始めると，別のことに夢中になっていきました．ジョイス・トラベルビーの看護観に深く共感し，人間条件の理解のために考えを巡らす学生生活を送るようになっていました．彼女は "対人関係のプロセス"（ラポール：信頼関係の確立）を看護の原点ととらえ，看護師は，患者が病や痛みという人生経験に "肯定的な意味" を見いだし，それに自ら立ち向かえるように支援する（意訳）としました[1]．看護とは人生支援なのです．そこから哲学などの本を読みあさり，自分なりの結論として，入院という仮の立場にある人間と一時的な関係の中で築く臨床看護より，人の日常生活の場で継続的な関係の中でよりよい人生を一緒に追及する "地域保健" に携わることを夢見るようになり，保健師科に進学しました．

保健師科卒業後は，地域看護に携わるための修行として臨床看護に挑みました．学生時代に実習病院で見てきた，上から下に与えるような看護実践に対して非常に疑問を抱いていた私は，"患者中心の看護" をミッションに掲げている聖路加国際病院を迷わず就職先に決めました．同時に，佛教大学の通信教育で社会福祉を学び始めました．

3年間の臨床修行の後，東京都北区で保健師として念願の地域保健に従事することとなります．保健所で母子保健業務を担当し，士気に満ちて仕事を楽しみました．この頃に興味をもち始めたのが "住民組織活動" です．同時期に大学でもその理論を学び，本当の意味で住民の健康を守るためには，個人的な治療や予防だけでは不十分で，根本的に制度や行政を変えなければ解決しない問題も多くある，と考えるようになりました．そして保健師は，行政の立場から一方的な支援をするのではなく，住民の視点から彼らに一番必要なものは何かを一緒に考えて共感し，その獲得のために行政からの最大のカードを引き出す支援をすべきだ，と考えました．保健師は行政側でありながら，実は住民と行政とのつなぎ役または住民のエンパワーメントを支援する公然スパイ的な特権をもっている，という自負があり，この仕事が大好きでした．

しかし公務員の限界はそれほど緩くなく，世論動員や運動が必要な場面になると，表立って活動することはできません．そんな中，公務としての保健師活動が自分の本当にやりたい仕事だったのか，疑問をもつようになりました．

● 国際協力活動への初挑戦と進学

そんなとき，電車で青年海外協力隊（JOCV）の広告を見て，ふともう1つの夢である "国際保健" を思い出したのです．思い立ったらすぐ行

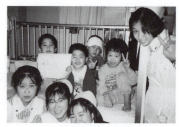

写真1　看護学校の小児科実習で（筆者は右端）

動を起こしてしまう若い私は，あまり調べることもせず，早速協力隊に応募してしまいました．結果，あっさり合格してしまい，「本当にODA（政府開発援助）でよいのだろうか」という疑問は心の隅っこに押しやって，南太平洋はソロモン諸島へ飛び立ちました．

ソロモンでは，電気も水道もない，へき地の小さな島のヘルスセンター（無医地区）に派遣され，へき地医療の現状をたっぷり体験しました．そこでは，処方も縫合も出産介助も何でも看護師や准看護師がします．肩に食い込んだ銃弾を取り出す処置をしたり，無線で医師の指示を仰ぎながら動脈出血した上腕を縫合した経験や，月光の下での野外出産介助の経験もしました**（写真2）**．『Where There Is No Doctor』（デビッド・ワーナー）をバイブルに，少ない資源でも工夫してできるいろいろな保健活動を試行することができました．また，同地区でイギリスのODAが看護師の現任教育プロジェクトを実施しており，その活動に参加する中で，プロジェクト運営やプライマリ・ヘルス・ケア（PHC）の基本を実践的に学ぶことができたことは大変幸運でした．いまだ貨幣経済と物々交換経済の混在した社会で，住民との生活を十二分に楽しみながら，国際保健協力の基盤と興味を育てた2年間でした．

そこで1つ気付いたことがあります．それはこのような相互扶助中心の住民社会の中にも貧富の差があり，村の中でも貧しい人々は十分な土地をもつことができないため，家族のための少しの野菜や果物を育てることも困難な状況に押しやられていることです．そうした家の子どもたちは学校に行って学ぶことができないため，大人になってもお金が稼げません．弱者はなかなか弱者の立場から抜け出すことができないのです．そして，栄養失調，病気などになります．不幸な死は，このグループに偏って発生しているのです．健康の不公平は所得，教育，住居，職業などの要因とともに悪循環を形成していて，「この悪循環を断ち切らなければ健康の公正化を達成することができない」と，あらためて気付きました．そして，あまりの問題の大きさに気が遠くなる思いでした．

協力隊の活動を終えてまもなく，JICA（国際協力事業団）[*1]のメキシコでの「家族計画・母子保健プロジェクト」に長期専門家として従事する機会を得ました．まだ20代で専門家としてはかなり若造でしたが，協力隊の活動を通して生のPHCを学び，自信満々になっていた私は怖いものなしで，行動力だけでどんどん活動を進めていきました．主な活動は，母子健康手帳導入のためのパイロット活動でした．そんな中，素晴らしい先輩に恵まれ，さまざまな調査方法や参加型実践の手法など，国際保健実践の具体的な手法や技術を伝授していただきました**（写真3）**．

その後，公衆衛生学修士（MPH）を取得するためにアメリカ，ボストンへ赴きました．私の場合は実践が先行していたため，大学院で学んだことはほとんどすでに知っていることばかりでしたが，それらの実践を英語で理論的に学んだことは，大きな強みになりました．特に，非常勤准教授であるデビッド・ワーナー氏の講義は，私の国際保健観に大きな影響を与えました．彼の健康の社会的政治的な要因を究明する態度は，

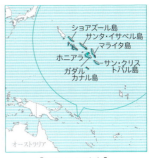

【ソロモン諸島】

人口 57万2,200人（2014年）
民族 メラネシア系（約94％），その他ポリネシア系，ミクロネシア系など
言語 英語（公用語），ピジン英語（共通語）
宗教 キリスト教（95％以上）
歴史 1893年，イギリスが南ソロモン諸島領有を宣言．1900年に，イギリスがドイツより北ソロモン諸島を取得．1942年，日本軍がソロモン諸島を一時占有し，激戦の末（戦死者約2万人）にアメリカ軍に奪取され，1943年に日本軍が撤退．1976年，「ソロモン諸島」として自治政府を樹立し，1978年にはイギリスから独立した．

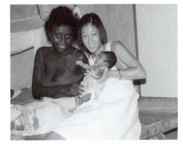

写真2　ソロモンでは49の出産介助をした．この子も今や20歳に．地域にはTomokoという名前をもつ子どもが数人いるはず

[*1] 現・独立行政法人国際協力機構．

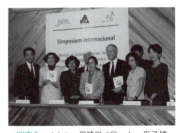

写真3　メキシコ保健省で行った，母子健康手帳のパイロット活動の結果を発表し，全国展開に向けての構想を立てるワークショップ．母子愛育会日本子ども家庭総合研究所の平山宗宏先生，インドネシアの母子健康手帳活動で活躍中の渡辺洋子先生が応援に来てくださった（筆者は右から2番目）

私が経験から健康と社会の関係に関して感じてきた疑問といら立ち，怒りを論理的に裏付けてくれました．また，権威者たち（国連機関など）に対して"あんなに大声で反論してもいいんだ"と，本当に驚かされました．しかしやがて，それこそが"NGOの役割"なのだと悟ります．「市民社会の声を代表するもの」として政策決定に影響を与えるためのNGOによる政策提言活動，アドボカシー活動の重要性を認識しました[2)]．

● さまざまな立場からの国際保健活動

MPH取得後，約9年間をインドネシアで過ごし，政府組織（GO），NGO，民間など，異なる立場からの国際保健に携わる経験をしました．大学院で実践と理論を統合させた後の中堅専門家としての挑戦でした．

JICAでは，「母と子の健康手帳プロジェクト」および「母子健康手帳による母子保健サービス向上プロジェクト」に長期専門家として参加する機会を得ました．JICAで成功しているプロジェクトといわれるプレッシャーのもと，その後半ではチーフアドバイザーを務めました．保健省をカウンターパートに，母子健康手帳のパイロット活動から国家プログラムとしての拡大，そして政策に擁護された定着化，さらには活用の質向上，とインドネシア母子健康手帳の成長とともに，私の国際保健人生第2段階を歩んできました **(写真4)**．

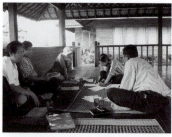

写真4　地方のフィールドにて母子健康手帳使用状況をモニタリング

＊2　現・ドイツ国際協力公社（GIZ）．

JICA以外では，個人コンサルタントとして短期の活動をいくつか行いました．ジャカルタにあるSOS Internationalというクリニックで，邦人サービスアドバイザーを務めたり，ドイツ技術協力公社[*2]（GTZ）およびオーストラリア国際開発庁（AusAID）の母子保健プログラムで勤務しました．

そして2005年には，アメリカのSave the Children U.S.（SC）から「アチェ震災救援プログラム」（スマトラ島沖震災［2004，2005年］後，インドネシア政府，アチェ州政府，国連機関，複数のドナーが協働で運営したプログラム）に母子保健アドバイザーとして参加します．震災から数ヵ月が経過し，緊急支援から開発支援への移行期でした．私は一県の保健セクターマネジャー代理を任され，緊急支援の評価活動と開発プログラム導入の準備活動を同時に進めていきました．その一方で，私の専門である母子健康手帳活用促進に関わる業務を実施しました **(写真5)**．GOでは，現地の行政側と組んで政策を敷くといった具合に上からの支援が中心でしたが，NGOではコミュニティ側に入り込んで下から動かす活動が主です．また，政府の支援は時間もかかり末端まで行き届かなかったりしがちですが，NGOでは素早くきめ細かな活動ができることを体感しました．ただそのバランスとタイミングに気を付けなければならなく，現地の行政が実施するべき仕事をNGOが取り上げてしまっては意味がなく，またある程度は行政と一緒にあるいは行政を育てるような活動をしなければ継続性のない活動となってしまいます．この点で，私のGOでの経験と理念をインドネシアでのNGOの活動によい意味で融合して生か

> **episode**
> ### 突然の出産介助
>
> アチェでのある休日，寮で休んでいると，近所のおじさんが「もう生まれるから助けてくれ」と駆け込んできました．休日で助産師がつかまらないとのこと．道具が何もない中，仕方なく出産介助を行いました．文具用の鋏と縫い糸を煮沸して臍帯処置をしました．
>
>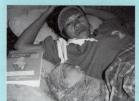
>
> 出産直後の様子．母子ともに健康だった

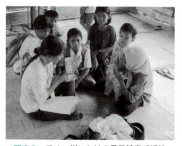

写真5　アチェ州における母子健康手帳使用状況とその効果について調査した（Save the Children）

すことができたと感じています．無我夢中でやった1年間の活動でしたが，初めてのNGO，初めての人道的緊急支援，初めての管理職としての経験など，学ぶものが本当に多くありました．

● 日本のNGOでの勤務

2009年，インドネシアを離れて日本の特定非営利活動法人HANDSにプロジェクトオフィサーとして従事することとなりました．もともと2000年のボストンでの立ち上げ準備の時点からつながりがあり，HANDSの目玉でもある母子健康手帳活動を通じて，ずっとともに活動してきた身内のように感じている組織です．そして，JICAの「地域保健看護師のための"現場ニーズに基づく現任研修"強化プロジェクト」（大洋州）にチーフアドバイザーとして従事したほか，アフリカ，アジアの数ヵ国にてプロジェクトデザインや評価活動に携わる業務を実施しました**（写真6, 7）**．

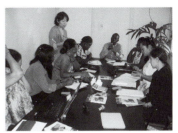
写真6　アンゴラで母子健康手帳を導入するためのパイロット活動を支援（HANDS）

大洋州のプロジェクトで，プロジェクトマネジャーとして私が一番大切にしていたものはカウンターパート側のニーズです．彼女たちが本当に必要としていることを彼女たちの立場に立って一緒に考え，JICAプロジェクト実施というミッション達成を追及するよりも，JICAスキームを相手のニードのために利用する，という考え方が根底にありました．ですので，時にはJICA側の考えとぶつかることもありました．私もある程度の覚悟があってやっていることでしたが，結論としては，私はGO活動には向いていないかもしれないという印象が残りました．

一方で，HANDSの事業はJICAからの受託事業が比較的多く，特に私が担当した業務はNGOというよりもコンサルタント会社の事業内容に近く，私のやりたいNGOの仕事とはちょっとコンセプトが違うことに気付きました．これは日本のNGOの脆弱性にも関係していると思います．日本ではNGO擁護の制度整備がまだまだ十分ではなく，多くのNGOが財政難に陥り，その結果，行政事業を受託するという現実があります．行政の下請けになってしまい，本来のNGOの役割から遠のいてしまっている気がします．

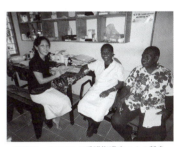
写真7　バヌアツの看護指導官による離島診療所で活動する地域看護師のスーパービジョンに同行（HANDS）

● 現在——アメリカのNGOでの活動

現在，いわゆる国際協力のフロントラインからは一歩引いた生活をアメリカ，カリフォルニアで送っています．1つは子どもたちの就学のためですが，もう1つの理由は，今一度人生や職業人としての目的を整理してみたい，と考えたからです．約1年考え，学生時代からの"思い"を整理していくと「NGOで働きたい」の一言に尽きました．たったこれだけの結論を出すのに，今まで一度も立ち止まらず突っ走ってきたがために，ずいぶんと遠回りをしてしまいました．

と言ってはみたものの，アメリカで自分のキャリアと思想に合った

> **Memo**
>
> **NGOの役割**
>
> 日本国際ボランティアセンター（JVC）代表理事の谷山博史氏の文章を参考にNGOの役割を以下にまとめました[3]．
> ① 社会的に弱者の立場に追いやられた人々が，人間の尊厳を取り戻すことを目指し，彼らが自らの意志に基づいた生活と地域社会を築いていけるように支援する．
> ② 彼らの声を代弁し，その権利を拒むものに対して政策提言や運動を通して訴える．
> ③ 世界の問題の当事者として問題の矛盾が深刻に現れている現場で，人々が自分の手で問題を解決する取り組みに参加する．
> ④ 人々が生き生きと生きられる地域づくりの事例を積み上げ，事例を主流化するための広域なネットワークをつくる．

NGOがすぐに見つかるわけでもなく，とりあえず今は模索の時期として腹を決め，いろいろなことに挑戦しています．基本的には，母子保健の専門性を高める目的でアメリカで助産師免許[*3]を取るための勉強をしながら，主にThe International Institute of Bengal and Himalayan Basins (IIBHB) という，安全な水の問題に取り組む小さなNPOで働いています．インド，バングラデシュ，アメリカにフィールドをもち，"HydroGramin[*4]"という自足可能な給水方法で村人の生活を支持するモデルの推奨をしている団体です．そのほかに，Center for Elders' Independence (CEI) という地元NPOでも働いています．CEIは，主に貧困層を対象に高齢者のコミュニティでの自立を目指して包括的な生活支援サービスを提供しているNPOで，そのコンセプトは私の看護観と共鳴する部分があります．一方で，夫と友人らとともに，ホームレスの方々を対象に給食を中心とした統合サービスを提供するNPOの立ち上げ準備をしています．

さらに，デビッド・ワーナー氏が理事をしているNPO HealthWrightsでのボランティア活動を，初心を見失わないために始めました．ここでの活動を通してしっかりと学び，近い将来，似たコンセプトのNGOへの就職を希望しています．そして数年後には，もう少し成長した自分で，開発途上国での母子保健に係るNGO活動を再開したいと考えています．

[*3] アメリカの助産師は修士であり，大学院入学試験の受験資格にまず正看護師の資格を取得する必要がある．

[*4] HydroGraminは，ギリシャ語接頭語のHydro（水の意）とベンガル語のGram（村の意）の混合語で造語．

〈参考文献〉
1) ジョイス・トラベルビー著，長谷川浩，藤枝知子訳：人間対人間の看護．医学書院，1974．
2) Werner D, Sanders D：Questioning the Solution：The Politics of Primary Health Care and Child Survival．HealthWrights, 1997．
3) 谷山博史：NGOの役割を考える，https://www.ngo-jvc.net/jp/challenge/whatisngo.html，2016年10月21日閲覧．

現在のポジション

アメリカ，カリフォルニア州でアメリカの助産師免許取得のために勉強をしながら，複数のNPOで活動している．今後は，開発途上国での母子保健に係るNGO活動を再開したいと考えている．

助産師がミャンマーでライフワークを見いだすプロセス

小黒 道子
Michiko Oguro

聖路加国際大学大学院 ウィメンズヘルス・助産学 助教

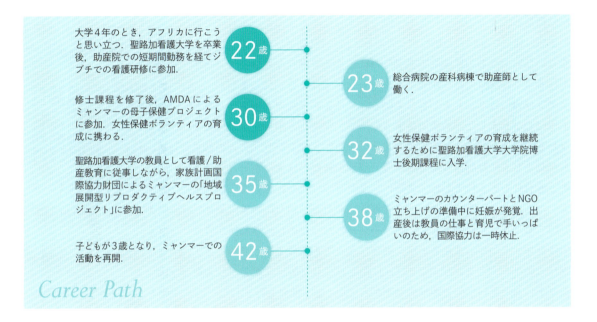

22歳 大学4年のとき,アフリカに行こうと思い立つ.聖路加看護大学を卒業後,助産院での短期間勤務を経てジブチでの看護研修に参加.

23歳 総合病院の産科病棟で助産師として働く.

30歳 修士課程を修了後,AMDAによるミャンマーの母子保健プロジェクトに参加.女性保健ボランティアの育成に携わる.

32歳 女性保健ボランティアの育成を継続するために聖路加看護大学大学院博士後期課程に入学.

35歳 聖路加看護大学の教員として看護/助産教育に従事しながら,家族計画国際協力財団によるミャンマーの「地域展開型リプロダクティブヘルスプロジェクト」に参加.

38歳 ミャンマーのカウンターパートとNGO立ち上げの準備中に妊娠が発覚.出産後は教員の仕事と育児で手いっぱいのため,国際協力は一時休止.

42歳 子どもが3歳となり,ミャンマーでの活動を再開.

Career Path

● 助産師への夢

　助産師になりたい――そんな漠然とした願いだけを頼りに,私は聖路加看護大学[*1]看護学部に入学しました.助産師という職業についても,メディアで助産師の活動を見聞きした友人からの伝聞の情報しか知りませんでした.そしてその段階で,国際保健医療のキャリアはみじんも考えていませんでした.ではその起点はどこか.それは,卒業後の進路を考える大学4年のときでした.

　看護師と保健師になるための学びに加えて,助産師の国家試験受験資格を取得する助産課程を選択していた私は,当時ほぼ休みのない日々を送っていました.常に課題と実習に追われ,休日は次の実習の準備に時間を費やす中,心は飽和状態になっていたのでしょう.ふと自室の鏡で自分の顔を見ていたら,涙が出て止まらなくなったこともありました.

　「1年間自分に猶予をあげたい」

　そんな思いが心に浮かび,やがてそれは確信に変わりました.卒業後はしばらくフリーターとして資金を稼ぎ,アフリカに行ってみようと思

[*1] 現・聖路加国際大学.

い立ったのです．なぜアフリカなのかというと，今は亡き私の父は新聞記者で，頻繁に海外に出張していました．行った先々の様子を私に聞かせてくれていましたが，その父もアフリカだけは行ったことがありませんでした．周囲にもアフリカに行ったことのある人は皆無でした．ならば自分が行って，自分の目で見てみよう，と考えたのです．

　海外への渡航経験は，大学3年のインド旅行だけでしたが，経験のなさは逆に好奇心の扉を強くたたく材料となりました．卒業と同時に誰もが病院へ就職することが当たり前の中，私の決意を聞いた周囲の反応はさまざまでした．大学の就職担当教員からは，「1年後にあなたが就職したいと思うところに就職できる保証はないし，世の中はそんなに甘くないのよ」と鼻先で笑われながら諭され，実習先の助産院の院長には「あんた何言っているの?!」と軽く一蹴されました．ところが，それでも私の決意は揺らがないことがわかってくると，院長は，「フリーターになるくらいなら，うちの助産院でアフリカに行くまで働きなさい」と言ってくれるようになり，ありがたくその申し出を受けることにしました．

　アフリカに行くことを公言していると，さまざまな申し出を得られるようにもなりました．助産院に来る妊婦や大学時代の恩師が，現地につながる人を紹介してくれるのです．その中の1人のタンザニア人の妹さんがたまたま助産師だったことから，現地で彼女の自宅にホームステイする機会にも恵まれました．さらに，かかりつけ医が国際協力に携わっていたことから，その関連団体のAMDA[*2]が行っていた国際看護研修に参加することにもなりました．新卒で対象外だったのに，参加予定者が研修をキャンセルして急きょ私に機会が巡ってきたのです．結局，東アフリカのケニアとタンザニアに1ヵ月程度滞在した後，北東アフリカのジブチにある産科病院で現地の助産師と2ヵ月働く機会を得ました．

> **episode**
>
> **助産院での学び**
>
> 新卒で助産院に就職した私は，当然のごとくいろいろな失敗を繰り返しました．当時のことを思い出すと浮かぶフレーズは，"無知の力"です．院長やスタッフの皆さんの温かい指導と支援を得ながら，8ヵ月ほどではありますが（給料をいただきながら），女性に寄り添うとはどういうことか，継続ケアがもたらすもの，助産師と女性のエンパワーメント，他機関との連携，助産の技など，多くのことを学びました．

[*2] 現・認定特定非営利活動法人AMDA．

● 充実の日々，ジブチ

　ジブチでの日々は，「帰りたくない」と強く思うほどに充実していました（写真1）．もちろん，現地助産師たちとの協働や，バングラデシュ人の医師，ネパール人のコーディネーター，エチオピア人のコックとの共同生活は，難しいこともいろいろありました．しかし，全般的には異文化を肯定的に受け入れ，自分が自分らしく自由でいられたと感じる体験でした．一方で，女性生殖器切除がもたらす出産への影響，鉗子分娩で何とか娩出したものの水頭症で息を引き取るのを見ているしかなかった新生児，出血多量で亡くなる母親などを目の当たりにし，無力感を強く感じる日々でもありました．私の落ち込んでいる顔を見ると，コックのソフィアは，「アラーの神が必要だったからその人（子）を連れて行ったんだよ」と慰めてくれたものです．「また帰ってくるために，助産師としての経験を積もう」と考え，後ろ髪を引かれる思いで帰国しました．1年の執行猶予と決めていたので，就職先は渡航前に決めており，予定通り総合病院の産科で助産師として働き始めました．

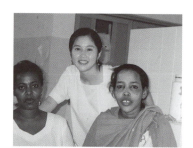

写真1　ジブチの助産師たちと分娩室にて

就職して4年たった頃，自分の中での引き出しが枯渇するような感覚をもつことがありました．うまくいくばかりではない妊娠・出産を支える存在として，自分には足りないものが多すぎると感じ始めていました．そんなとき，大学時代の恩師が修士課程への進学を勧めてくれたこともあり，大学院でもう一度学び直そうと決めました．

　修士課程修了後の就職先は，臨床に戻るかどうか迷ったあげく，（進学を勧めた恩師とは別の）大学時代の恩師の一声で，国際保健の世界に導かれました．AMDAが母子保健プロジェクトに従事する人材を探しているので，興味があれば連絡を取るよう知らせてきたのです．本部長との面接で，「暑いのと寒いのでは，どちらが好きですか？」と聞かれ，「どちらかというと暑いほうです」と答えました．すると，ミャンマーの母子保健プロジェクトへの派遣が決定しました．

● ミャンマーでの経験

　ミャンマー中部の乾燥地帯で展開されていた「母と子のプライマリーヘルスケアプロジェクト」に母子保健の専門家として初めて派遣されたのは，2003年4月です．ミャンマー中部乾燥地帯における母子の健康状態が改善することを目標に，3つのタウンシップの計15の村で，巡回診療と保健教育の充実，専門職への教育・啓発を主に担当しました**(写真2，3)**．さらに，その後の私の人生に大きな影響を与えることになる，女性保健ボランティアの育成にも2004年から携わるようになりました．ボランティア育成のアイデアは，当時の現地駐在代表によるものでした．農村地域における専門職の絶対的な不足に対し，自分たちの健康は自分たちで守れるよう，10軒に1人の割合で女性を選んで組織化し，母子の健康状態を改善することが目的でした．パイロットとして，2つの村でまずは始めてみました．

　ボランティアに選ばれた当初，女性たちの表情はとにかく硬く，自らほとんど発言することはありませんでした．突然，外国人の女が「一緒にグループをつくりたい」と言ってきて，当然のことながら，「自分たちに何ができる？」「外国人に何をされるんだろう」「仕事を休んで集まりには来てみたけど，家族に何を言われるか……」というような思いでいっぱいだったと，のちにメンバーたちが語ってくれました．

　そこで，1～2週間に1回，私や一緒に働くミャンマー人職員が村を訪れ，いろいろと話を聞くことから始めました．畑では何が採れるのか，雨の量はどうか，村の最近の話題はどんなものか，家族の中でどんな健康問題があるか，近所の女性で妊娠していたり出産する人はいるか，順調に経過しているか，などについて話しながら，「そのことはどう思う？」「この後どうなるか？」「よくなるには何が必要だろう？」「私たちができることは何だろう？」と問いかけを繰り返し，彼女たちの活動への気持ちを高めていくのに，半年を費やしました．このようなミーティングを重ねるごとに，彼女たちは少しずつ自分たちの言葉で語り出すことがで

> **episode**
>
> **修士課程で獲得した能力**
>
> 修士課程で獲得した能力は2つあります．1つは，現象を言語化する能力を強化できたこと，感覚的には，「言葉を手に入れた」という表現があてはまります．2つめは，自分のライフワークが「世界のどこでも，女性が安心して安全に子どもを産み育てることができるよう支える」だと明確にできたことです．それは，クラスや研究の過程で助産 midwifery を意味づける作業を通し，「助産とは何か」を突き詰めて考えた結果，自分のやりたいことが言葉として浮かび上がってきたように思います．

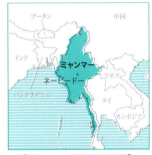

【ミャンマー連邦共和国】
- **人口** 5,141万人（2014年）
- **民族** ビルマ族（約70％），その他多くの少数民族
- **言語** ミャンマー語
- **宗教** 仏教（90％），キリスト教，イスラム教など
- **歴史** 1886年にイギリス領インドに編入され，1948年に独立．1962年に軍事クーデターによる社会主義政権が樹立するものの，1988年に同政権が崩壊し，国軍がクーデターにより政権を掌握する．2011年，テイン・セイン大統領の新政府が発足し，民政移管を果たす．

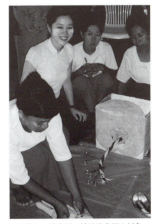

写真2　助産師・補助助産師を対象とした「安全な分娩介助の技能研修」で助産師キットを配布した

きるようになっていくのがわかりました（写真4）．そして，自分たちの活動のために必要だと思う内容をメンバー自身があげ，それらの内容を含んだ参加型のトレーニングを実施しました（写真5）．

ボランティアが活動を開始してから3ヵ月が経ったある日，私の派遣期間が終わりを迎えそうだという事実を，彼女たちに告げました．すると，「今，帰るなんて，親が子どもを捨てていくようなものだ」と涙ながらに訴えられたのです．ボランティアたちは，当初の何も発言できない状態から，自分たちで考え，意思表明できるまでに成長していました．しかし，活動資金の獲得方策の算段や組織として意思決定が必要なときは，まだファシリテーターの支援が必要な状況ではありました．

そのとき私は「博士課程の研究としてボランティアの育成を継続できるのでは」と思いつきます．帰国してすぐ，指導教員となる教授に会いに行き，1ヵ月半後には母校の博士課程を受験し，合格することで，活動を継続する基盤を確保しました．

入学後は難解な理論看護学や看護研究法を学ぶ苦しさはありましたが，同級生と励まし合いながらコースワークを何とか乗り越え，ミャンマーでのフィールドワークを再開しました．私が博士課程に入学した2005年は，ミャンマーで開放政策の旗頭であった首相が前年に失脚し，折しもミャンマーが"鎖国政策"を強め，独自の民主化路線を進んだ頃です．ビザを取得するのも，フィールドワークの許可を得るのも，常に膨大な時間と忍耐を要する状態でした．しかし，多くの人に支えられ，保健省から許可を得て博士論文のデータ収集も行うことができました．さまざまな研究資金を得たり，そのためにも活動を国内外の学会で発表したりしながら，「ミャンマー連邦農村の母子保健向上をめざす女性保健ボランティア育成プログラムの評価」として，2008年には博士論文を上梓することができました．

でも何よりもうれしかったのは，女性保健ボランティアたちが，活動資金の獲得方策を自分たちで考え，それに成功したことで，「何とか自分たちでやっていけそう」と口にするようになったことです．そのとき，女性の組織化を始めてから，すでに3年が経過していました．

● 二足のわらじ生活

博士課程修了後は，散々迷ったあげくに，母校の教員をしつつミャンマーに関わり続ける道を選びました．迷った理由は，教員というキャリアが自分には向いていないと感じていたこと，しかし，家族の健康問題から海外を基盤とした生活はそのとき現実的ではなかったこと，生殖可能年齢を考慮すると自分に残された時間はそれほど多くないこと，そんな思いで揺れ動き，日本で常勤の職に就きながら現地と往復することが最善の妥協点となりました．しかし，この意思決定に最も大きな影響を与えたのは，指導教員として私を育ててくれた堀内成子先生に対して，母校で教員になりともに働くことで恩返しをしたい，そんな気持ちでした．

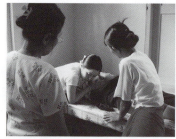

写真3 補助助産師の依頼で，村のサブ・ヘルス・センターで胎児心音を聴取

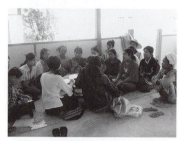

写真4 女性保健ボランティアとのミーティング（筆者は中央後姿）

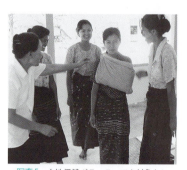

写真5 女性保健ボランティアを対象としたトレーニング．ボランティアの希望で，けがの応急処置を学んでいるところ

episode
活動を継続するメンバーたち

その後，育成開始から9年を経た2012年，5年ぶりに彼女たちのいる村を訪ねました．すると，村に残っているメンバーは，活動を継続していました．「村の人たちが頼りにしてくるから，できることはやるし，これからも続けていくよ」と笑顔で話してくれた様子を，とても頼もしく感じました．

教員となってからは，看護の基礎教育と助産の基礎教育に従事しつつ，財団法人家族計画国際協力財団[*3]によるミャンマー国「地域展開型リプロダクティブヘルスプロジェクト」の助産教育専門家として短期の派遣を繰り返す，二足のわらじ生活となりました．同じミャンマーとはいえ，これまでのビルマ族が大半の中央地域とは異なり，ミャンマー北部の少数民族の居住地域であるシャン州でのプロジェクトでした．

　専門の技能をもつ分娩介助者 skilled birth attendant（SBA）および補助助産師 auxiliary midwives（AMW）の助産技能アセスメントや，それに基づく助産技能強化研修の実施，SBA による AMW 助産技能向上のための指導マニュアルの作成が私に与えられた仕事でした．ミャンマー保健省と協働のプロジェクトではありましたが，前述の"鎖国政策"に加えて地域的な特殊性もあり，これまでのフィールドワーク以上に，活動や移動の許可取得に困難を伴いました．アセスメントのために山岳地域に行きたくとも，反政府軍の支配地域であることから許可が下りず，1日がかりで SBA や AMW に市街地まで来てもらい，インタビューを行ったりしました（**写真6**）．そんな中でも，現地の SBA や AMW たちとの関わりは同業者としてわかり合える部分が多々あり，とても楽しいものでした．

　ジョイセフのプロジェクトが終了した後は，研究費を取得して，ミャンマーにおける女性へのドメスティックバイオレンス（DV）の実態と健康との関連や，HIV 感染者のいる家族の中の母子の生活実態に関する調査をするようになりました．その結果，女性に生計を維持する力がないと，社会の公的支援が見込めない開発途上国では特に，暴力や病気といった困難に見舞われたとき，抜け出せない負の渦に子どもともども巻き込まれていくという現実が垣間見えました．女性が生き抜く力をつけることが大事だと思い，DV 女性にはまずは逃げ場を確保し，その後の生活再構築の支援，HIV 感染者のいる家族には，抗ウイルス薬の入手と女性の生計維持能力の向上を支援することの重要性に気付きました．そして，博士論文のデータ収集における最大の功労者であるミャンマー人女性と NGO を立ち上げました．（**写真7**）．ミャンマーの社会福祉省に活動許可を申請し，主に東シャン州のチャイトンで女性と子どもの支援を行っています．

　専門職としての軸と，気付いたことに無関心でいない人間としての軸を交差させたところにあるものが，たまたま縁のあったミャンマーで女性と子どもが生き抜く力を支えることでした．ここ数年は自分の妊娠・出産・育児に時間を取られ，ミャンマーに割く時間が捻出できないことが最大の悩みです．しかし，長いスパンで関わり続ける気持ちがあるので，少しずつまた活動を再開していきたいと考えているところです．

[*3] 現・公益財団法人ジョイセフ

> **episode**
> **短期派遣**
>
> 短期の派遣は特に，限られた期間で準備をし，結果を出し，関係者に報告をする必要があります．日本での教員の仕事と同時に，アセスメント結果の報告会の準備や研修の教材を作成することは，身体的には楽ではありませんでした．しかし，自分のやりたいことをやっている感覚があり，精神的には充実した日々でした．

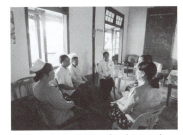

写真6　「地域展開型リプロダクティブヘルスプロジェクト」で山岳地域の SBA へのインタビュー（筆者は右端）

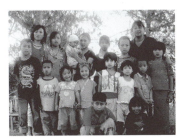

写真7　立ち上げたNGOで支援するHIV/AIDSで親を亡くした子どもたち（最後列右端が筆者の現地カウンターパート）

現在のポジション

聖路加国際大学大学院修士課程で助産師を目指す大学院生とともに，女性を中心としたケア，根拠に基づく医療の在り方を日々学んでいる．世界のどこでも女性にとってよりよい出産・子育て環境を実現できる人材を養成するために，教員は学生の学びをどのように支えられるか，模索中である．

看護系 × 大学・研究機関

回り道にもよさはある
遠回りの国際保健への道

西原 三佳
Mika Nishihara

長崎大学大学院 医歯薬学総合研究科 公衆衛生看護学分野 助教

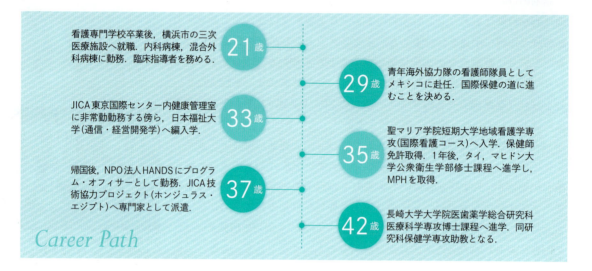

21歳 看護専門学校卒業後,横浜市の三次医療施設へ就職.内科病棟,混合外科病棟に勤務.臨床指導者を務める.

29歳 青年海外協力隊の看護師隊員としてメキシコに赴任.国際保健の道に進むことを決める.

33歳 JICA東京国際センター内健康管理室に非常勤勤務する傍ら,日本福祉大学(通信・経営開発学)へ編入学.

35歳 聖マリア学院短期大学地域看護学専攻(国際看護コース)へ入学.保健師免許取得.1年後,タイ,マヒドン大学公衆衛生学部修士課程へ進学し,MPHを取得.

37歳 帰国後,NPO法人HANDSにプログラム・オフィサーとして勤務.JICA技術協力プロジェクト(ホンジュラス・エジプト)へ専門家として派遣.

42歳 長崎大学大学院医歯薬学総合研究科医療科学専攻博士課程へ進学.同研究科保健学専攻助教となる.

Career Path

● 看護師から青年海外協力隊へ

　看護師として仕事を始めた頃には,自分が国際保健に携わることなどまったく想像もしていませんでした.看護専門学校を卒業後,実習先でもあった地元の三次医療施設に就職しました.職場の上司や同僚にも恵まれて,日々学ぶことも多く,徐々に責任ある役割を担うようになっていった私は,それなりに充実した日々を送っていました.

　ちょうど看護師6年目を迎える頃,将来を考える時期がありました.このまま仕事を続ければ主任,病棟師長という道が見え隠れし,「このままでいいのか?」と考え始めたのです.「何か違うことをやろう」——漠然とそう思いました.「看護教員もよいかも,あるいは大学に編入学して何か違う分野を勉強してみようか……」,そんなことを考えていた頃,偶然,アフリカの厳しい環境の中,懸命に働く日本人ナースの姿をテレビで目にしました.そのとき,「私は何をしているのだろう」と強い衝撃を受け,同時に情けなさすら覚えました.以前から存在は知っていた青年海外協力隊(JOCV)という選択肢が私の中に急浮上してきました.海外勤務をしている友人が居たことも私の背中を押したように思います.

　病棟での担当業務がひと段落した頃,協力隊に応募しました.「やらな

いで後悔するならやって後悔するほうがまし．駄目なら駄目で仕方がない」という私の楽天的な性格もあり，3回受験して駄目なら諦めようと思っていましたが，終わってみれば1回で合格でした．赴任先はメキシコ．後から考えると，要請内容と自分の経験が合致していたこと，健康だったことが合格の理由なのだろうと思っています．

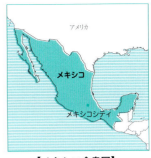

【メキシコ合衆国】
人口 約1億2,701万人（2015年）
民族 欧州系と先住民の混血（60％），先住民（30％）など
言語 スペイン語
宗教 カトリック
歴史 1519年，コルテスの率いるスペイン人が侵入し，その後，スペインの植民地となる．1810年，メキシコ独立運動が始まり，1821年にスペインより独立．1846年，米墨戦争が起こり，1848年にメキシコは国土の半分近くをアメリカに割譲．1910年，メキシコ革命が勃発．1994年，北米自由貿易協定（NAFTA）発効，OECD加盟．2000年，フォックス大統領就任（71年続いた制度的革命党[PRI]政権の終焉）．2012年，ペニャ・ニエト大統領就任（PRIが政権に復帰）．

● 命の格差に直面し，国際保健への道を決意

　メキシコのベラクルス州立ポサリカ地域病院．私が赴任した病院で，その地域にある最も大きな公立病院です．のちに新築されて大病院へと生まれ変わりますが，赴任当初は病床数約50床．古びた建物，盛夏には気温40℃近くにもなる亜熱帯地域ですが，病室に空調設備はなく，手術室にも窓があるような環境でした．メキシコ人の明るさと温かさに救われ，何とかコミュニケーションをとりながらの協力隊生活が始まり，自分ができること，やるべきことを探る日々でした**（写真1）**．メキシコの医療制度上，公立病院に来る患者は貧困層の方々ばかりで，いろいろな患者に出会いました．小児科では，自宅出産の際に夫がかみそりで臍の緒を切断したため，全身に重症感染症を起こしてしまった生後数ヵ月の乳児や，足のけがが治らず，祈祷師にアリ塚に足を入れるように言われて感染が悪化した6歳の少年などが来院しました．いずれも消毒の必要性や方法を家族の誰かが知っていれば，命の危険にさらされることはありませんでした．一方，挿管チューブがない，酸素ボンベが1本しかない，といった医療器具や医薬品が不十分な病院の現状もありました．

　メキシコの病院で見た現実は，日本では絶対に亡くなることがない理由で，人々の命がいとも簡単に落とされていってしまうことでした．人の命の重さは同じではないのか？　生まれたところが違うだけで，なぜこんなにも命が簡単に奪われなければならないのだろうか．怒りと，そして無力感に襲われました．

　このメキシコでの経験が，国際保健に携わっていこうと決めた私の原点となりました．いかに予防をするか，正しい知識をもつことがどれだけ大切か，医療だけでは解決できず保健が大切なこと，生活環境，教育や経済といったさまざまな要因がいかに人々の健康に影響するのかを教えてもらいました．日本に居たら当たり前すぎて，その大切さに気付かなかったかもしれません．

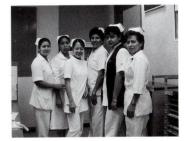

写真1　青年海外協力隊で派遣された病院の看護師たちとともに

● 開発学と国際看護実践

　国際保健に携わっていくことを決めたものの，帰国後はどうやったら国際保健関係の仕事に就けるのか，具体的にはよくわかりませんでした．帰国隊員向けキャリア相談では修士号があったほうがよいとのことでしたので，まずは学士号を取り自分が選んだ大学院に行けるようにしようと思いました．とはいえ協力隊から帰ってきたばかりで，大学生活を送

る経済的余裕はありません．学士号取得の選択は，おのずと働きながらの通信制大学となりました．開発途上国を取り巻く社会経済的要因が，どれだけ人々の健康に影響を与えているのかをメキシコの協力隊経験で痛感した私は，開発学を学ぶことにしました．同時に，少しでも国際保健関係の仕事に関わることを考え，JICA（独立行政法人国際協力機構）東京国際センター健康管理室の非常勤看護師の仕事に就きました．

● 公衆衛生学を学ぶために進学

学士号取得後に，次なる進路を考えたとき，自分は大学院に進学するにはまだ力不足にも思えましたし，看護職である以上は公衆衛生を担う保健師の資格ももっていたほうがよいと考え，国際看護コースがある保健師課程へ進学しました．講義を受ける中で，メキシコの病院で感じた不平等や格差は，普遍的課題として開発途上国に存在するものであること，それらの課題は保健医療だけでは解決しきれないことを，あらためて理解することができました．

国際看護コース担当教員とは，時にお酒を交えながら開発途上国の話をしたのもよい思い出です．今後の進路については，修士を取得することが国際保健で働く上で必要だとのアドバイスをいただき，海外の大学院へ行くことを勧められました．語学力，資金，修了までの時間などを総合的に判断した結果，タイ，マヒドン大学公衆衛生学部を志願することにしました．タイは，プライマリ・ヘルス・ケア（PHC）に積極的に取り組み，成果を上げていること，国内に熱帯病やHIV/AIDS，健康格差などの課題があり，さまざまな取り組みを実践している現場がそこにあることが魅力でもありました．語学力のなさは自覚していたのですが，駄目なら仕方がないと覚悟を決めて書類を送ったところ，すんなり「入学してよい」との返答が届きました．

● 異文化での大学院生活

滞在先だけは手配していましたが，それ以外は何もわからないまま，とにかくバンコクへ入りました．このあたりの無謀ともいえる度胸は "何とかなるし，何とかする" という元来の楽天的性格に，協力隊経験が拍車をかけたのでしょう．

医師以外を対象としたプレ講義に途中参加したところから，私の留学生活が始まりました．英語のできなさに落ち込み続ける日々でしたが，"来たからには最後までやり遂げる" という気持ちで何とか臨みました．タイ周辺国からの学生を中心に，アメリカやアフリカからも続々と学生が講義に参加し始め，最終的に同級生は約50人となりました．公衆衛生マネジメント，統計電卓を使っての疫学・統計などの必修科目に，行動科学や医療経済学などの選択科目と，多岐にわたる講義内容でした．加えてタイの保健システムやPHCの現状，移民の健康問題などタイが抱え

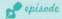

episode
異文化を学んだ JICAの健康管理室

JICA東京国際センターは，主に本邦研修にて世界中から来られた研修員の方々が宿泊し，研修する施設です．その中にあるクリニックには，多くの研修員の方々が体調不良や健康相談に訪れます．研修員の方々と接する際には，文化や習慣，宗教的背景，また薬や処置に対する考え方の違いなど，医療者側が考慮しなければならないことも多くありました．このときの経験は，異文化理解の視点で国際看護の講義にて紹介することも多く，貴重な経験となっています．

ている健康課題についても直接見聞きし学ぶことができました．また多国籍・多文化・多宗教のクラスメートとのグループワークやディスカッションは，英語を母国語としない者同士が英語でコミュニケーションをとること，そしてお互いの考えや意見を尊重し合い，どのように自分の意見を伝え，合意するかを実践的に学ぶ場でした．当時は大変だと思っていましたが，今から考えると国際保健の仕事をしていく上で必要なスキルであり，本当に貴重な経験ができたと思います **(写真2)**．

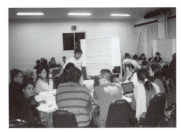

写真2　タイ，マヒドン大学でのフィールドトリップで行ったグループワーク

● NGO へ

マヒドン大学修士課程の修了が近くなった頃，いよいよ国際保健分野の仕事に就こうと就職先を探しました．そんなとき，協力隊時代の友人から，「NGO で JICA プロジェクトに関わらないか」という話が舞い込んできました．元はその友人に話が来たのですが，仕事の都合で受けられないとのことで私を紹介してくれたのです．非営利組織というのも，自分がもっていた国際保健の仕事のイメージと合致しました．自分に務まるのか不安な気持ちはありましたが，せっかく巡ってきたチャンスです．二つ返事で紹介してもらうことにしました．それが特定非営利活動法人 HANDS との出会いとなりました．

帰国後，さっそく HANDS での勤務が始まりました．中米ホンジュラスでの JICA「オランチョ県思春期リプロダクティブヘルス強化プロジェクト」へ専門家として派遣されることとなり **(写真3)**，その後，エジプトでの「上エジプト学校保健サービス促進プロジェクト」にも関わることになりました **(写真4)**．専門家初心者でしたが，これまで目指していた国際保健の現場での仕事にやっとたどり着いたのです．わからないこと，戸惑うこともありましたが，ほかのプロジェクトメンバーや現地スタッフから学び，支えられ，現地の人たちとともに悩み協働しながらプロジェクトを進めていきました．プロジェクトによって何か少しでも不平等，格差が改善されるように，と．

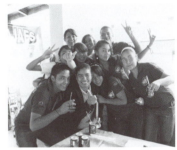

写真3　ホンジュラスの思春期リプロダクティブヘルス強化プロジェクトでピア活動に参加した若者たち

東日本大震災後は，支援活動にも携わりました **(写真5)**．人，物，施設，システムが失われた中でどのように保健活動を進めていくか，限られた資源の中で活動を行う国際保健の経験と知見が特に生かされました．国際保健は海外で行うだけでなく，日本国内へも還元されていくものなのだと実感した経験でした．

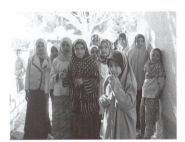

写真4　エジプトの小学校で出会った子どもたち

一方，専門家として仕事をしていくにつれ，何か足りないものがあると感じ始めました．自分の力不足もありますが，開発途上国では看護職の地位はまだまだ低いこともあり，また外国人女性ということもあるのでしょう．時には対象国の省庁関係者らが私の話を真剣に取りあってくれないことがありました．国際保健の世界では，医師ではない私には博士号が必要なのかもしれないと考えるようになったのも，そんな経験からです．「公衆衛生学修士（MPH）は取得したものの，それはやはり国際保健で働く免許のようなもので，入口でしかないのだろうか．以前は，

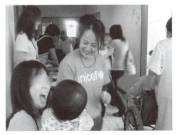

写真5　震災復興支援活動における陸前高田市での予防接種

修士は実践者で，博士は研究者という考えもあったようだが，現状は変わってきているのかもしれない」と思いました．もちろん修士号をもって現場で活躍されている方々も多くいらっしゃいます．しかし，博士号があれば仕事の幅も内容も広がるのではないか，そんなことを考えていたのです．私にHANDSを紹介してくれた友人も看護職で修士をもっていますが，似たような経験をしたことがあり博士課程に進学するとのこと．「やはりそうか」と思いました．長年目指してきた国際保健の仕事を離れてしまうことに迷いはありましたが，このまま現場経験を積んで，私が感じているこの物足りなさを埋めるだけの力量が自分にあるかどうか，自信がありませんでした．いろいろと自問した結果，プロジェクト終了後，博士課程へ進学することを決め，HANDSを退職しました．

● 博士課程，そして教員へ

HANDSでの仕事のご縁もあり，現在の職場である長崎大学大学院博士課程に進学しました．その後，偶然にも現職となる助教の募集がありました．思い起こせば看護師をしていた頃に教員になる道も考えていましたし，私自身も教育分野での経験を積みたいと考え，教員へ応募して現在に至ります．初めての教育現場ですが，臨床指導やプロジェクト活動を通じて実践してきた"人を育てる"という点においては，これまでの経験が生かされることもあります．現在は，将来の看護職となる学生とともに，私自身も学びながら日々過ごしています．また，国際保健には研究という形で関わっていますが，今後は，博士号をもつ看護職として再び国際保健の現場に携わることも視野に入れています．国際保健の現場での実践を報告や論文として残せるような，そして研究成果を現場に還元できるような，そんな役割を果たしていけたらと考えています．

私のこれまでの道のりは，巡り合わせとタイミング，そして直感で進む道を決めてきた気がしますが，それはおそらく"国際保健に関わっていく"という目標を自分がもっていたからこそ，自然とその方向へつながる道を選択してきたのだと思います．私は回り道をたくさんしてきましたから，もっと早くやっておけばよかった，あんなこともしておけばよかった，と思うことも多々あります．しかし，回り道をしたからこそ経験できたこと，考えが広がったこともありますし，それはいろいろなところで生かされています．回り道をしても，進む方向性さえ見据えていれば，どんな道でもつながっていくものです．進路に悩んでいる方々に，私の回り道の経験が何かヒントとなればうれしい限りです．

現在のポジション

長崎大学大学院医歯薬学総合研究科公衆衛生看護学分野助教として，主に保健師教育に従事し，講義や実習，国際保健関連講義を担当している．また非常勤講師として他大学などの国際看護の講義も行う．グローバル社会の今，国際保健は海外で行う特別なことでは決してないこと，国内で看護職として働いていく場合でも関わりがあることを学生たちへ伝えている．さまざまな形で国際保健に関心をもつ学生，携わる学生が増えていくことを願っている．

看護系 × 在日外国人保健医療

世界中のすべての人に健康を

李 祥任
(り さんいん)
Sangnim Lee

JICA（独立行政法人国際協力機構）人間開発部保健第二グループ 特別嘱託

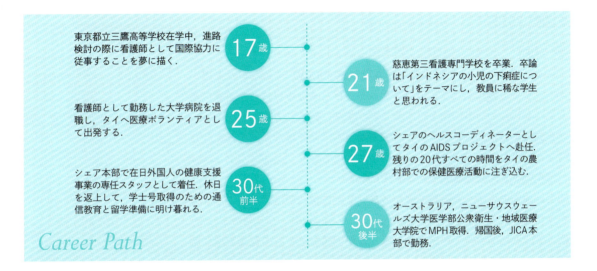

Career Path

- **17歳** 東京都立三鷹高等学校在学中，進路検討の際に看護師として国際協力に従事することを夢に描く．
- **21歳** 慈恵第三看護専門学校を卒業．卒論は「インドネシアの小児の下痢症について」をテーマにし，教員に稀な学生と思われる．
- **25歳** 看護師として勤務した大学病院を退職し，タイへ医療ボランティアとして出発する．
- **27歳** シェアのヘルスコーディネーターとしてタイのAIDSプロジェクトへ赴任．残りの20代すべての時間をタイの農村部での保健医療活動に注ぎ込む．
- **30代前半** シェア本部で在日外国人の健康支援事業の専任スタッフとして着任．休日を返上して，学士号取得のための通信教育と留学準備に明け暮れる．
- **30代後半** オーストラリア，ニューサウスウェールズ大学医学部公衆衛生・地域医療大学院でMPH取得．帰国後，JICA本部で勤務．

● **看護師としての国際協力を夢みる**

　私が国際協力を考え始めたきっかけは，中学・高校の親友のお父さまがJICA（国際協力事業団[*1]）で勤務されていたことが影響しています．私が当時から大変尊敬していた地曳隆紀さんという方で，地曳さん宅でお会いするときには，海外出張先で撮られた写真を見せながら，開発途上国でのお仕事についてよくお話をしてくださいました．

　高校時代の進路検討の際に私は，将来は手に職をつける仕事で社会に貢献できる仕事がしたい，と思うようになりました．そこで看護師を選んだのですが，地曳さんが夢をくださったことに加えて，子どもが大好きだったので，「開発途上国で医療に恵まれない子どもたちのために働く看護師になりたい」という明確な夢ができました．

　看護学生の頃は，まだ家庭用パソコンやインターネットが広く普及しておらず，国際協力の情報を得る手段が非常に限られていたので，学校の図書館で財団法人国際看護交流協会[*2]のニュースレター『国際看護』を閲覧することが，唯一，開発途上国への医療協力をイメージする貴重な情報源でした．また，私が在学していた当時，小児医療の講義を担当された医師が，日本および世界の感染症の専門家としてご活躍されてい

[*1] 現・独立行政法人国際協力機構．

[*2] 現在は公益財団法人．

る東京慈恵会医科大学小児科助教授の岡部信彦先生でした．授業では，開発途上国の子どもの健康と国際協力についてもたくさん説明してくださり，私にとって忘れられない初めての国際保健医療協力の授業です．

　私は看護師になり，大学病院で勤務しましたが，業務を覚えながら必死にこなすだけの毎日で，国際協力のことを考える余裕はありませんでした．また，小児科の看護師になることだけを夢見ていたものの，1年目に希望外の放射線部に配属されて，大変落胆しました．しかし，こうした部署での経験から得た知見がのちの国際協力における業務の節々で役立つことが実に多くあり，「人生には役に立たない経験はない」と思ったものです．

● 国際保健医療協力の現場での第一歩

　一般的に，看護職が国際協力への第一歩としてイメージするのは，おそらくJICAボランティアの青年海外協力隊（JOCV）ではないかと思います．私もその1人だったのですが，ある日たまたま目にした募集広告を見たところ，日本国籍を有することが条件にあることを知り，ショックを受けました．私は日本生まれですが日本国籍ではなかったため，残念ながら協力隊の道を諦めざるを得ませんでした．

　日本の高度医療を提供できる環境で看護師として仕事を続ける一方で，開発途上国の現状を直接見て確かめないことには，現地でどのようなスキルが必要とされるのかわからない，という思いが強くなり始めました．そこで，開発途上国で医療を受けることが困難な子どもの健康支援に関わることができる民間団体がないか，あらゆる手段で探し回りました．例えば，国際協力関係のイベントやNGOの説明会への参加，インターネット検索（社会人1年目の初ボーナスでついにパソコンを購入）などです．その結果，限られた数日の休暇を利用して，タイで活動する団体を訪問できることになり，その機会に当時タイでCARE/Raks Thai Foundation（以下：同財団）に長年勤務し活躍されていた中薗久美子さんにもお会いできることになりました．そこで，中薗さんへ私の思いを伝えて相談したところ，ミャンマーからの移住者への医療支援を実施しているプロジェクトにボランティアとして参加する機会をくださったのです．

　こうして2001年に思い切って病院を退職した私は，初めての海外ボランティア活動やその先がまったくわからない将来を内心不安に思いながらも，タイへ医療ボランティアとして飛び立ちました．タイ中部にあるサムットサーコーン県マハーチャイは，当時，軍事政権下にあったミャンマーからさまざまな事情で祖国を離れ，タイへ移住した多くのミャンマー人たちが漁業に従事している地域でした．不安定な滞在資格と雇用，非衛生的な生活環境，言語のハードルなどを抱えるミャンマー人移住労働者とその家族の健康を支えるために，同財団の医療スタッフたちが移住者の集住する地域で巡回診療などに取り組んでいました．私は，大ベテランのスタッフたちについて活動地を回りましたが，ミャンマー語が

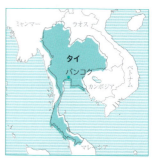

【タイ王国】
人口 6,593万人（2010年）
民族 大多数がタイ族．その他，華人，マレー族など
言語 タイ語
宗教 仏教94％，イスラム教5％
歴史 タイ王国の基礎は13世紀のスコータイ王朝より築かれ，その後アユタヤ王朝（14〜18世紀），トンブリー王朝（1767〜1782）を経て，現在のチャックリー王朝（1782〜）に至る．1932年立憲革命．

わからなかったのでわずかなことしかできませんでした．支援のつもりで行ったものの，むしろ反対に学ばせていただくばかりの毎日でした．次第に私は，日本でも医療を受ける上で困っている外国人がいるのではないか，と意識するようになりました．

● 衝撃的な出来事から，取り組むべき課題が明確に

　その夏に，同財団がタイの北部で実施していたAIDSプロジェクトを視察したときのある出来事がきっかけとなり，私は国際保健協力においてHIV/AIDSの課題に取り組むことを決意しました．当時のタイでは治療薬は高額で，富裕層でない限り必要とする人々には届いていない時代でした．

　ホームステイ先の家のお父さまが，医療資格はない方でしたが村のヘルスボランティアであると聞いて感激した私は，家庭訪問に同行させていただきました．その家には，AIDSの末期状態と思われる男性が，汗と垢まみれの不衛生な状態で寝たきりになっていました．私は男性の体を拭き，マッサージを行うことしかできませんでした．しかし，翌日にはその男性が，なんと体を起こして笑顔まで見せてくれたので，大変感激しました．私は，言葉が通じなくても看護ケアは世界共通である喜びを感じました．

　しかし，その帰り道に同行していたスタッフから，「マッサージをしていたときに，横でヘルスボランティアのおじさんが，"李はAIDS患者の肌に触れても感染が怖くないのか？"と話していたよ」と聞かされ，私は大変な衝撃を受けました．あの男性が汗と垢まみれであった理由がわかったのです．

　この体験などから，人々の誤解や無知によってHIV陽性者が普通の人として尊重されず，ケアがおろそかにされていることは単なる"感染症"を越えた"社会問題"であるという私の問題意識を強くしました．その後，タイのラヨーン県にあるAIDSホスピスで医療ボランティアを行い，資源の限られた環境における医療の在り方について，語り尽くせないほどの勉強をさせていただきました．目の前にいる1人ひとりの方の必須医療に大きな限界を感じ，社会全体として人々の命と健康を守るための取り組みが必要，という考え方へ私の意識が変わった時期だと思います．

　その後私は，まず自分の国でHIV/AIDSの課題に取り組むことなしには，今や開発途上国ではやっていけない時代だと思い，帰国することに決めました．それからは，HIV/AIDSについての研修会や国内でのボランティア活動を通じて学びを深めていきました．その中で，外国人HIV陽性者の医療アクセスの課題があることを知り，在日外国人の医療で経験が豊富な神奈川県勤労者医療生活協同組合港町診療所医師の沢田貴志先生[*3]をご紹介いただきました．この沢田先生が，その後，私が特定非営利活動法人シェア＝国際保健協力市民の会（シェア）[*4]に在職する期間，大変尊敬する直属の上司であり，かつ長年にわたる私の恩師です．この

episode

AIDSホスピスでの医療ボランティア

担当したケアの対象者は，当時病院で受診できず，家族からも見放されてしまったAIDSの末期患者たちでした．HIV陽性者の入所者たち自身がケアを支える中，私は唯一常駐する医療有資格者です．痛み苦しみ，孤独な死を迎えようとする患者たちを前に，限られた数の座薬鎮痛剤を誰に使うべきかという判断をよく迫られました．医療資源が整備された東京の医療環境で育った私にとって試練の連続でしたが，開発途上国で真に求められるものを学びました．

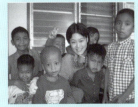

医療ボランティアをしたタイのCamillian Social Center Rayongでスキンケアを終えた後に，施設の子どもたちに囲まれて

*3 現在は港町診療所所長，当時よりシェアの副代表理事．
*4 現在は認定特定非営利活動法人．

ときは，沢田先生が関わる在日外国人の健康支援に関するボランティア活動などに少しずつ参加し始めていましたが，すぐに再びタイへ戻る日がやってきました．

● **タイの農村部における必須医療へのアクセス支援**

2003年に，私はシェアがタイ東北の農村地域で実施していたAIDSプロジェクトのヘルスコーディネーターとして採用され，再びタイへ出発できることになりました**（写真1，2）**．タイでは，ようやく抗HIV薬が無料化し全国的に拡大された時期で，HIV陽性者が適切な時期に治療薬を開始すれば，延命や社会復帰ができるという大きな転換期を迎えていました．

どうしたら1人でも手遅れなく必須医療を受けられ，どうしたら1人ひとりが服薬を中断せずに健康を回復・維持していけるのか——こうした地域の医療課題に対して，私は主にHIV陽性者の自助グループ[*5]のリーダーたちと病院の看護師によるチームの中で，一緒に取り組みました．リーダーたちとの家庭訪問を通じて，病院に無料の抗HIV薬があっても，地域や家族の支援環境が患者の医療アクセスや病状の悪化に影響していることがわかりました．

こうした状況の中で，自助グループのリーダーたちが，HIV陽性という同じ境遇に置かれたほかのHIV陽性者を励まし，体調を確認して継続服薬を支援するための家庭訪問や健康教育などを通じて仲間を支える取り組みを一緒に支えてきました**（写真3）**．

HIV陽性者自助グループのリーダーたちの多くは，夫をAIDSで亡くし，自身も感染．子どもを育てながら，経済的に貧しい農民生活を送る30代の女性たちが中心でした．過去に村八分にされた人もおり，数々の苦労を経験してきた方たちです．ある日，村人とHIVのグループディスカッションをした際に，村人が「感染するのはふらちな女だ」と発言しました．それに対し，あるリーダーが勇気を振り絞り，「私はそうじゃない．ただ夫から感染してしまっただけだ．今は，こうして自分の健康管理をしながら地域住民の健康のために取り組んでいる」と自身の感染を打ち明けたのです．参加者は皆大変驚きましたが，瞬時に拍手で彼女の貢献を称える感動的な場面に変わりました．終了後，そのリーダーは「私は，この病気があっても，ただ普通に暮らしたいだけなんだよ．だから，この地域のために活動するんだよ」と私に語ってくれたことも心にとても響きました．

ほかにも，こうしたリーダーたちの案でボランティアTシャツに書いた「人生は希望に満ちている」というメッセージに，とても励まされ活力を取り戻したHIV陽性者の声など，私の記憶に今でも残り続けています．

"友達が友達を支える"という献身的なリーダーたちと連携する看護師たち，その連携が治療やケアの向上に役立つと気付いた医師や薬剤師に

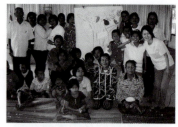

写真1　AIDSに影響を受けた子どもたちのための会も運営した．当時，初の子どもリーダーを任せた女の子が，現在シェアのスタッフとなり活躍中

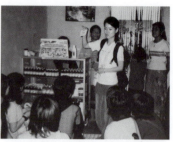

写真2　日本からのスタディーツアー参加者へ地域のヘルスポストを紹介した

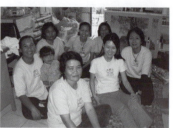

写真3　ともに活動したクロープクルアサンパングループのリーダーたちや県病院の看護師たちとともに

[*5] 2県における4病院にあるグループ支援．クロープクルアサンパングループやサダオワーングループがある．

> **episode**
>
> **社会的な死**
>
> 赴任後まもなく，受診を中断した30歳くらいのAIDS患者宅を家庭訪問すると，るいそう著明で血尿もあり，完全に寝たきりの状態になっていました．なぜ，もっと早く病院へ連れていけなかったのと驚きました．郡病院には無料の抗HIV治療薬があり，村にはヘルスセンターも車両もありました．しかし男性がAIDS患者なので，母親も近所の人たちも，延命の手立てがないと思っていたようです．命をつなぐ資源を眠らせないように，地域や社会を変えていきたいと思いを強くしました．

も協力の輪が広がり，さらに地域住民たちが次第に活動の大パートナーへと変化するプロセスを見ることができたことは，私の大きな財産です．

● 日本でも医療アクセスが困難な外国出身者のために

タイで3年余りの勤務を終え，2006年にシェア本部で在日外国人の健康支援事業を担当する初の専任スタッフとして抜擢されました．

タイでは，HIVが延命できる感染症へと変化していき，地域住民たちがHIVの予防啓発や陽性者の支援のために立ち上がる劇的な変化を活動地で見てきたものの，反対に当時，日本にいるタイ人を含む外国出身者の中にはHIV医療を含む必須医療や緊急医療を受けることがいまだ困難である人がいると聞き，驚きました．

個々の外国出身者の相談対応を通じて，言葉の壁，健康保険加入の壁，未保険のため病院から受診を拒否される，本来保険加入資格があるが親族の影響で未加入のため受診が困難など，実に複雑な社会背景が日本における必須医療へのアクセスを阻害していたことがわかりました．この事業を担当した4年間，私にとってはもはや開発途上国の支援どころではなく，国内で本来助かる命を何とか助けられる社会づくりをしなければいけない，という思いでいっぱいでした．

私が着任した2006年に，外国人医療支援のネットワークの間で，日本に住むタイ人の健康を支援するタイ人ボランティアグループ「タワン」がちょうど発足したのは，大変幸運なことでした．タワンのメンバーとともに，日本在住のタイ人が必要な医療を受けられるよう，タイ語での医療通訳支援や日タイの医療情報の提供，タイ人が集まる場所に出向いての無料健康相談会やHIVの予防啓発活動などに取り組みました．移住者コミュニティの健康を改善するには，同じ文化や言語がわかる同国の出身者との協働が進展への大きな力となりました **（写真4）**．

同時に，私が詳しく知っていたタイのHIV治療や医療制度の情報が日本在住のタイ人の健康支援でも役立てられ，各地で開いた外国人医療セミナー[*6]では医療従事者へタイの大きく改善した医療状況を発表し，電話による外国人医療相談にも対応するなどして，タイでの経験を日本で生かせたことは，個人的にもやりがいのある業務でした．

こうした外国人医療の業務以外にも，JICA青年海外協力隊エイズ対策隊員の派遣前研修の企画・運営にも関わりました．私が応募できなかった協力隊として世界へ羽ばたく若者の育成のために，私のタイでのプライマリ・ヘルス・ケア（PHC）の経験や学びが講義内容やワークショップで役立てられ，うれしく思いました．

NPO/NGOという比較的小さな組織では，1人で何役も業務をこなさなければなりません．また，講演対応や国内外の学会や会合などの大舞台で発表する役もたびたび任せていただきました．こうして，人前で発表することに慣れ，担当業務に対する"誇り"となり意欲も大変かき立てられました．活動実施型のNPO/NGOでは，日本でも開発途上国でも，

在日外国人の医療から見える課題

ある外来通院中の外国出身の女性で日本語の不自由な方が，私に語った言葉があります．
「病院で医師はいつも私の夫（日本人）にばかり説明をするけれど，患者である私には夫からその一部しか説明されない」
これは，日本語が不自由な外国の方に対しても，医療従事者が患者本人に向き合えているのか？　本人の理解を得た上での医療を提供しているのか？　という医療の課題が浮き彫りにされたメッセージでした．

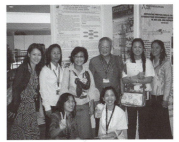

写真4　2009年のアジア・太平洋地域エイズ国際会議（ICAAP）ではタワンのメンバーと口演発表した．AIDSに取り組むタイの研究者らとともに（筆者は左端）

[*6] 研究協力者として従事した厚生労働科学研究補助金　エイズ対策研究事業の一環として開催し，企画・運営を担当した．

患者の傍らや住民が暮らす地域で実情を学びながら活動できることも醍醐味です．また，国内の医療機関，保健行政，大学，NPOなどの多様な関係者との連携の発展や，アジア各国にある移住者の健康支援団体とのネットワーク構築は，NPOであるからこそ迅速かつ柔軟に進展できたものだと思います．

　その後，私は，アジア・パシフィックレベルでの移住者の健康に取り組み続けたいと考え，多文化国家でありHIV対策が進んでいるオーストラリアを留学先に選びました．シドニー在住の移住者の医療アクセス支援に関わる研究を行い，公衆衛生学修士（MPH）を取得しました．また，取り組みが進んでいるオーストラリアの医療通訳に関する情報は，帰国後も日本で情報を発信し続けました（写真5）．

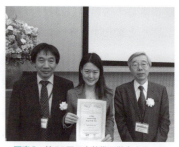

写真5　第55回日本熱帯医学会大会・第29回日本国際保健医療学会学術大会合同大会で，オーストラリアの医療通訳制度と政策の関係をテーマにした発表が，ベストロ演賞に．両大会長と賞状を手に記念撮影

● 現在──各国の医療制度の改善やグローバルヘルスに取り組む

　オーストラリアから帰国後は，JICA本部で嘱託[*7]として，ベトナムなどの東南アジアの保健医療協力に従事しています（写真6）．"移住者の健康"に直接関わる業務ではありませんが，日本に住む外国人の母国の保健医療を改善するという思いをもちつつ，国レベルのスケールで保健医療の協力ができる貴重な経験を積んでいます．2015年からは，タイの保健医療に係る新規プロジェクトの形成を担当することになり，本当にタイとは縁を強く感じます．

　私は，国際保健医療協力のキャリアの初期段階に，患者の看護ケアに係る活動から始めてよかったと思います．保健医療を改善するために，患者のフロントラインで取り組む医療従事者であるからこそ見えるものが多くありました．また，十分な治療薬や検査・医療機器がない状況でも，患者へ提供できるのが看護ケアの強みでした．現在の業務では，直接看護ケアを行いませんが，対象国の看護制度やケア，医療技術の導入を検討するときなど，日本での看護師としての勤務経験が役立つことも，実に多くあります．

　担当案件のマネジメント業務から海外出張まで，全力疾走する日々を送っていますが，「すべての人に健康を」をモットーに今後も末永く，国内外において国際保健医療協力に従事し続けられるよう取り組んでいきたいと思います．

[*7] 筆者は，専門嘱託と特別嘱託を経験．

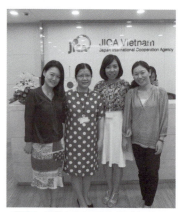

写真6　案件をともに支えるJICAベトナム事務所のスタッフや長期専門家と

> **謝辞**
> 最後に，本稿に書ききれないほど多くの素晴らしい大先輩方，上司や同僚に支えていただきながら，国際保健医療協力でのキャリアを重ねてきました．こうした皆さまと，いつも私のキャリアパスを温かく見守り続けてくれる家族と親友たちに心より感謝いたします．

現在のポジション

JICA本部の特別嘱託として，タイやベトナムの保健医療案件の形成や運営管理に従事．基礎保健医療サービスの提供拡大を目指すユニバーサル・ヘルス・カバレッジ（UHC）や地域医療，感染症対策などの協力課題に取り組む．案件のモニタリング・評価や関係省庁および国内外の有識者との調整，相手国の保健大臣との面談アレンジまで業務は幅広い．また，アジアを中心に高齢化の進展を見据えて，保健医療・介護・福祉が連動する協力に注目し，勉強会の企画運営など，組織内の知見獲得にも積極的に取り組んでいる．

文系 × 国際機関

モンゴルの草原で芽吹いた
グローバルヘルスへの道

竹内 百重
Momoe Takeuchi

WHO（世界保健機関）カンボジア事務所
保健システム開発アドバイザー

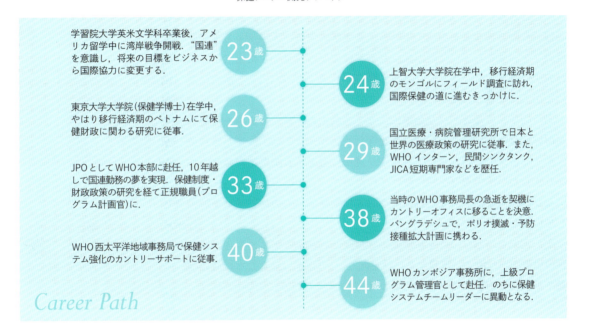

Career Path

- **23歳** 学習院大学英米文学科卒業後，アメリカ留学中に湾岸戦争開戦．"国連"を意識し，将来の目標をビジネスから国際協力に変更する．
- **24歳** 上智大学大学院在学中，移行経済期のモンゴルにフィールド調査に訪れ，国際保健の道に進むきっかけに．
- **26歳** 東京大学大学院（保健学博士）在学中，やはり移行経済期のベトナムにて保健財政に関わる研究に従事．
- **29歳** 国立医療・病院管理研究所で日本と世界の医療政策の研究に従事．また，WHOインターン，民間シンクタンク，JICA短期専門家などを歴任．
- **33歳** JPOとしてWHO本部に赴任，10年越しで国連勤務の夢を実現．保健制度・財政政策の研究を経て正規職員（プログラム計画官）に．
- **38歳** 当時のWHO事務局長の急逝を契機にカントリーオフィスに移ることを決意．バングラデシュで，ポリオ撲滅・予防接種拡大計画に携わる．
- **40歳** WHO西太平洋地域事務局で保健システム強化のカントリーサポートに従事．
- **44歳** WHOカンボジア事務所に，上級プログラム管理官として赴任．のちに保健システムチームリーダーに異動となる．

● **アメリカ留学中に経験した湾岸戦争**
　——国連を目指すきっかけに

　あれは，忘れもしない1991年の1月17日．23歳の誕生日を迎えたばかりの私は，学習院大学英米文学科を卒業した後，ある奨学金プログラムを通じてアメリカ南部の小さな州立大学の3年生に編入し，学部生に日本語を教えながら，経済・経営・政治学などを学んでいました．

　その日，授業を終えて寮に戻り，テレビをつけると，当時のジョージ・H・W・ブッシュ大統領が国連多国籍軍の対イラク攻撃開始を宣言する瞬間を映しだしていました．「えっ，戦争？」——それは，戦争とはまったく縁のない国からやってきた私にとっては大きな衝撃でした．その戦争の当事国に自分が今いることが信じられぬまま，まるでテレビゲームのような非現実感の中で，CNNニュースに映るイラク空爆の映像をぼうぜんと眺めていました．

　その後，政治学のクラスの最中，「なぜ同盟国の日本は自衛隊を派兵し

ないのか」と責められ，「日本は戦後，平和憲法を定め，一切の戦争を放棄した」といった一般的な説明しかできない自分が大変もどかしく感じられました．

教室での議論を通して浮かんできたのは，日米などの国益に縛られることなく，世界共通の利益や問題の平和的な解決に貢献できる仕事につきたいという思いでした．そして，その1つの具体的な道として意識するようになったのが国際連合という目標でした．

● 移行期に揺れるモンゴル遊牧民女性との出会い
　　 ──世界の健康に携わる道へ

国連に入るためには，社会科学系の修士号が必要と知り，帰国後は国際経済や開発論などを英語で学べる上智大学大学院に入学．そこで開発経済学を講義されていた成蹊大学名誉教授の廣野良吉先生に出会い，廣野先生が政策アドバイザーを務められていたモンゴルの研究・調査に関わるようになりました．

当時のモンゴルは，ソ連崩壊によって社会主義経済から市場主義経済への体制移行期にあり，保健医療を含む社会サービスは，国家が無料で供給する従来の仕組みから，受益者が費用負担をする制度に変わりつつありました．その影響を特に受けていたのが，貨幣経済に組み込まれていなかった遊牧民であり，特に妊産婦死亡率や子どもの栄養状態が悪化していました．

その実態を知るために，私は広大な草原に点在するゲルに暮らす遊牧民の世帯を訪ね歩き，母親たちに話を聞くと，「以前は無料だった妊婦検診や助産院が有料になった．また，家族の食料を買うにも現金がない」と言うのです．同じ女性として大変ショックである一方，経済政策の変更がこのように人々の健康に大きな影響を与えるならば，経済学の視点から，私にも人々の健康問題の解決のために役立つ仕事ができるのではないか，との思いに至ったのでした．

修士課程を修了する頃，25歳のときに，長女が誕生したこともあり，まずは日本で育児をしつつ公衆衛生の基礎を学びたいと考えていた折，時機に恵まれ，国際保健学の博士課程が新設されたばかりの東京大学大学院医学系研究科に進学しました．

同研究科では国際保健計画学教室教授の梅内拓生先生に師事し，ドイモイ政策導入後，"移行経済"の真っただ中にあったベトナムで，農村のヘルスセンターなどに寝泊まりしながら，必須医薬品回転資金プロジェクトと地域参加をテーマに現地調査を行いました **(写真1)**．また，修士課程の講義も片っ端から聴講する一方，女性の健康に関わるNGOのメンバーとして北京女性会議NGOフォーラムで発表を行うなど，実に多くのことを学び，経験しました．しかし，活発すぎる"課外活動"が災いし，3年間で博士論文を書き上げられず，悩んだ末，ベトナムの世帯調査終了後，東京大学大学院を満期退学しました．

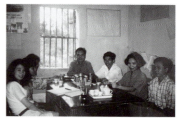

写真1　ベトナム農村部のヘルスセンターで聞き取り調査(筆者は左端)

● 日本での仕事，WHOインターン，JICA専門家
　── さまざまな職場で経験を積む

その後，大学院時代からお世話になっていた国立医療・病院管理研究所[*1]の長谷川敏彦医療政策研究部長の下で，科学技術庁の博士研究員として働き始めました．29歳になっていた私にとっては，初めてのフルタイムの仕事．まさに遅かりしキャリアスタートでした．同研究所では，移行経済と健康の研究テーマを中東欧・旧ソ連邦新興独立諸国にも広げる一方，アジアおよび欧米の医療政策や医療の質研究にも従事し，国内外の著名な専門家との貴重なネットワークの構築ができました．

また，デンマークにあるWHO（世界保健機関）欧州地域事務局（WHO/EURO）で，「移行経済国の保健制度改革に関する研究を行う部署の仕事を手伝いつつそのノウハウを学んでくる」というありがたい職務をいただき，4歳の娘を連れて2ヵ月間，初春のコペンハーゲンに飛び，インターンとして働きました（**写真2**）．多国籍，多言語の専門家が集まり，それぞれの専門を生かし，チームに貢献するという国際機関の仕事の仕組みに触れることができ，さらに，上司のエストニア出張に同行し，政府高官への政策アドバイスの現場にも立ち会うなど，国連で働くという目標に一歩近づくことのできた，実にわくわくする経験でした．

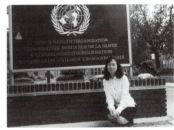

写真2　コペンハーゲンのWHO欧州地域事務局前で

インターン時代に，日本の皆保険制度などに関する質問を嫌というほど受けた経験から悟ったことは，国際機関で働くことになっても，自国の制度に関する知識をもつことの重要性です．そこで，科学技術庁研究員の任期終了後，国内のヘルスケア関係の調査やコンサルティング業務を主に請け負っている民間のシンクタンクで働くことを決意．政府や自治体などの政策策定や保険者による医療費の分析，また，私立病院へのISO9000（品質マネジメントシステム）導入のサポートなど，日本の医療制度をさまざまな側面から学ぶ機会も得て，開発途上国の保健政策・制度を理解し，判断する際のいわば"軸"を自分の中に築くことができました．

さらに，在職中にはJICA（国際協力事業団）[*2]の医療経済分野短期専門家として，タイ北部で最も貧しい地域の1つ，パヤオ県に赴き，HIV/AIDS患者のいる世帯で医療費がどの程度家計を窮迫させているのかを調査しました．そのように，やりがいのある職場ではありましたが，いよいよ論文博士の締め切りが迫っていたため，シンクタンクを退職し，母校である東京大学で客員研究員，新設の私立大学で講師を務める一方，7年目の期限ちょうどに博士論文を提出，無事に受理されたのでした．

● ジュネーブからの突然の電話
　── JPOとしてWHOでのキャリアをスタート

国連勤務の機会は，思わぬところから降ってきました．ある日突然，

[*1]　現・国立保健医療科学院．

[*2]　現・独立行政法人国際協力機構．

ジュネーブから日本の自宅に電話がかかってきたのです．英語で話す，その電話の主は当時，WHO本部の医療財政部門で課長を務めていた女性．私が以前WHOに応募した際の履歴書を見たとのことで，「募集していたポストは埋まったけれど，あなたの経歴は私の部署に合っているから，もし興味があるなら，まずはJPO（ジュニア・プロフェッショナル・オフィサー）として来たらどうか」という夢のような話でした．もちろん，その機会を逃すわけにはいきません．ただし，締め切りまで3日しかなく，大慌てで当時の年齢制限ぎりぎりだったJPO制度に応募したところ，無事合格．2001年3月末，まだ寒さの厳しいジュネーブに，7歳の長女と生まれたての次女を抱えて赴任しました．そのとき私は33歳．アメリカで湾岸戦争開戦に出くわして，国連勤務を目標に据えてから，ちょうど10年が経っていました．

> **Memo**
> **国連の専門職員の グレード制度 （WHOの例）**
> WHOにおける職員の等級（グレード）制度は，国連に共通の制度を踏襲しており，専門職員（Professional）は，P.1からP.6の六段階に分けられます．P.1のポジションはほとんど存在しないため，JPOに代表されるP.2が正規職員としての実質のエントリーレベルです．P.4が当該分野での中級専門家（経験7年以上），P.5が上級専門家（経験10年以上），P.6以上は管理職（コーディネーターやカントリーオフィス代表など）となっています．

● **WHO本部での仕事**
　　　 ──事務局長の急逝，そしてカントリーオフィスへ

　本部では，P.2レベルのJPOとして，1年目は保健医療財政の研究チーム，2年目は加盟国ごとの保健指標や政策のプロファイルづくりを行うチームに属し，大学院の延長のような研究業務から，193の加盟国の保健指標をウェブに載せるため1つずつ精査していく地道な仕事までこなしました．P.2のジュニアの職員とはいえ，1人ひとりの専門性と業務範囲（TOR）がはっきりしている国際機関では，しっかりとした個人レベルの成果，チームへの貢献があるかどうかが厳しく評価されるため，必死に学びながら仕事をしました．その後，私をWHOに引っ張ってくれた上司の厳しい指導と温かい励ましのおかげで，JPO終了間近には晴れて正規職員（P.3）になることができ，WHO全体の中・長期計画や，2年ごとの予算計画の策定，実施のモニタリングを行う部署で働くことになりました**（写真3）**．

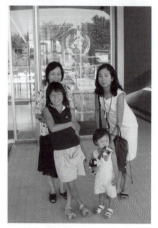

写真3　娘たちおよび日本から訪ねていた母とジュネーブのWHO本部の前で記念撮影

　子どもたちもインターナショナルスクールや保育園に慣れ，家族でジュネーブの美しい自然に囲まれた生活を楽しんでいた最中の，2006年5月，衝撃的なことが起こりました．その年の世界保健総会が，当時のWHOのトップであった，李 鍾 郁事務局長の急死を告げる異例のアナウンスで始まったのです．

　李事務局長は，WHOのコンサルタントからのたたき上げという歴代の事務局長の中でも珍しい経歴で，常に現場を見て"カントリー支援"の大切さを説いていました．また飾らない人柄で，日本語も流暢であり，私を含む多くの邦人職員が親しく口を聞く機会をもっていました．李事務局長の急逝の知らせを聞いたその日，依然ショック状態にありながらも，私は心の中で，事務局長の情熱を少しでも引き継げるよう，「"カントリー支援"の現場に移ろう」と決意しました．そして，それからわずか5ヵ月後には，複数の応募の努力が実り，バングラデシュのポリオ撲滅・予防接種プログラムの技術官（P.3）へ異動が決まりました．

> **KEYWORD**
> **カントリー支援**
> WHOは，カントリーオフィスが物理的に設置されているか否かにかかわらず，すべての加盟国における，人々の健康向上を支援する．特に，カントリーオフィスのある加盟国においては，本部や地域事務所の後方支援を受けながら，カントリーオフィスが中心となり，他の開発パートナーとの連携・協力のもと，当該政府の保健政策やセクター開発に技術および財政支援を行う．李事務局長は，このカントリー支援をWHOの任務の中核と位置づけ，在任中にカントリーオフィスの裁量権や予算配分などを拡大させた．

しかしこのポストは，2年限定の予算しか付いていなかったため，同僚の中には「スイスの暮らしと安定したポストを捨てて，わざわざ治安の悪い最貧国に子どもを連れて移るの？ 昇進でもないのに？」とあからさまに聞く者もいました．しかし，今振り返ると，多くの苦労もあったものの，本部を飛び出し，国レベルでの経験を積むことを選んだことは，その後のキャリア構築の上で大正解だったと断言できます．

● バングラデシュでの仕事
——子どもたちにワクチンを届けるために国中を走り回る

バングラデシュに移った2006年当時，同国では二大政党の対立が続き，国家非常事態宣言が発令されていました．軍部による暫定政権が設立されるまで，連日のようにデモや投石，車への放火などが起こり，ついに事務所が閉鎖されました．週末であるはずの金曜日（イスラム教の安息日）にだけデモがおさまるので，週末返上で働く日々が続きました．

仕事面では，WHOバングラデシュオフィスでも最大だった150人のチームのいわゆるナンバー2として，本部のP.3レベルでは考えられないほどの責任ある役割を与えられ，大型サイクロン被害の支援などもあり，とにかく連続する緊急事態を乗り切る毎日でした．

特に印象的だったのが，ポリオワクチン接種を受けていない子どもたちを文字通りしらみつぶしに探し出すために車とリキシャと徒歩で，あらゆるスラムやへき地，難民キャンプに足を運んだことです（写真4）．ポリオ撲滅（2014年に宣言）の最終局面の，まさに軍事作戦のように濃密なオペレーションの一端を担えたことは貴重な経験であり，誇りです．

懸念であった家族の安全に関しては，次女が幼稚園に通うスクールバスが投石を間一髪で逃れたり，ゲートと警備で守られているはずの私たちの居住地区にも，ポケットに石を隠し持ったデモ隊がこっそり入り込み，突然群集化するなど，冷や汗が出る場面もありました．しかし，インターナショナルスクールの厳重な警護や，国連保安部からの安全や緊急時に関する念入りな支援のおかげで，2年の滞在中，実際の身の危険は一度もありませんでした．

また，ジュネーブでの暮らしや友達が恋しくて，ダッカに越してから何ヵ月も反抗し続けた中学生の娘は，2年間の滞在後バングラデシュを離れるときになって，「日本とスイス以外の国に住むことができて，自分は成長できた．最初はあまりの貧しさにショックを受け，その中で特権階級みたいに守られて暮らす自分たちがすごく嫌だったし，イスラム教への偏見もあった．でも，ここで暮らしたおかげで，水や電気や食べ物に毎日困らないことがどんなに恵まれているかわかったし，バングラデシュの人たちも私たちと同じで，家族を大事にし，温かい心をもっているんだってわかった」と言ってくれ，多少の無理や不便があっても，子どもたちを連れて赴任して本当によかったと思いました．

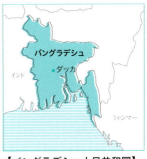

【バングラデシュ人民共和国】
人口 1億5,940万人（2015年）
民族 ベンガル人，仏教徒系少数民族
言語 ベンガル語（国語）
宗教 イスラム教徒89.7％，ヒンズー教徒9.2％，他
歴史 1947年，パキスタンの一部（東パキスタン）として独立．1971年，バングラデシュとして独立．

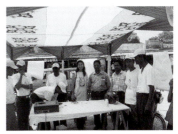

写真4　バングラデシュのポリオ全国予防接種デー

episode

難民キャンプでの出会い

ミャンマーとの国境にある，国連にも認定されていないロヒンギャ難民キャンプでは，1人の青年に「僕は20年前にこのキャンプで生まれて，キャンプ内の学校を卒業して，英語だって話せる．でも，外に出る自由がないので仕事もできない．国連の力でここから出してくれないか」と詰め寄られ，私は「難民問題が担当の組織に相談してみるから」と答えるのが精いっぱい．必死に訴える彼に，希望の根拠さえ与えられない自分自身に深い無力感を感じたのでした．

● WHO/WPRO での仕事
──保健システム強化支援に飛び回る

　バングラデシュでの任務の後は,「保健システムにより特化した職務に就きたい」との思いから,WHO 西太平洋地域事務局（WHO/WPRO）の保健システム強化の専門家（P.4）のポジションに応募して,40歳を迎えた年,ダッカからマニラに移りました.

　マニラでは計4年半働き,世界エイズ・結核・マラリア対策基金（グローバルファンド）や Gavi アライアンス（Gavi）からの保健システム強化への資金援助を有効に使うために,隔月のように加盟国支援の出張を繰り返し,HIV/AIDS,結核,マラリア,予防接種,母子保健などのプログラム担当者と連携しながら,常夏のメコン3国から−30℃のモンゴル,また,パプアニューギニアやソロモン諸島などを飛び回りました.

　グローバルファンドや Gavi の資金にアクセスするためには,プロポーザル書きからモニタリング,報告までの資料作成が膨大で,大量の文書に埋もれて仕事をしていると,時折,自分のしていることを見失いそうになることがあります.そんなときは,マニラ時代の私の上司に言われたことを思い出すようにしていました.

　「常に自分が誰のために働いているのかを考えるといい.プロポーザル作成や予算の申請は冗長で面倒なプロセスだけれど,その結果,何百万ドルという資金がそれを必要とする国に入り,多くの住民がサービスを受けられ,ヘルスワーカーの技能や医薬品の供給も向上するのだから」

KEYWORD

世界エイズ・結核・マラリア対策基金（グローバルファンド）

グローバルファンドは,2000年のG8九州・沖縄サミットで,中低所得国の三大感染症といわれるAIDS,結核,マラリア対策への集中的な資金調達と国際的なパートナーシップの必要性について議長国日本が提唱したことが発端になり,2002年に創設された,資金供給のための官民パートナーシップである.年間拠出額は40億ドル近く,支援の対象は,140以上の国・地域にのぼる.AIDS,結核,マラリア対策の予防,治療,感染者支援,保健システム強化などの分野で,当該国政府や非政府組織に資金を拠出している.

● カントリーワークに戻る
──カンボジアの転換期を支える

　マニラ勤務の後半には,やはりまた国レベルの前線の仕事に戻りたいという思いが日増しに強くなり,複数のポジションに応募した結果,2012年10月に,カンボジア事務所に上級プログラム管理官（P.5）のポストで採用されました.

　カンボジアは内戦を経て復興,開発の時代から自立と発展への転換期にあり,その一方でまだ多くの健康格差を抱えています.保健セクター支援には多くのドナーと100を超すNGOが複雑に関与しており,多額の資金が流れ込む中,WHO には保健分野での援助協調をリードし,国連カントリーチームのメンバーとして広い人間開発に貢献するなど,重要な仕事が数多くあります.その意味で,自分の専門分野を越えて,保健セクター全体を見渡しながら戦略を考えていく貴重な学びの機会にもなっています.

　プログラム管理官の仕事は,事務所代表が不在の際には代表代行としての役割もあり,政府高官との会合や,公的な場でのスピーチ,WHO カンボジアの立場を即興で表明するなど,外交的な技術が必要になります.大勢の人の前で話すのは私の元来苦手な分野ではありますが,できるだ

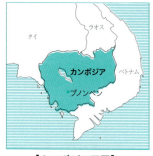

【カンボジア王国】

人口 1,470万人（2013年）
民族 カンボジア人（クメール人）が90％
言語 カンボジア語
宗教 仏教（一部少数民族はイスラム教）
歴史 1953年,フランスから独立.1970年,クーデターによりシハヌーク政権打倒.王制を廃し,クメール共和国樹立.親中共産勢力クメール・ルージュ（KR）との間で内戦が起こり,1975年にKRが内戦に勝利.民主カンボジア（ポル・ポト）政権を樹立.1979年,親ベトナム政権が擁立され,内戦が勃発.1991年,パリ和平協定.翌年に国連カンボジア暫定統治機構（UNTAC）が活動を開始し,1993年,UNTAC 監督下で制憲議会選挙,王党派が勝利し,新憲法で王制復活.

けの事前準備をし，後はありったけの度胸と機転をフル動員して乗り切るように心がけています．なお，2015年3月からは保健システムのチームリーダーへの異動になり，医療の質やアクセスの公平性などの向上を通してユニバーサル・ヘルス・カバレッジ（UHC）の実現を目指すロードマップづくりの支援に取り組んでいます**（写真5）**．

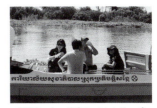

写真5　カンボジア，トンレサップ川に浮かぶ水上ヘルスセンターを視察（筆者は右端）

● メッセージ

　こうして20年余りにわたる自分自身の来歴を振り返ってみると，私が国際保健協力という道に進み，またその中で次のステップに進む上で，いろいろな人との出会いがきっかけになっていることをあらためて感じます．私に道を示し，叱咤激励し，支えてくれた先人，先輩たちに深く感謝するのみです．文系からの転換でも，国際保健での専門分野を見いだすことができ，国連職員の1人として，微力ながらも世界の人々の健康を守り，育てるという重要な仕事の一端を担えていることは本当に幸運なことだと感じています．

　私自身の経験からいえるのは，保健システムの強化やUHC実現に向けた各国の支援には，多くの社会科学分野の専門家の知恵と経験が必要だということです．私の場合はいろいろな回り道もありましたが，すべてが無駄ではなく，日本で積み上げた職歴も人脈も今の私を支えてくれている基礎となっています．なお，WHO以外にも多くの政府機関や国際機関がグローバルヘルスに関わっていますので，この分野でキャリアを考えている若い方は，インターンなどを通してまずは現場や組織を経験することをお勧めします．

　最後に，国際機関は，日本人，特に専門職レベルでの女性の登用に積極的です．前述したように，私自身，幼い子どもたちを連れてJPO当時から海外赴任していますが，紛争地帯などの家族の同行が許されない国以外であれば，家族の協力，国連からの安全面や学費補助などの支援，現地でのネットワーク（ベビーシッターや親同士の助け合い）などを駆使し，何とか乗り切れるものだと思います．ジュネーブ，ダッカ，マニラ，プノンペン，それぞれの土地で，私の子どもたちもたくましく適応し，サードカルチャーキッズ（TCKs）として，これからのグローバルな社会に必要なスキルと，異なる文化への理解と寛容を身に付け，成長してくれました．そういった意味でも，特に女性の方には子連れで海外赴任することに対しても，ぜひ前向きに考えてほしいと思います．

現在のポジション

WHOカンボジア事務所で，保健システム強化と保健セクターのパートナーシップ推進に従事しており，対政府では「黒子」に徹して支援を行う一方，ドナー間の連携・調整に努める．保健システムのチームリーダーとしては，政策支援全般に加え，保健財政，保健人材，医薬品，保健情報，ジェンダーと人権，健康と高齢化などのプログラムを担当し，カンボジアのすべての人々が，貧困に陥ることなく質のよいサービスを受けられる日々を目指して努力している．

文系 × J JICA

世界の健康格差是正のために
―JICAでのキャリアパス―

瀧澤 郁雄
Ikuo Takizawa

JICA（独立行政法人国際協力機構）人間開発部 次長

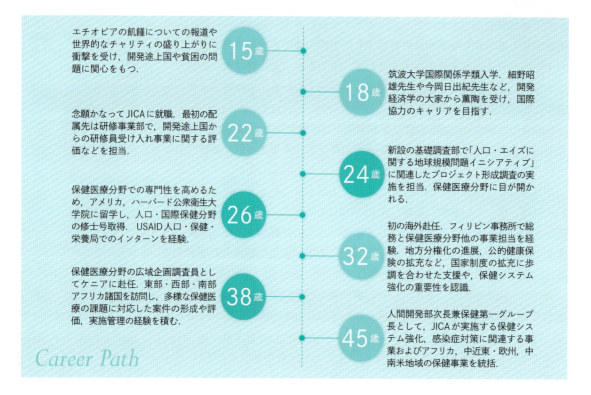

15歳 エチオピアの飢饉についての報道や世界的なチャリティの盛り上がりに衝撃を受け，開発途上国や貧困の問題に関心をもつ．

18歳 筑波大学国際関係学類入学．細野昭雄先生や今岡日出紀先生など，開発経済学の大家から薫陶を受け，国際協力のキャリアを目指す．

22歳 念願かなってJICAに就職．最初の配属先は研修事業部で，開発途上国からの研修員受け入れ事業に関する評価などを担当．

24歳 新設の基礎調査部で「人口・エイズに関する地球規模問題イニシアティブ」に関連したプロジェクト形成調査の実施を担当．保健医療分野に目が開かれる．

26歳 保健医療分野での専門性を高めるため，アメリカ，ハーバード公衆衛生大学院に留学し，人口・国際保健分野の修士号取得．USAID人口・保健・栄養局でのインターンを経験．

32歳 初の海外赴任．フィリピン事務所で総務と保健医療分野他の事業担当を経験．地方分権化の進展，公的健康保険の拡充など，国家制度の拡充に歩調を合わせた支援や，保健システム強化の重要性を認識．

38歳 保健医療分野の広域企画調査員としてケニアに赴任．東部・西部・南部アフリカ諸国を訪問し，多様な保健医療の課題に対応した案件の形成や評価，実施管理の経験を積む．

45歳 人間開発部次長兼保健第一グループ長として，JICAが実施する保健システム強化，感染症対策に関連する事業およびアフリカ，中近東・欧州，中南米地域の保健事業を統括．

Career Path

　私が社会人として国際保健医療協力の仕事に携わるようになり，20年が過ぎました．今では，日本国際保健医療学会でシンポジウムの座長を務めたり，WHO（世界保健機関）や世界銀行などが主催する国際会議などにJICA（独立行政法人国際協力機構）を代表して参加したり，国内の大学で非常勤講師を務めたりと，国際保健医療について一人前に語れるようになり，G7やTICAD（アフリカ開発会議）など，国際保健医療に関連する日本政府の政策形成プロセスにも関与させていただけるようになりました．

　けれども，私がこの世界に足を踏み入れることになったきっかけは，偶然の巡り合わせでした．あらためて振り返ってみると，キャリア形成の重要な局面で自分1人の努力を超えた備えがあり，不思議な導きを感じます．

● エチオピア大飢饉をきっかけに芽生えた
　開発途上国への関心

　私が開発途上国や世界の貧困問題に関心をもつようになったのは，中学生の頃でした．きっかけは，1983〜85年にかけてのエチオピアの大飢饉と，そのエチオピアを支援するための世界的なチャリティの盛り上がりです．新聞報道などで目にした，文字通り骨と皮ばかり，目が落ちくぼんでお腹だけが膨れ上がった子どもたちの写真は，田舎育ちの中学生の私にはあまりにも衝撃的でした．また当時は洋楽に興味をもち始めた頃でもあり，イギリスやアメリカの有名ミュージシャンがバンド・エイド[*1]や USA for AFRICA[*2]を結成し，エチオピア支援のためのレコードを出したり，コンサートを開いたりして，世界中の良心に働きかけたことにも感銘を受けました．それらを背景に，自分も開発途上国の開発や世界の貧困問題に関わることをしたいと，単純に思うようになったのです．

● 国際開発を幅広く学んだ大学時代

　大学は，世界の開発問題について学べるところとして，筑波大学の国際関係学類を選びました．当時は細野昭雄先生が同学類の教授であり，渡辺利夫先生が書かれた『開発経済学—経済学と現代アジア』（日本評論社）をテキストとして開発経済学の講義を担当しておられました．細野先生は開発経済学の権威で，その後 JICA 研究所の所長も務められました．卒論研究は，アジア経済研究所から来られ，アジア諸国の経済発展について理論・実証両面の研究者である今岡日出紀先生に指導していただきました．経済学を中心に，政治学や社会学，文化人類学など，さまざまな視点から開発の問題を幅広く学ぶことができたことは，大学4年間の大きな収穫でした．

　開発は，さまざまな分野が結びついて実現されるものです．健康も，保健省やヘルスセンター，病院などを中心とする保健セクターのみの働きで生み出されるものではありません．教育も，給水・衛生などの改善も，所得水準の向上も，社会関係資本やジェンダー平等なども，人々の健康水準に密接に結びついています．いわゆる "健康の社会的決定因子"（social determinants of health）です．国際保健医療でのキャリアを目指すなら，国際開発全般についても学ぶ機会があるとよいと思います．私の場合は，学部生時代に幅広く開発全般について学習し，社会人となってから国際保健医療の専門性を高める勉強をしました．保健医療の専門職の方であれば，逆に社会人となってから国際開発概論を修めることをお勧めします．

　大学時代には国際協力の経験として，JICA 研修所でアルバイトをしました．JICA は北海道から沖縄まで，全国に15の "国内拠点" を有しており，そのうちのいくつかは日本に技術研修で訪れる開発途上国の JICA 研修員の宿泊施設も併設しています．私は，大学2年から4年まで，JICA

[*1] 1984年にボブ・ゲルドフによって立ち上げられたチャリティプロジェクト．イギリスのミュージシャンたちがノーギャラで参加し，"Do they know it's Christmas?" をリリースした．

[*2] 1985年に，アメリカのミュージシャンたちが一堂に会したチャリティプロジェクトで "We are the world" をリリースした．

筑波のフロントで，鍵の受け渡しや電話の取り次ぎなど，夜勤のアルバイトをしました．国際関係や開発論を学びながらもなかなか自分では海外に行けない学生にとって，さまざまな国から多様な研修分野で訪れる研修員の方々との交流は貴重な経験で，多種多様にクセのある英語に慣れる上でも大いに役立ちました．国際保健医療，国際開発に関心をおもちの方には，"開発途上国に開いた窓"として，JICA 国内拠点をぜひ活用いただきたいと思います．

● JICA に入団
──国際保健医療との出会い

　国際開発を自分のキャリアとしたかった私は，就職活動においてもその点にこだわり，JICA と OECF（海外経済協力基金）*3，JETRO（日本貿易振興機構）*4 を受験しました．結果，幸いにも JICA に合格することができました．私が JICA に入団（当時は，外務省管轄の特殊法人で"国際協力事業団"でした）したのはバブル経済期採用の最後の年であり，競争率が今ほどは高くなかったのが幸いしたのだと思います．JICA での最初の配属先は研修事業部．開発途上国の行政官などを対象に前述の"国内拠点"で実施する研修プログラムの評価などの取りまとめを行うのが，最初の仕事でした．

　学部時代，経済学を中心に勉強して JICA に入った私は当時，「開発＝経済開発（産業開発）」というイメージでとらえていました．教育，保健医療などのいわゆる"社会開発"の重要性についても当然学んではいましたが，どちらかというと副次的なものとしてとらえており，ましてや JICA での自分のキャリアと結びつけて考えてはいませんでした．

　私のキャリアの転機となったのは，2 つめの配属先として基礎調査部に配置換えとなったことでした．基礎調査部は，新たな案件の発掘・形成のためのプロジェクト形成調査や，地域総合開発調査などの調査業務を専門に担当することを目的に新しく設置された部署で，新設と同時に異動となりました．偶然はもう1つ重なりました．私が基礎調査部に異動する直前，1994 年 2 月に，日本政府が「人口・エイズに関する地球規模問題イニシアティブ」（GII）*5 を打ち出し，人口・エイズ対策に関する援助を拡大するために重点国を選定し，プロジェクト形成調査を順次行っていく取り組みが始まったのです．同イニシアティブはアメリカ政府との共同で開始されたものでした．今では隔世の感がありますが，1990 年代は日本が世界一の援助国であった時代であり，保健医療分野においても国際社会からの日本への期待が大きかったのです．

　基礎調査部に配属となった私は，GII に基づくプロジェクト形成調査の実施を担当することになり，外務省やジョイセフ（JOICFP）*6 など NGO 代表の方と一緒に，ベトナム，インド，パキスタン，ケニア，タンザニアへの現地調査に加わらせていただきました．

　ちなみに，現在に至るまで継続している「GII/IDI に関する外務省/NGO

*3 開発途上国の開発事業に投資や融資を行っていた政府関係金融機関．1999 年に日本輸出入銀行と合併し，国際協力銀行となった．2008 年には国際協力銀行の旧海外経済協力基金部門と JICA が統合し，現在の JICA となった．

*4 1958 年に発足．海外市場の調査，日本商品の宣伝などを行う．

*5 1993 年 7 月に日米で合意された「地球的展望に立った協力のための共通課題（日米コモンアジェンダ）」に呼応し，1994 年 2 月に日本政府が打ち出したイニシアティブ．2000 年度までの 7 年間で総額 30 億ドルをめどに，人口・健康分野の ODA を積極的に推進することを表明．

*6 現在は公益財団法人．

定期懇談会」は，GII を契機として 1994 年に開始されたものです．ODA（政府開発援助）の意思決定プロセス，特に案件形成に関わる調査団に NGO から参画いただくのは，当時は画期的なことでした．

　家族計画，母子保健，感染症対策等々．文系出身の私にとっては 1 つひとつが新鮮で，仕事を通して新しい知識を得ることは，大変でしたが喜びでもありました．当時，2000 年を根絶の目標年としていたポリオ根絶に向けた支援を通して，ワクチンやコールドチェーンの種類，それらの必要量の積算方法などを学びました．2016 年 1 月現在，ポリオがまだ根絶されていないのは残念ですが，2015 年 9 月にナイジェリアでの野生株流行遮断が宣言され，ポリオ・フリー・アフリカに向けて大きな進展があったことは，感慨深いものがあります．AIDS については，当時，ART 薬の種類が限られ価格も高価であり，コンドームの確実な着用や治療可能な性感染症の治療などを通じて感染を予防する以外に効果的な対策はないと考えられていました．「世界エイズ・結核・マラリア対策基金」（グローバルファンド）も「米国大統領エイズ救済緊急計画」（PEPFAR）もなかった時代です．現在のように ART 薬が開発途上国に広く普及する時代が来るとは想像もできませんでした．

> **episode**
>
> **冷や汗をかいた勉強会**
>
> 今から考えると，リプロダクティブヘルスを含む人口対策や AIDS 対策，保健医療分野の開発について何ら知識・経験もない，新卒に毛が生えた程度の職員を，GII に基づくプロジェクト形成調査の実施という技術的な専門性や事業実施管理の経験が必要とされるプロジェクト形成調査の担当にするとは，JICA も大胆なことをするものです．調査団派遣前の関係者による勉強会の資料を作成するのは担当職員の役割のため，必死で情報を集めて勉強し，資料を整えました．それでも，勉強会に参加されるのは経験豊富な NGO の代表者や有識者，外務省のベテラン職員などであり，会議では鋭い指摘をいただくのが常で，毎回が冷や汗ものでした．

● ハーバード公衆衛生大学院へ留学後，医療協力部へ

　基礎調査部での経験を通して，私は人の命に直結する援助の重要性を実感するようになりました．同時に，自分を含めて当時の JICA には保健医療の専門的な知識をもった職員が少ないことに気付き，専門性を高めていく必要性を感じました．そこで，JICA の奨学金制度である長期研修制度を利用し，ハーバード公衆衛生大学院（HSPH）で人口・国際保健学（科学修士）を修めました．具体的には，公衆衛生の基礎となる統計学，疫学，人口学などをベースに，開発途上国における母子保健や感染症対策，保健システム強化の取り組みの実際など，幅広く履修しました．毎回，課題文献を読み，授業で課されるレポートを作成するのは実に大変でしたが，おかげで，保健医療分野の開発課題を網羅的に理解し，1 つの体系としてとらえることができました．また，留学中の休暇期間を利用して，保健医療分野の開発援助をリードする USAID（アメリカ合衆国国際開発庁）の人口・保健・栄養局でインターンも経験するなど，数多くの有意義な経験を得ました．

　HSPH への留学で得たものは，学問的な知識にとどまりません．指導教官は日本の政策決定者とも関係が深いマイケル・ライシュ教授でした．また当時の HSPH では，現・世界銀行保健・栄養・人口問題担当シニアディレクターのティム・エバンス氏，現・ワシントン大学健康測定評価研究所（IHME）のクリストファー・マレー教授など，当時も今も国際保健医療をリードする先生方が教鞭をとっておられました．さらに，当時，学生や研究生だった友人たちも，各国や，国際機関，大学などの要職に就いたりしており，HSPH での人脈が現在の職務上の大きな助けとなっ

ています．学位の取得以上の貴重な機会を与えていただいたことを今さらながらに実感し，感謝の念に堪えません．

今でこそ専門性の涵養を重視しているJICAですが，かつては一般的な日本の官公庁のように，ジェネラリストの養成を旨とする人事制度でした．そのため，海外長期研修を終えた後，学んだ内容と関係のない部署に配属になることもありました．けれどもありがたいことに，私は海外長期研修終了後，医療協力部（当時）の配属となり，保健医療分野の技術協力に携わることができました．

医療協力部では，ケニアの中央医学研究所（KEMRI）に対する技術協力，ザンビアのザンビア大学付属教育病院に対する技術協力，ザンビアの首都であるルサカ市を対象とするプライマリ・ヘルス・ケア（PHC）分野の技術協力など，当時のJICAによる対アフリカ保健医療協力を代表する案件を担当しました．医療協力部で従事していた頃は案件ごとに"国内支援委員会"を設置して技術協力を実施しており，おそらく医学部を卒業して医者になってもなかなかお目にかかる機会がないような，国内の重鎮の先生方と一緒に出張もさせていただきました．札幌医科大学の千葉峻三先生，大阪大学の栗村敬先生，杏林大学の小林茂先生，国立長崎病院の矢野右人先生，長崎大学の青木克己先生，嶋田雅曉先生，新潟大学の鈴木宏先生，東京大学の梅内拓生先生，AMDA[*7]の菅波茂先生，国立感染症研究所の吉倉廣先生など，お世話になった先生方を数え上げたらきりがありません．先生方にとっては留学帰りの頭でっかちで生意気な若造だったと思いますが，多くを学ばせていただきました．あらためてお礼申し上げます．

[*7] 現在は認定特定非営利活動法人．

● 海外でさまざまな保健医療課題に取り組む

その後も，初の海外赴任であったフィリピン事務所勤務では前半は事務所の総務担当を経験し，後半は同事務所での保健分野を含む事業担当，帰国して人間開発部保健グループ，ケニアでの保健医療分野広域企画調査員，帰国して人間開発部保健グループと，一貫して保健医療分野の事業に従事しました．フィリピンでは，地方分権化の進展や公的健康保険制度の拡充など，国家の制度的な枠組みが大きく動く中で，それらと調和的な事業を展開することの重要性を学び，専門家や大使館関係者の多大なご支援も得ながら，ベンゲット州を対象とした地域保健プロジェクトや，イフガオ州・ビリラン州を対象とした母子保健プロジェクトのデザインへと反映させました．フィリピンでの現場経験は，帰国後，まだなじみの薄かった"保健システム強化"という概念をJICA内で浸透させることにも役立ちました．

また，保健医療分野の広域企画調査員として，ケニアを拠点にアフリカ各地（東部，西部，南部）を調査団等で訪問し，案件の形成や評価，実施管理に従事したことは，アフリカの保健医療開発が抱える問題や，2000年以降急増した保健医療分野援助資金の調和化の問題について理解

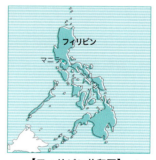

【フィリピン共和国】
- 人口 約1億98万人（2015年）
- 民族 マレー系が主体．ほかに中国系，スペイン系など
- 言語 フィリピノ語（国語，公用語），英語（公用語）．80前後の言語がある．
- 宗教 キリスト教93％，イスラム教5％．
- 歴史 1571年，スペインの統治開始．1898年に，米西戦争が起こり，6月，アギナルド将軍が独立を宣言．12月，米西パリ講和条約調印．アメリカの統治開始．1935年，独立準備政府（コモンウェルス）発足．1942年，日本軍政開始．1946年，フィリピン共和国独立．

を深める機会となりました（**写真1, 2**）．さらには，ケニアのミリアム・ウェレ博士や，ウガンダのフランシス・オマスワ博士など，アフリカの保健医療分野を代表する指導者とも親交を深め，彼らから学ぶことができたのも，貴重な経験でした．

● UHCの推進，政府の政策形成プロセスに関わる

ケニアから帰国後は，人間開発部において，一貫して日本政府が掲げるユニバーサル・ヘルス・カバレッジ（UHC）の主流化と事業化の推進に取り組んでいます．ケニアでは，地方分権下でのUHC推進を支援する，開発政策借款と技術協力を組み合わせた支援プログラムの立ち上げに携わりました．また，開発途上国を直接の対象とする通常の事業に加えて，タイ政府主催のマヒドン王子記念賞国際会議（PMAC）の共催や，国連総会や国際通貨基金・世界銀行年次総会などの機会をとらえた打ち出し，多様な国際機関との連携等，国際舞台での立ち回りが求められる機会も多くなりました（**写真3, 4**）．今やグローバルヘルスは日本政府（および他の先進国）の外交戦略の重要な一角を占めており，2015年12月の新たな開発目標の時代とUHC国際会議や，2016年5月のG7伊勢志摩サミットに向けた打ち出しなど，政府の政策形成プロセスにも関わっています．

近年，多くの開発途上国が子どもの死亡率や妊産婦死亡率の急速な低下を実現していますが，世界の健康格差はいまだに大きいものがあり，格差是正のために日本ができることはまだまだたくさんあると思います．中学生の頃に抱いた初心を忘れず，これまでの経験や，今，与えていただいている機会を最大限に生かし，自分に課された役割をしっかりと果たすことが，目下の使命です．

最後に，「人は何によって救われるのか？」という，より根源的な問いがあります．病気からの解放でも，社会・経済的な充足でもない"救い"が，人間が人間らしく生きるためには必要なのではないでしょうか．私自身は，開発援助という仕事を通して開発途上国に生きる人々と関わり，また東北の被災者の方々や，東京の路上生活の方々と関わることで，ますますこの問いを意識するようになりました．国際保健医療をキャリアとして考える皆さんには，ぜひとも考えてほしい問いかけであり，自分なりの答えをみつけていただきたいと願っています．

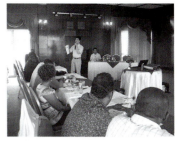

写真1　ケニアでのカウンターパートとの会議

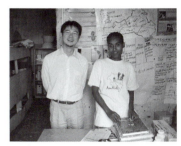

写真2　エチオピアのヘルス・エクステンション・ワーカーと

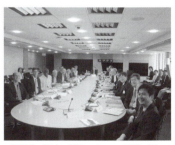

写真3　JICA―世銀ハイレベル対話に参加（筆者は手前右）

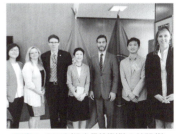

写真4　PAHO（汎米保健機構）を訪問（筆者は右から2番目）

現在のポジション

人間開発部の次長として，JICAが実施する保健医療分野事業を統括する立場にいる．保健医療分野を担当する次長は2人おり，地域としてはアフリカ，中近東・欧州，中南米地域で実施している事業を，テーマとしてはUHCを含む保健システム強化とパンデミック対応を含む感染症対策に関する事項を統括している．

文系 × 中央省庁

国際保健を学び外交の世界へ

稲岡 恵美
Emi Inaoka

外務省 OECD（経済協力開発機構）日本政府代表部 一等書記官／国際保健専門官

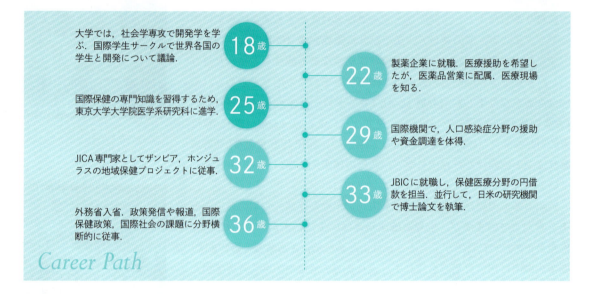

Career Path

- 18歳：大学では，社会学専攻で開発学を学ぶ．国際学生サークルで世界各国の学生と開発について議論．
- 22歳：製薬企業に就職．医療援助を希望したが，医薬品営業に配属．医療現場を知る．
- 25歳：国際保健の専門知識を習得するため，東京大学大学院医学系研究科に進学．
- 29歳：国際機関で，人口感染症分野の援助や資金調達を体得．
- 32歳：JICA専門家としてザンビア，ホンジュラスの地域保健プロジェクトに従事．
- 33歳：JBICに就職し，保健医療分野の円借款を担当．並行して，日米の研究機関で博士論文を執筆．
- 36歳：外務省入省．政策発信や報道，国際保健政策，国際社会の課題に分野横断的に従事．

　2000年以降，国際保健分野の資金量や意思決定の在り方は大きく変化し，市民社会や民間など多様な関係者と連携して取り組むことがこれまで以上に求められています．その中で，国際保健は，世界各国で外交の重要課題として認識されつつあります．私はこれまで民間企業，NGO，国際機関，研究機関，援助機関という異なる組織で国際保健に携わった経験を生かして，現在は外務省で，日本が国際保健分野で世界に貢献できるよう取り組んでいます．自分のキャリアの選択肢を世界の動きと自分の関心に沿って広げ，さまざまな可能性を追求してきた私のキャリアパスと経験が，変化が大きく革新的な発想が求められている国際保健の世界を志す皆さまのお役に立てればうれしく思います．

● 思いを忘れない

「なぜ"使い古し"の毛布をあげるのか」

　私が通った中学校は，新設されたばかりで，先生と生徒が協力して学校をつくろうというアイデアと活気にあふれた学校でした．当時，エチオピア飢餓難民の様子が報道され，生徒会での話し合いの末，使い古し

Memo

外交課題としての国際保健

日本の開発協力は，1人ひとりが幸福と尊厳をもって生存する"人間の安全保障"を理念とし，国際社会の平和と繁栄，ひいては日本の国益に貢献しており，外交政策の重要な手段の1つです．保健は"人間の安全保障"の中心的要素として位置づけられているため，国際保健分野への貢献は外交の重要課題です．日本は，世界で最も優れた健康長寿社会を達成した実績を生かし，世界各国での保健支援の取り組みを発信しながら，世界の国際保健の潮流や取り組みが望ましいものとなるよう，G7・国連などでの議論，関係者との対話などに努めています．

の毛布を集めて届けることになりました．意気揚々と準備を進める私に，先生が言った一言が冒頭の言葉です．この問いかけは，中学生の私に重くのしかかりました．結局，プロジェクトは断念．その悔しさと援助は偽善なのかといった悩みは，その後も消えることはありませんでした．

アイセックがライフワークの決め手に

開発援助の道に進むことを決めたのは大学時代．アイセック（AIESEC）という世界120ヵ国以上にネットワークをもつ学生団体に夢中になったことが契機でした．

当時，世界の学生を日本に集めて「持続可能な開発」をテーマに国際会議を開催することになり，サブテーマ「人口増加」に関する提言書を，他国の学生や国内の有識者の力を得てまとめました．人口増加に対応するには，母子保健・家族計画を普及させることが必要だ――これがのちに国際保健の道を志す契機になりました．この頃の思い出や仲間とのつながりは，今でも国際保健の仕事をしていく上で励みや支えになっています．

製薬企業で援助活動に従事するはずが

友人が大企業に就職を決めていく中，私はどうすれば援助に関する仕事に就けるのかを模索していました．当時，国内ではODA（政府開発援助）批判が盛んであった．一方で，企業の社会的責任という考え方が注目され，民間の立場から開発援助に関与したほうが，事業は効率的・効果的だと考えていました．結果，外資系製薬企業に就職することを決めました．この会社が，市場の開拓，医薬品の負のイメージを払拭したいねらいもあって，アジアやアフリカで母子保健などの援助活動に力を注いでいたのが，大きな決め手となりました．

ところが内定を受けてから就職するまでの間に，企業経営をめぐる大きな環境変化があり，それに伴って援助部門ではなく医薬品営業に配属されることになってしまいました．不本意な仕事内容に，今後どうすればよいのかという焦りがありましたが，それと同時に，自分がいくら援助活動に従事したいと社内で提案したところで，その裏付けとなる経験や専門性も有していないという厳しい現実を認識しました．これが，その後大学院を目指す動機となりました．

● **専門性を身に付ける**

大学院への転身を決断した契機は，休暇を取得して参加した日本国際保健医療学会学術大会でした．志を同じくする人の有益な実践の共有，そして師との出会いが，心の奥底にあった思いを駆り立てたのでした．

とはいえ，現実は甘くありません．希望した大学院（東京大学大学院医学系研究科）からは，「文系出身者や現場経験がない人は，受験資格がない」と，当初は言われました．頼み込み，学部の授業の履修，加えて現場での調査の実施を条件に受験を認めてもらいました．

大学院では，研究対象国としてイエメンを選び，医薬品供給改善，医

アジアの学生との交流

アイセックの活動で日本各地の学生と代表団を組んで，アジア各地を訪問しました．当時まだ貧しかったアジア12ヵ国の学生と夜中まで語り合い，アジアで突出した経済力を誇っていた日本に対する期待，そして援助に依存せざるを得ないがゆえに援助国の意向に影響を受けることを余儀なくされる国の実情などを知りました．

Memo

民間セクターの重要性

近年，国際協力分野の民間資金は公的資金（ODAを含む）をしのぐ量となり，開発途上国の経済成長の原動力です．また，短期的企業利益ではなく，相手側（被投資国）の課題解決につながる責任ある投資・企業行動が重要視され，この観点で企業価値を評価する動きもあります．国際保健の取り組みにおいて，民間セクターとの連携は大変重要です．

国際保健分野への転職

当時，転職に躊躇はありましたが，情報を集めて決断しました．進路選択にあたっては，自身の希望に真っ直ぐに，時代の変化を見つつ柔軟な発想で，挑戦していただきたいです．選択に正誤はなく，その後その立場を最大限に生かすことで道は開けると思います．私自身，異なる立場から国際保健に関与したことは大きな糧です．

療制度改革，家族計画サービスの向上をテーマに，イエメン保健省を中心とするカウンターパートと共同調査をしました(写真1)．最貧国であるイエメンは，識字率が低く，通信手段が極めて乏しいので，調査も容易ではありません．現場にどう向き合うか，調査の進め方についても学ぶために，イエメンで活動していた研究者にお願いして，研究に関与させてもらい，直接に指導を受けました．援助の現場で見るべきポイントは何か，誤った分析がどのようにして生じるのかなど社会調査の"いろは"を教わりました(写真2)．水や電気も十分にない最貧国で生活する知恵も教わり，突然道がなくなり，車を降りて石を取り除きながら橋のない川を渡って調査地域を訪問するなど，実に貴重な経験を積みました．

退職して毎日が自分の時間で，好きなだけ勉強できるという自由な立場でしたので，人の話を聞きに行って少しでも知見を積むように努めました．また，少しでも早く国際協力の実務に関与したいと思い，人口家族計画分野で戦後の日本の経験やノウハウを開発途上国に移転する優れた活動の実績があるNGOの財団法人ジョイセフ[*1]（JOICFP）でインターンとして仕事に就き勉強させていただきました．国際協力のプロジェクトの実施の基本，例えば，どのようにして現場のオーナーシップを引き出すのか，利害関係者との調整をどうするのか，効果的なアドボカシーはどうすればよいかなど，座学では学べないことを具体的な事例で学ぶことができました．

大学院に3年間も通うことになりましたが，その時間を生かして，インターンや援助現場の訪問を重ねたことは，その後，国際保健や援助の実務に携わる上での基礎となりました．

● 現場から政策立案まで（IPPF, JICA, JBIC）

修士課程を修了してからは，質の高い国際協力を実現したいというこれまでの希望をかなえるべく，国際機関であるIPPF（国際家族計画連盟）の対日本担当，JICA（国際協力事業団）[*2]の技術協力，JBIC（国際協力銀行）[*3]の円借款に携わりました．

IPPFイギリス本部でのドナー対応とAIDS対策

大学院で家族計画サービスの質に関する論文を執筆する中で，これを実際に現場の母子保健や家族計画の援助活動として行いたい，それを最も国際的に優れた機関でやってみたいと強く思っていました．インターンとして勤務していたジョイセフから，世界各地で母子保健や家族計画の活動を展開している国際民間活動団体のIPPFのイギリス本部で勤務しないかと誘われ，迷わず進みました(写真3)．

当時，IPPFの活動予算の3割近くが日本のODAで占められていましたが，日本人は私ただ1人．私の任務は大きく2つあり，日本政府からIPPFに対する毎年の拠出金を維持し増額させること，残り半分は，G8九州・沖縄サミットの沖縄感染症対策イニシアティブの一部としてIPPF内に新設されたHIV/AIDS対策のための信託基金を立ち上げて運用して

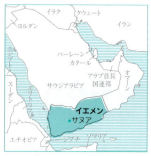

【イエメン共和国】

人口 約2,618万人（2014年）
民族 主としてアラブ人
言語 アラビア語
宗教 イスラム教（スンニー派およびザイド派）
歴史 北イエメン地域では，1918年にオスマン・トルコからイマーム王国が独立．1962年，イエメン・アラブ共和国が成立（旧北イエメン）．南イエメン地域は，1839年，イギリスの保護領となる．1967年にイギリスから南イエメン人民共和国として独立．1970年にイエメン民主人民共和国と国名を改めた（旧南イエメン）．1990年，南北イエメン統合により現在のイエメン共和国が成立．

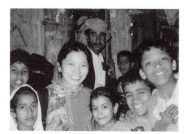

写真1　イエメンの病院を保健制度改革に関する調査で訪問

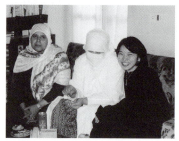

写真2　母子保健診療所での医師および看護師とのひととき

[*1] 現在は公益財団法人．
[*2] 現・独立行政法人国際協力機構．
[*3] 現在は株式会社．JBICの海外経済協力業務（円借款）は，2008年にJICAと統合された．これによりJICAは技術協力，円借款，無償資金協力の援助スキームを一元的に担う援助機関となった．

いくことでした．政府から拠出を受けるには，拠出金の使途の承認を得て，成果を報告する細かな手続きが必要です．また，議員やメディアを通じて資金の使途やその必要性に関する国民の理解を促す広報活動も求められました．"日本 HIV/エイズ信託基金"を通じて，毎年 10 件以上の案件を実施していたので，これらの案件形成や進捗管理に目まぐるしい毎日でした．政府を相手にする援助実務をまったく知らず，英語力すら十分になく，1人で切り抜けることは大変厳しいことでした．使命感や知識だけでは通用しないこと，関係者の立場や思惑を理解して時には政治的な駆け引きに応じていくタフな神経がないとやれないことを認識しました．

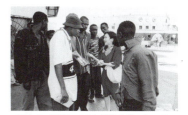

写真3　IPPF の AIDS 対策事業で行った HIV 予防のための行動変容ワークショップ

自助努力を重視する JICA の現場

IPPF での任期終了後は，JICA のプロジェクト専門家として，ザンビアでの基礎保健推進事業，ホンジュラスでの地域母子保健事業に関与しました．現場で質の高い仕事ができるようになるために，ポリティックスから距離を置いて，自主性や持続性を理念とする日本の援助機関で，直接現地の人々とともに実践を重ねたいと考えるようになったためです．

ザンビアの首都ルサカは，急激な人口流入により貧困層居住区の衛生悪化や感染症など，健康課題が山積していました．JICA は住民参加型アプローチで環境衛生改善と健康増進活動を支援し，支援にあたっては，現状把握や介入成果を量的データに基づいて分析評価することを重視していました．そのため，文系出身ですが社会調査の知見を有する私が医療案件に関与させてもらうことになりました．当時このプロジェクトは，同じ投入でも対象地域によって効果に大きな差が生じていて，その解決策を検討していました．カウンターパートの保健局職員と一緒に，調査デザインを考案し，質問票作成，サンプリング，統計分析を行って技術支援をしつつ，今後の方向性に関する認識を関係者で共有していきました（写真 4）.

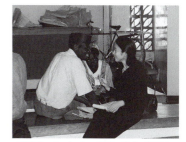

写真4　インタビュー調査で患者の意見を聞く

ザンビアのスラムでの仕事の毎日は，貧困，社会の脆弱性，不公平との背中合わせで，時に実にやるせなくなります．しかし，そのような環境でも，明るく楽しく地域に貢献しようと懸命なカウンターパートと一緒に活動を計画・実施することは，精神的充実感を伴うものでした．支援が終了しても活動が継続できるように，自らはあくまでもコーチ役にとどまり安易に手を差し出さず，現地の人々が納得する方法で，必要となる能力強化を重視しました（写真 5）.

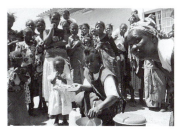

写真5　ザンビアのスラムでの栄養教育

その一方で，プロジェクトの成果を地域や国全体に波及させていくには限界があることを痛感しました．現場の動きと国家の政策とを連動させるためには，政策レベルでの体制整備や基準づくりが必要との問題意識が徐々に大きくなっていきました．また，同じ目的で活動する多数の援助団体が無秩序に活動するために起こる援助の重複や非効率性にも疑問をもちました．

円借款を通じた政策支援と援助協調

次に選んだ職場は，当時，円借款を所掌していた JBIC でした．その頃

JBICでは，国際的な潮流もあり，開発政策支援借款や社会開発分野を重視しており，保健分野の専門家を求めていました．

私は，質の高い援助を実現するためには，政策支援，つまり対象国の政策や戦略に関係者が同意した上で，必要となる政策改善や制度改革を一貫して支援すること，それをほかの援助機関などと協調して支援することが重要だと考えていたので，円借款に携わることでそれが実現できるのではないかと考えていました．円借款は，対象国の保健分野の課題や政策などについて詳細な調査を行った上で，対象国の長期計画や実施体制を確認し，支援事業が目的を達成できるように仕掛けを組むことが必要になります．案件形成の過程で，被援助国に知識やノウハウを伝えることができる醍醐味もありました**（写真6）**．

● 世界の最新議論を把握する

そのような経緯もあり，開発協力や国際保健の新しい動きや専門性をさらに高めたいと考え，JICAやJBICの仕事と並行して，東京大学大学院医学系研究科の博士課程を履修学しました．博士論文の執筆にあたっては，アメリカのハーバード公衆衛生大学院（HSPH）でも研究を行いました．同大学院の研究環境や指導の質は想像以上に高いものでした．国際保健の各分野にわたるコースとその専門家がおり，日常的に教授と学生が自由に議論するオープンな雰囲気がありました．世界各地から集まった多様な経験を有する学生との交流も刺激的でした．またそれ以上に，国際保健が，保健や医療を越えて，行政学，政治学，経営学で扱われ，深い議論が行われていたことに，驚きを隠せませんでした．

● 国際保健の政策に関与する

JBICの任期終了を前に，日本の国際保健分野の援助政策を国際的な動きと連動させてよくしたいと考え，外務省の中途採用に応募しました．外務省としても，G8サミットで感染症を取り上げるなどの外交努力をしており，地球規模課題に貢献することが必要との認識が高まっており，人材を求めていたのだと思います．

とはいえ，入省して最初に配属されたのは国際保健とはあまり関係のない，国際メディアを相手に日本の情報を発信する部署でした．ここでは，外交官1年生として，二国間関係，歴史や領土問題，軍縮や経済など，これまでなじみのなかった外交問題を学ぶとともに，霞が関で働く行政官として，政策立案の流れや意思決定の仕組みなどを実務を通じて習得することができました．G8北海道洞爺湖サミットで，日本が保健システム強化を提案した際には，関心をもつ報道機関に対して情報提供に駆け回りました．そして，3年半後，国際保健を担当する部門に異動になりました．

この部署では国際保健分野で影響力をもつ国際機関，民間財団，NGO，

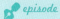

保健分野の円借款

円借款は受益国が提案する政策（プロジェクト）に資金を貸すスキームで，貸し付けるかどうかを審査する段階が重要です．貸し付け側が，より高い援助効果や開発効果を上げるために必要な点を，相手国が難色を示しても，説得し，貸し付け条件として詳細かつ明確に記載することが重要です．このプロセスがいわば技術協力で，相手国の能力向上につながります．大規模事業であっても行き届いた事業が可能になります．医療従事者の育成につながる病院建設，貧困削減につながる医療制度改革などに取り組みました．

JBICの保健セクター

JBICで保健セクターを担当することは，日本政府の保健援助政策を具体的な案件にしていくことでもありました．さらに，ミレニアム開発目標（MDGs）という国際社会が定めた共通目標に対して，各国がどれだけ貢献したかを数値で示すことが求められるようになりました．この頃，国際保健に関する世界的な政策や議論を踏まえて，日本の保健分野のODA事業を検討する必要性が，より強く認識されるようになりました．

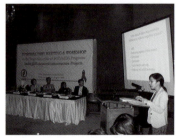

写真6 インドネシアの会議でインフラ事業でのAIDS対策の事例を説明して普及を図る

研究機関などに対して，日本への理解や信頼を高め，また同時に，こういった海外のリソースを，日本の国際保健関係者が少しでも享受できるような取り組みを進めました．具体的には，世界エイズ・結核・マラリア対策基金（グローバルファンド）やWHOの効率的かつ効果的な経営を目指して理事会などに出席し，あるべき姿を議論しました．

当時，外交政策において国際保健を明確に位置づける必要性が強く認識されており，外務省内に国際保健に特化した国際保健政策室を新設することに携わりました．また，国際保健分野では日本初の外交政策パッケージである「国際保健外交戦略」を策定しました．これは，世界で最も優れた健康長寿社会を達成した日本の経験を生かして，世界の保健問題の解決に官民一体となって貢献しようとするものです．また，『The Lancet』に，ユニバーサル・ヘルス・カバレッジ（UHC）の重要性と日本の制度について，安倍晋三首相に寄稿していただきました．

日本はこれまで，被援助側の文化や価値観を踏まえ，オーナーシップを大切にし，きめ細やかに技術支援とプロジェクト終了後の継続性を工夫してきたことで，感染症や母子保健などの分野で信頼と実績を積み重ねてきました．世界の国々は，日本の優れた保健医療制度や健康水準に注目しています．日本がこれまで，実践に基づいて，感染症対策，保健システム強化，UHCを提案して，グローバルヘルスに貢献してきたことを評価しています．私は，これからも日本が，グローバルヘルス分野で世界の期待に応え，世界の課題解決に質の高い貢献ができるよう，研鑽していきたいと考えています．

● 現在──OECDで今後の世界の在り方を議論

世界の健康問題は，国境を越え，時とともに変化するのみならず，地球規模での政治・経済・社会・環境と密接に関連しています．国際保健に関する取り組みだけでは解決ができません．現在の私の任務は，保健を含む国際経済の多様な分野について，今後の世界経済の在り方を議論し，共通認識を醸成し，各国の政策分析や政策提言を行うOECD（経済協力開発機構）とともに今後の世界の在り方を議論することです．健康問題も，拡大する富の格差に起因していますが，OECDは現在，個々の幸福を重視し，格差拡大につながらないような"包摂的成長（inclusive growth）"を達成するための議論を行っています．私は今，国際社会の意思決定やルールづくりについて毎日学んでおり，今後，ここで培った経験を世界の健康問題の解決に生かしていければと考えています．

> **Memo**
> **外務省で勤務する**
>
> 外務省には，地域や分野の専門性を認定する省内の制度があります．私も国際保健分野での専門性が認められ，「国際保健専門官」として活動しており，それはこの分野が外交の一分野として認識されている証拠でもあります．外務省は，新卒採用，中途採用以外にも，任期付職員（東京）や専門調査員（在外公館）という数年の任期での職員採用があり，国際協力に関するポストも多数あります．

> **KEYWORD**
> **ユニバーサル・ヘルス・カバレッジ（UHC）**
>
> すべての人々が，必要とする質の高い保健・医療サービスを，支払いの際に経済的な困難に苦しめられることなく受けられることが確保されている状態を指す概念．保健医療の持続可能性，衡平性を重視する考え方で，公的保険制度の整備などを含む保健システム強化が重要である．MDGs達成の一方で格差の拡大が課題となっており，日本の呼びかけで，UHCが持続可能な開発目標（SDGs）のターゲットの1つに含まれた．

> **Memo**
> **国際機関への就職を目指す人に**
>
> 将来，国際機関職員として勤務することを志望する若手日本人を対象に，日本政府が派遣経費を負担して，各国際機関に派遣する制度，JPO（ジュニア・プロフェッショナル・オフィサー）をご存じですか．国際機関では，近年さらに公募ポストが減少傾向にあるので，国際機関を目指す方には，大変素晴らしい制度です．詳細は，外務省ホームページをご覧ください．

現在のポジション

外務省の国際保健専門官．外務省国際協力局国際保健政策室で，国際保健の政策立案や国際的発信，国際保健分野の国際機関への拠出や運営に取り組む．現在は，OECD日本政府代表部で，国際経済および政策，経済界との連携，国際機関職員人事などに従事．

文系 × NGO

高校留学・大学で世界の旅 国際協力をNGOで実現

青木 美由紀
Miyuki Aoki

認定特定非営利活動法人シェア＝国際保健協力市民の会 支援者サービス担当，
清泉女子大学 地球市民学科 非常勤講師

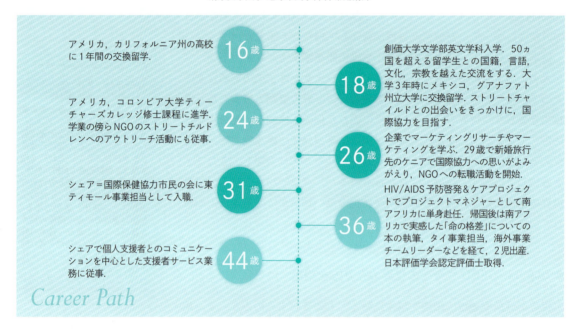

Career Path

- 16歳 アメリカ，カリフォルニア州の高校に1年間の交換留学．
- 18歳 創価大学文学部英文学科入学．50ヵ国を超える留学生との国籍，言語，文化，宗教を越えた交流をする．大学3年時にメキシコ，グアナファト州立大学に交換留学．ストリートチャイルドとの出会いをきっかけに，国際協力を目指す．
- 24歳 アメリカ，コロンビア大学ティーチャーズカレッジ修士課程に進学．学業の傍らNGOのストリートチルドレンへのアウトリーチ活動にも従事．
- 26歳 企業でマーケティングリサーチやマーケティングを学ぶ．29歳で新婚旅行先のケニアで国際協力への思いがよみがえり，NGOへの転職活動を開始．
- 31歳 シェア＝国際保健協力市民の会に東ティモール事業担当として入職．
- 36歳 HIV/AIDS予防啓発＆ケアプロジェクトでプロジェクトマネジャーとして南アフリカに単身赴任．帰国後は南アフリカで実感した「命の格差」についての本の執筆，タイ事業担当，海外事業チームリーダーなどを経て，2児出産．日本評価学会認定評価士取得．
- 44歳 シェアで個人支援者とのコミュニケーションを中心とした支援者サービス業務に従事．

● ストリートチャイルドとの出会いから国際協力へ

　宮城県の石巻市で生まれ育った私は，高校2年のときにアメリカ，カリフォルニア州の高校に留学するまでは，"国際"とは無縁の生活を送っていました．アメリカでホームステイをしながら，多国籍の学生たちとの友情を育む中で，英語プラスアルファの複数言語の習得の必要性を感じ，創価大学入学後は英米文学・言語学を専攻し，夜は他大学の講座を受けながら，第2外国語としてスペイン語を学びました．また言語だけでなく，大学ではアジアやアフリカ，ヨーロッパなどからの留学生と寮生活を共にし，多様な価値観をもつ人々とのコミュニケーションを取るスキルを身に付けたことが私にとっての財産です．学生時代は，意識的に，自分の眼で世界を見ようと，スウェーデンで日本文化を紹介するアルバイトをしたり（写真1），バックパッカーなどをしながら旅をしていました．

　そんな私に転機が訪れたのは，20歳の夏，メキシコでの1人のスト

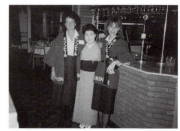

写真1　スウェーデンでの文化交流のアルバイト

リートチャイルド（路上で生活する子ども）との出会いがきっかけでした．アメリカ人観光客にチューインガムを売って生活費の足しにしていた彼に「どうして学校に行かないの？」と尋ねました．すると，「だって学校では稼げないでしょ？」という返事が返ってきたのです．わずか7歳の子どもにこんなことを言わせてしまう世の中はいったいどうなっているのか……．日本では，ピアノに水泳，英語に塾にと忙しくしている7歳もいれば，義務教育すらまともに受けられない環境にある子どもが地球の裏側にいる．それまでもメディアを通して知っていましたし，"同情"すら感じていました．しかし，実際にストリートチャイルドが私の目の前に現れたとき，その"同情"が"悲しみ"に，やがて"怒り"に変わっていったのを，今でもはっきり覚えています．この世界に存在する格差を目の当たりにし，「この世の中を変えなくては」と思ったのが，私が国際協力を考えるきっかけでした．

KEYWORD

ストリートチルドレン

さまざまな要因により親や成人によって養育や保護をされることなく，主に開発途上国の都市部の路上で寝泊まりをしたり，生きるための活動をしたりしている子どもたち．USAID（アメリカ合衆国国際開発庁）は，①家がなく，家族からの支援もない子どもたち，②定期的に家に帰るが，ほとんどの時間を路上で過ごす子どもたち，③家族自体がホームレスで，家族とともに路上で生活している子どもたち，④保護されているが，路上生活に舞い戻る可能性のある子どもたち，の4つのカテゴリーに分類している．

● 健康に生きることを選択するための健康教育

学士号取得後は，アメリカのコロンビア大学ティーチャーズカレッジの修士課程に進学しました．社会学と教育専攻に合格しましたが，入学後，担当教授に進路の相談をし，国際教育開発専攻に変更しました．

机上だけではなく，現場から学びたいと思い，学業のかたわら，週末の夜にはYouth Specialistとして，ニューヨークにあるCovenant HouseというNGOでアウトリーチ活動に参加していました．夕方から200～300人分の食事を準備し，車に詰め込み，スタッフと一緒に子どもたちがいそうな場所を探しながらブロンクスとマンハッタン地域を一晩中パトロールしました．支援を必要としている子どもに食事や毛布を渡したりしながらカウンセリングをし，職業訓練への橋渡しをしたり，家族の元へ帰れるようにしたりするという活動です．路上には帰る家も稼ぐ術もないために，売春をして生活をしている子ども，自分も薬物に依存をしながら薬物の売買をして生き延びている子ども，望まない妊娠をしてしまい乳飲み子を抱えてシェルターに駆け込む子ども，まだ当時は死と隣り合わせだったAIDSを発症している子どもなど，過酷な人生を歩んでいるたくさんのストリートチルドレンがいました．

ジュエルとの出会い

次はいつ会えるかわからないストリートチルドレンとの出会いは一期一会．ジュエルという男の子との出会いは忘れることができません．同性愛者であることを家族に話すことができずに，南部から大都会ニューヨークにやってきたといいます．お母さんと会いたい，でもどうやって戻ったらよいのかきっかけがない．「電話をしてみる？」とのカウンセラーの一言から，何週間も経って，ようやくお母さんに電話をすることができました．その後，「ストリートから脱出することができた」と仲間から聞いたときには，本当にうれしかったです．

すべての子どもたちが教育を受けられるような世界を築きたい――そう思っていましたが，ボランティアを通して，学校という箱の中で教育を受けること以前に，"健康に生きる"ことが当たり前ではなく，「健康に生きることを選択する生き方」を教育することが必要であることを強く感じました．そこで，修士論文では，「Reaching the Hard to Reach：Health Promotion with Street Children in Urban Areas」と題し，常に移動しているストリートチルドレンの特徴を十分に理解したヘルスプロモーションの重要性やNGOなどが取り組んでいるノンフォーマル／インフォーマル教育の重要性についてまとめました．

● 会社員から国際保健NGOへ

　修士課程を修了し，ようやく国際協力の分野に就職を！　と思いきや，門戸は極めて狭く，特に当時のNGO業界で新卒を採用することは非常にまれでした．NGOで必要としているのは即戦力だったのです．あるNGO職員のアドバイスもあり，将来現場でも，また博士課程に進学しても使える技術としてリサーチ技術を身に付けたいと思い，マーケティングリサーチコンサルタント会社や広告代理店で5年ほど働きました．まさにこの5年間は，給料をもらいながらリサーチ手法やマーケティングなどを学ばせてもらった貴重な時間でした．

　広告代理店での仕事もやりがいはありましたが，消費社会を助長するような仕事に違和感を持ち始めるようになった頃，結婚をし，新婚旅行でケニアへ行ったときのことです．美しい自然ときらきら光る子どもたちの瞳を見たとき，ふと20歳の頃の「国際協力の分野で働きたい！」という気持ちがふつふつとよみがえってきました．それでも，企業で働きながらNGOで翻訳ボランティアをしたり，イベントや勉強会に参加したりしてはいたものの，「定年を迎えたとき，自分が本当にやりたいと思ったことに本気で取り組まないで後悔はしないだろうか……」と思い，NGOへの転職活動を開始したのが29歳でした．

　その頃，本屋でプライマリ・ヘルス・ケア（PHC）の第一人者であるデビッド・ワーナー氏の『いのち・開発・NGO―子どもの健康が地球社会を変える』（デイヴィッド・ワーナー，デイヴィッド・サンダース著，新評論）という本と出会いました．この本の中で提唱されている"包括的プライマリ・ヘルス・ケア"という概念にとても感銘を受けました．著者が来日し，東京で出版記念セミナーが開催されることを知り，早速参加したところ，そのセミナーの主催団体の1つが，国際保健専門NGOのシェア＝国際保健協力市民の会[*1]だったのです．

● 21世紀初の独立国・東ティモールとの出会い

　それから約1年半後の2000年4月，ようやく縁あってシェアのスタッフとなり，東ティモールにおける草の根プライマリ・ヘルス・ケア・プロジェクトの立ち上げに関わりました．1999年8月30日，国連主導の住民投票によりインドネシアの占領から独立した東ティモールは，インドネシアの民兵により，国中の病院や学校を含む公的施設が破壊されてしまい，国民の多くが国内避難民となっている状態でした．その中で，当時の国連東ティモール暫定行政機構（UNTAET）や他の国際NGOと協議をしながら，シェア独自での支援プロジェクトを模索するところから始まりました（写真2）．

　当時の事業担当としての大きな役割は，まずはプロジェクトを継続していくための助成金の獲得やドナーの開拓でした．東ティモールという国自体への理解がほとんどない日本社会での資金集めやインフラの整っ

KEYWORD

デビッド・ワーナー

世界80ヵ国の言語に訳され，200万部以上購読されている『Where There Is No Doctor（医者のいないところで）』の著者．1934年アメリカ生まれ．NGO・Health Wrightsの代表[1)]．

KEYWORD

包括的プライマリ・ヘルス・ケア

健康であることを基本的な人権として認め，すべての人が健康になること，そのために地域住民を主体とし，人々の最も重要な保健・医療のニーズに応え，問題を住民自らの力で総合的にかつ平等に解決していく理念・アプローチ．

＊1　現在は認定特定非営利活動法人．

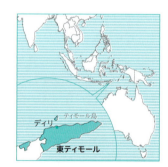

【東ティモール民主共和国】

人口	約121万2,000人（2014年）
民族	テトゥン族など大半がメラネシア系．その他マレー系，中華系など
言語	テトゥン語，ポルトガル語（国語），インドネシア語，英語（実用語），その他多数の部族語
宗教	キリスト教99.1％，イスラム教0.79％
歴史	1701年，ポルトガルがティモール全島を領有．1974年，ポルトガルでクーデターが発生し，植民地の維持を主張した旧政権が崩壊．1975年に独立派が東ティモールの独立を宣言した後，インドネシア軍が侵攻し制圧．1976年，インドネシア政府が東ティモール併合を宣言．1999年，独立についての直接投票を実施し，インドネシア国民協議会が東ティモールからの撤退を決定．2002年，東ティモール民主共和国独立．

ていない中での現地とのコミュニケーションは想像以上に大変でしたが，NGOスタッフとして，21世紀初の独立国の保健システムづくりの一端を担うことができたことは，非常に貴重な経験となりました．また，現地での人材が不足していたこの時期は，専門家派遣にも力を入れました．さまざまな専門家の協力を得ましたが，その中でも現地スタッフが健康教育を実践するための表現力の習得が必要であると判断し，パントマイマーを派遣したりしたことは，非常に思い出に残っています．

東ティモールを行き来しながら東京でNGOのスタッフとして働いていた5年半は，事業担当の業務だけではなく，プロジェクトマネジメントに関する研修を受講したり，リサーチャーとしての経験を生かし，JICA（国際協力事業団[*2]）のJICA-NGO評価小委員会のNGO委員として，バングラデシュ，ケニア，ニジェールなどのプロジェクト評価にも関わったりしました．さらに，共著『21世紀の平和を考えるシリーズ（1）紛争―傷つけあう悲劇をのりこえて』（大貫美佐子監修，ポプラ社）の執筆にも携わり，国際協力の知見を広げることができました．

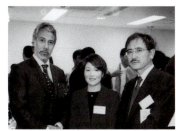

写真2　大統領就任前のシャナナ・グスマン氏（左）とシェアの代表・本田徹氏（右）と

*2　現・独立行政法人国際協力機構．

● いよいよプロジェクトマネジャーとしてアフリカへ

東ティモールを行き来しながら，5年半ほど保健プロジェクトの運営に関わりました．その頃，シェアでは一国におけるHIV感染者数が世界で一番多い南アフリカでAIDSプロジェクトに取り組むことが決定し，36歳のとき，プロジェクトマネジャーとして南アフリカに派遣されました．

南アフリカの東北地方リンポポ州でのHIV/AIDS予防啓発＆ケアプロジェクトは，現地NGOと農村開発を専門とする日本のNGO・特定非営利活動法人日本国際ボランティアセンターと国際保健専門のシェアとの協働プロジェクトで，派遣された日本人は私だけでした．プロジェクトは5つの活動（HIV感染者支援，在宅介護支援，HIV予防啓発活動，AIDSの影響を受けた子ども支援，家庭菜園支援）を柱として実施しました（**写真3**）．

プロジェクトマネジャーとして私に求められた役割は大きく2つあり，① 現場のニーズに沿ったプロジェクトの計画立案と運営管理，② 日本のドナーや支援者に対しての説明責任に伴う資金管理でした．プロジェクトの計画立案における調査の計画を立て，調査を一緒に行う現地NGOスタッフへの研修をし，調査結果をまとめ，活動の計画に生かすという一連の業務の技術面は，まさに大学院での学びや企業での経験が生かされました．

一方で，実際の現場でより重要であったのは，単に言語が通じるということではなく，価値観の異なる人々に耳を傾けられるコミュニケーションスキルや，さまざまな利害関係をもった人々を調整するコーディネーションスキル，相手の文化や習慣・価値を受け入れる寛容性，どんな失敗も学びに変えていく楽観性，多くの関係者を巻き込んだり，人的資源も含めた地元のリソースを活用したりするためのネットワーキングスキ

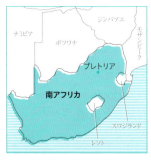

【南アフリカ共和国】

人口　5,400万人（2014年）
民族　黒人（79%），白人（9.6%），カラード（混血8.9%，アジア系2.5%）
言語　英語，アフリカーンス語，バンツー諸語の合計11が公用語
宗教　キリスト教（人口の約80%），ヒンズー教，イスラム教など
歴史　1652年，オランダがケープ植民地を設立．1910年に「南アフリカ連邦」が独立，1961年にはイギリス連邦から脱退，共和制に移行（「南アフリカ共和国」が成立）．1991年にアパルトヘイト関連法を廃止．1994年に初の全人種参加型の総選挙を実施し，マンデラ政権が成立．

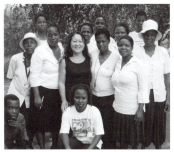

写真3　南アフリカでスタッフや在宅ケアボランティアたちと

ルなどだったのです．もちろん，資格や技術をもつことも大切かもしれませんが，それだけでは十分ではないことを実感しました．技術的な面では，実際にHIV陽性者やAIDS患者とのやり取りも多かったので，仕事をしながら学べるUniversity of South Africa (UNISA) の通信教育でHIV/AIDS Care & Counsellingを受講したり，HIV/AIDSに特化した活動をしているNGOから情報を収集したりし，常に最新情報にアクセスできるように努力をしました（写真4）．

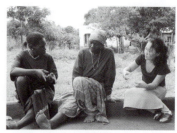

写真4　HIV陽性者の相談に乗る

プロジェクト実施地域は，2005年当時，まだ抗HIV薬が導入されておらず，たくさんの村人たちが次々と薬を手にする前に亡くなっていました．特に，初めて出会ったAIDS遺児が亡くなったときは，自分の無力さに途方に暮れ，泣き続ける毎日でした．15年前に自分がメキシコで見た"教育の格差"——この格差を是正したい，と国際協力に飛び込んだものの，時を経て，南アフリカで目の当たりにしたのは"命の格差"でした．生まれた場所・環境によって，同じ病気になっても救われる命と救われない命があることに憤りを覚えました．この南アフリカでの経験と思いを本にまとめて，もっと多くの若い人たちに"命の格差"について知ってもらいたい，考えてもらいたい，そして一緒に活動してもらいたい，という開発教育の視点から，南アフリカでの経験を基に単著『ぼくは8歳，エイズで死んでいくぼくの話を聞いて．—南アフリカの570万のHIV感染者と140万のエイズ孤児たち』（合同出版）を執筆するに至りました（図1）．

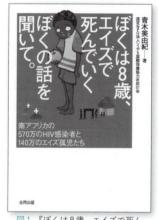

図1　『ぼくは8歳，エイズで死んでいくぼくの話を聞いて．』

● 現在——1人でも多くの人に一緒に活動に参加してもらうために

帰国後は，シェアのタイのAIDSプロジェクトの担当，海外事業チームリーダーなどを担いながら，『すべてのいのちの輝きのために—国際保健NGO・シェアの25年』（シェア＝国際保健協力市民の会著，めこん）と『人権で世界を変える30の方法』（ヒューマンライツ・ナウ編，合同出版）の執筆や，私と国際保健を出会わせてくれたデビッド・ワーナー氏の『Where There Is No Doctor』(Macmillan Education) の日本語訳版『医者のいないところで』（シェア＝国際保健協力市民の会）の編集作業に携わったり，ワーナー氏来日の際にはアテンドしたりする機会に恵まれました（写真5）．ほかには，大学の非常勤講師として教鞭を取ったり，大学や研修機関で前述の本に基づいたアフリカのAIDSについて講義をしたりもしています．現在は，帰国後に生まれた2人の息子の育児をしながら，NGOスタッフとして1人でも多くの人に，もっとシェアの存在や，シェアの活動を知ってもらうために，支援者とのコミュニケーションや問い合わせへの対応，ボランティアマネジメントなどの支援者サービス業務に携わっています．

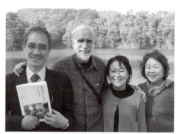

写真5　『医者のいないところで』の完成時，デビッド・ワーナー氏（中央左）とシェア代表理事の本田徹氏（左端），専門家・工藤美美子氏（右端）と

大学院修了から企業勤務などを経て，かなり遠回りして国際保健NGOでの活動にたどり着きましたが，振り返ってみると何1つ無駄な経験はありませんでした．NGOでのボランティアや企業での経験があったから

こそ，現在の仕事に生かせていることがたくさんあると実感しています．NGOの活動は，常に人材・資金の不足との格闘で，決して楽しいばかりではありません．しかし，常に何のために，誰のためにという視点を見失うことなく，理念達成のために，これからも取り組んでいきたいと思います．

インターネット上で自由に旅ができ，何でも情報を入手できてしまうがゆえに，何かすべてがわかったような気になってしまう今の時代だからこそ，これから国際保健に携わりたいと考えている若い人たちには，まずは現地に一歩踏み込んで，自分の目で見て，自分の心で感じて，自分で体験してほしいと思います**(図2)**．

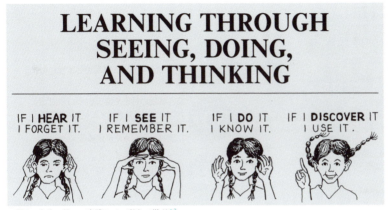

図2 自分で見て，実践して，考えて学ぶ[*3]

[*3] 出典：David Werner, Bill Bower：Helping Health Workers Learn. Part Two-1, Hesperian Health Guides, 1982, 1919 Addison Street Suite 304 Berkeley CA 94704 USA, http://hesperian.org/.)

〈参考文献〉
1) 池住義憲：デビッド・ワーナー（1），http://share.or.jp/health/library/knowledge/david_werner/index.html，2016年9月28日閲覧．

現在のポジション

いつかまたアフリカへとの思いをはせながら，現在はNGOシェアで，支援者サービス担当スタッフとして，シェアの活動を知ってもらい，一緒に活動してくれる支援者が増えるように，支援者の方々とのコミュニケーション，問い合わせ対応，ボランティアマネジメントなどを行っている．また，大学や研修機関で，国際協力やアフリカでのAIDSについて講義も行う．週末は，6歳と4歳の元気な子どもたちと外遊びをしながら「育児は育自」を実践中．

文系 × Ⓝ NGO

研究対象だったNGOが仕事場に

溝上 芳恵
Yoshie Mizogami

アイ・シー・ネット株式会社 コンサルタント

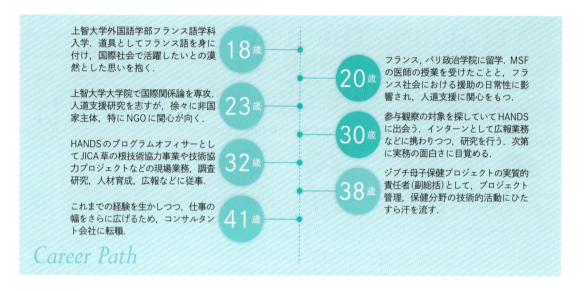

18歳 上智大学外国語学部フランス語学科入学.道具としてフランス語を身に付け,国際社会で活躍したいとの漠然とした思いを抱く.

20歳 フランス,パリ政治学院に留学.MSFの医師の授業を受けたことと,フランス社会における援助の日常性に影響され,人道支援に関心をもつ.

23歳 上智大学大学院で国際関係論を専攻.人道支援研究を志すが,徐々に非国家主体,特にNGOに関心が向く.

30歳 参与観察の対象を探していてHANDSに出会う.インターンとして広報業務などに携わりつつ,研究を行う.次第に実務の面白さに目覚める.

32歳 HANDSのプログラムオフィサーとしてJICA草の根技術協力事業や技術協力プロジェクトなどの現場業務,調査研究,人材育成,広報などに従事.

38歳 ジブチ母子保健プロジェクトの実質的責任者(副総括)として,プロジェクト管理,保健分野の技術的活動にひたすら汗を流す.

41歳 これまでの経験を生かしつつ,仕事の幅をさらに広げるため,コンサルタント会社に転職.

Career Path

● フランス政治への興味と留学

　私が日本以外の世界を知ることになったのは,小学3年のときに父の仕事の関係でインドネシアに行ったときでした.インドネシアで過ごした1年間は,家にお手伝いさんがいる生活,スクールバスから見るスラムの日常,そして休みのときに両親に連れて行ってもらったバリやジョグジャカルタの光景など,日本とは異なる景色に触れる毎日でした**(写真1)**.ただ,そうした世界に何か衝撃を受けたというよりは,自分の世界が広がるような感覚だった気がします.そして,自分の世界を広げる小さなつながりの積み重ねが,今の私のキャリアにつながっていることに不思議な縁を感じます.

　インドネシアからの帰国後はごく平凡な生活を送り,高校2年の冬までは自分の進路もぼんやりしたままでした.しかし,現代社会の授業で欧州連合(EU)の創設について学んだのをきっかけに,大学でフランス政治を勉強したいと思うようになりました.当時は,日本が「経済は一流,政治は三流」とよくいわれていたと思いますが,経済力以上の強国ぶりを国際舞台でみせ,欧州統合でも中心的役割を果たしたフランスに興味を覚えたのです.

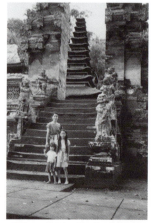

写真1　子どもの頃,父の仕事の関係でインドネシアに.バリ島のヒンドゥー寺院にて,母・妹(左)と

かなり付け焼刃の受験勉強でしたが第一志望の上智大学外国語学部に合格し，大学生活が始まりました．最初の2年間はフランス語の文法に四苦八苦しつつも，アルバイトと遊びに明け暮れるごく普通の大学生らしい日々．そんなとき，親しくしていた友人が「3年生になったら交換留学に行く」と言い出しました．影響を受けやすい私も説明会に出たところ，ある提携校に目がとまりました．それがパリ政治学院でした．パリ政治学院は，官僚の卵が通うようなエリート校だったのですが，当時は身の程知らずに「これが私の進む道！」と志願したことを覚えています．運良く留学が決まり，大学3年の夏にフランスに渡りました．

　パリ政治学院では，留学生がフランス政治やフランス語を学ぶための1年間の課程に通いました．一般の学生とともに受けられる選択科目も2つあり，その1つとして国境なき医師団（MSF）の医師の講義をとることにしました．現場の最前線で活動してきた彼らの講義は，臨場感があったとともに知的好奇心が刺激されるもので，毎回時間があっという間に過ぎたことを覚えています．そしてその中で，「赤十字とは違い，MSFは活動対象国の了解の有無にかかわらず，必要とされるならどこにでも出向いて活動する」という言葉が強く印象に残りました．

　それが私にとって国際保健との初めての出会いでした．とはいえ，当時は活動そのものに興味が向いたというよりも，国の了解なしに現場に入って活動ができる背景をもっと知りたいと考えていました．そして，大学院ではこうしたことを深く学べるのではと思うようになりました．

● NGOへの関心

　結局，帰国後に履修した国際政治学のゼミの奥深さが決め手となって，そのまま上智大学大学院に進学，国際関係論専攻に進みました．社会人学生や留学生を含む，関心もさまざまな同級生との出会いは今でも大きな財産です．本業では，留学時の関心に基づき，国家の人道的介入や民間の人道支援の在り方と社会文化の関係をテーマに研究を進め，ルワンダへのフランスの人道的介入をテーマに修士論文を書きました．大量の文献を読み込み，得られた知識や理解を体系的に整理・分析して論文を書く作業は得意ではありませんでしたが，「先行研究をもっと押さえる必要があるが，君のアイデアはいい」と言われたことから，研究者としてやっていけるのかも，と博士課程に進むことにしました．

　博士課程で研究を続けるうちに，私の関心は次第にNGOなどの非国家主体に向いていきました．そして，国際社会で時に大きな注目を集める人道支援や開発援助の実施主体である国際協力NGOについて，組織文化に関わるような要素が活動にどのように作用しているのかをテーマに据えた研究をするようになりました．国内外のNGOを対象にしたインタビューや資料調査，また，NGOを知るための短期インターンなどを経て，少しずつNGOに知り合いも増えていきました．余談ですが，とあるNGOでインターンをすることになり，歓迎会で「NGOでは食べたいものは自

episode

英語との再格闘

大学院に入ってまず苦労したのが英語でした．学部での4年間はほぼフランス語一色だったため，大学受験までかなり頑張ったはずの英語の記憶は悲しいことにはるか彼方．複数のゼミで毎週課せられた大量の英語文献の閲読はどうにかこなせましたが，話すときには英語でなくフランス語が口をついて出てくるのです．これはまずいと1年間，大学近くの英語学校に週5日通い詰めました．別言語を学んでも，英語は忘れてはダメなのだと痛感．

分でどんどん取らなきゃ．誰かに取ってもらえるなんて期待してはダメ」と言われ，「これが NGO の文化なのか」と驚いたこともあります．

こうして，国際協力 NGO の実際を少しだけ知るうちに，インタビューや文献調査からいったい何を語れるのだろうという思いが湧いてくるようになりました．もっと NGO の日常にどっぷり浸かり，NGO で働く人たちが何を考えながら物事を決定し，活動に従事しているのかを理解できなければ，NGO の組織文化など論じられないのではないかと考えるようになったのです．そこで，参与観察のためにある程度の期間，日常的な業務に関われるような NGO を探し，特定非営利活動法人 HANDS に巡り合いました．週に 4 日程度，ウェブサイトの更新や庶務を担当するインターンの募集が出ていたのです．その当時，私は保健医療分野に特に関心をもっていたわけではなく，HANDS のこともまったく知りませんでしたが，日常的な業務に長期間関わることができる機会を得たい一心で応募し，受け入れてもらえることになりました．

● HANDS のインターンから正職員へ

私にとって幸運だったのは，インターンをしながら研究の題材として HANDS を扱わせてほしいという極めて勝手なお願いを聞き入れてもらえたこと，大阪大学教授の中村安秀先生が代表理事を務めておられ，研究についても相談できる環境だったこと，そして，まったくの偶然でしたが，HANDS が他の多くの日本の NGO とは毛色の異なる設立背景と活動理念を有しており，興味深い研究対象だったことでした．HANDS は，個人の強い思いから始まったボランティア活動をベースにしたり，寄付などの民間資金を基盤とすることで政府や政治からの独立性を確保しようとする日本の代表的ないくつかの国際協力 NGO とは異なり，保健医療や開発援助の高い専門性をもつプロフェッショナルなスタッフを集め，ODA（政府開発援助）も活用しながら，保健医療のシステム開発と人材育成を中心とする質の高い活動を実施することを目指し，設立された NGO でした．

そんな環境の中で，インターンとしての仕事をしながら研究のネタを拾う日々が続きました．結局，約 2 年間をインターンとして HANDS で過ごすことになり，その間にいくつかの研究成果を発表や著作としてまとめるに至りました **(写真 2)**．また，HANDS のプロジェクトについて話を聞き，スタッフの仕事ぶりを見るうちに，実務にも興味をもつようになっていきました．

その頃，納得のいく研究をするためにもう少し HANDS で調査を続けたいとは思っていたのですが，研究者としてのキャリアを考えなければならない時期を迎え，研究に専念しようとインターンを辞めることを申し出ました．すると，「HANDS で正職員として働かないか」との思わぬオファーがあったのです．実務に興味をもつようにはなっていましたが，自分が働くことは考えていなかったので，これはちょっとした驚きでし

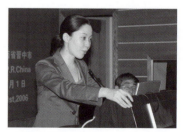

写真 2　HANDS でインターンをしながら国際会議で研究成果を発表

た．しかし冷静に考えてみると，実務を経験した後に研究に戻ってNGOを論じるというのはなかなかできないことではないかと思えてきました．今，私自身のキャリアを説明するときには，よく「ミイラ取りがミイラになった」と言うのですが，"ミイラ"としての新たな立場でNGOとその活動を眺めてみようという気になったのです．

こうして，2007年にHANDSの正式なスタッフとなりました．最初の海外出張は，偶然にも初めて海外で過ごしたインドネシアでの短期調査の仕事でした．二十数年ぶりのインドネシアに昔の面影を見つけることは簡単ではありませんでしたが，人々との出会いに，以前感じた世界の広さを実感するような爽快感があったことが忘れられません．

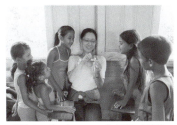

写真3 ブラジル，アマゾン西部の活動地域で子どもたちと

また，HANDSがブラジルやケニアで実施していた草の根プロジェクトにも関わるようになり，短期の調査などで現場にも出向くようになりました**（写真3，4）**．それまで，インターンとして保健医療プロジェクトに触れる機会はあったものの，自分自身が担当となってからは，新たに勉強することばかりでした．しかし，エントリーポイントとして現地のニーズに沿って展開する草の根プロジェクトに関わる機会を得たことは幸運だったと思います．現地のニーズと資金提供者の要望という，時に異なる2つの要素をいかに両立させるかに知恵を絞ることで，その可能性を面白いと感じたのです．

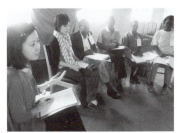

写真4 ケニアで行った調査でのトレーニング中の光景

そして，NGOのスタッフとして，セミナーや日本国際保健医療学会学術大会などで情報を発信しつつ**（写真5）**，非医療系の立場でプロジェクトに貢献する方法を考え，意識的に社会調査や評価，プロジェクトマネジメント関連の勉強をするようになりました．これは，結果的に自分の仕事の幅を広げるために大いに役立ち，保健医療分野の複数のJICA（独立行政法人国際協力機構）技術協力プロジェクトの専門家として，業務に従事する機会も巡ってきました．それまでの比較的短期の出張とは異なり，通算で1年の半分程度を現場で過ごすようになって生活のパターンも変わりました．また，求められる業務を遂行するための力不足を痛感することも多くありましたが，人々との縁を糧に，そして家族や友人の支えもあって経験を積み重ねることができました．

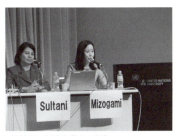

写真5 国連大学での発表

● ジブチでの活動

2013年からは，アフリカ東部の人口約80万人の小国，ジブチでの母子保健プロジェクト（JICA技術協力「母子保健サービス改善プロジェクト」）に責任者として関わることになりました．このプロジェクトは，産婦人科医の数が極端に少ないジブチで母子保健サービスの中心的な担い手となっている助産師の能力を強化することでサービスの改善を目指すものでした．メンバーには，母子保健分野の専門性や，フランス語圏のプロジェクトということでフランス語力も必要とされていました．

それまで，複数のプロジェクトでプロジェクトマネジャーやチーフアドバイザーの仕事ぶりに触れてきましたが，みるとやるとでは大違いで

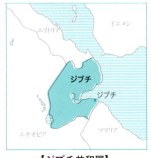

【ジブチ共和国】
人口 88万人（2013年）
民族 ソマリ系イッサ族（50％），エチオピア系アファール族（37％）
言語 アラビア語，フランス語
宗教 イスラム教（94％）
歴史 フランスが1896年にフランス領ソマリとして植民地化．1977年にフランスより独立するが，1991年，ソマリ系イッサ族とエチオピア系アファール族の民族対立により内戦が勃発．2001年，内戦が終結．

した．タスクの多さと，それを管理し，結果を出さなければならない責務に押しつぶされそうな思いをすることもしばしばでした．そして助産師への研修実施に向けた準備で，耳慣れない専門用語が飛び交う中，現地の医師や助産師を相手にフランス語で議論しなければならないことも大きな挑戦でした．JICA方式のプロジェクトの在り方も，カウンターパートのジブチ保健省になかなか理解してもらえず，ちょっとしたことで衝突する日々．立ち上げ期は，大学卒業以来ほとんど使う機会のなかったフランス語を最低限のレベルまでさび落とをし，他の専門家と毎晩のように話をしながら，何とか1日1日を終えていくような感覚でした．

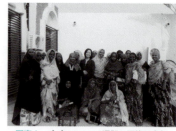
写真6　ジブチにて，1週間の研修に参加した助産師たちと記念撮影

それでも，研修など現場での活動が始まって，カウンターパートとの相互理解も深まり，また現地の母子保健事情にも詳しくなるうちに，次第にプロジェクトの勘所のようなものがわかってくるようになりました．また，業務指示書（TOR）に記載された業務内容にとどまらず，カウンターパートが第三国での研修で学んできた母親学級を定着させるための働きかけなどを行うこともできるようになってきました（**写真6，7**）．

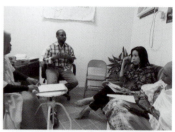
写真7　ジブチの地方病院での母親学級の実施計画について相談

突然のハプニングや決まった話が突如ひっくり返され右往左往するような出来事はプロジェクト終了まで続きましたが，国際機関の支援とは異なり，現地側と日本側がすべての活動について一緒に話し合い，手をかけるやり方にカウンターパートが理解を示してくれるようになったこと，そして，プロジェクトで実施した緊急産科・新生児ケアの研修や現場での助産師スーパービジョンについて，プロジェクト終了後も継続し，講師やスーパーバイザーを他の活動でも活用することをジブチ保健省が明言してくれたことは大きな喜びでした．

● 今後の目標

このように，HANDSでは数多くの活動に関わり，さまざまな経験を積むことができました．そして，もともとの研究の関心から，あらためてNGOが実施する保健医療プロジェクトの在り方についても考えるようになりました．しかし，まだまだ自分自身のキャリアは途上で，仕事の幅をさらに広げ，知見を深めたいとの思いが強くなり，現在は開発コンサルタント会社で働いています．NGOという慣れ親しんだベースを離れ，開発援助や国際保健医療支援について，また別の視点で考える機会にできればと思っています．試行錯誤や迷う日々はしばらく続きそうですが，いつか研究と実務を結び付け，そしてそれを次の世代に還元できるような仕事ができればと考えています．

現在のポジション

開発コンサルタント会社，アイ・シー・ネット株式会社のコンサルタントとして保健医療分野の調査やプロジェクト，研修などに従事．また非常勤講師として大学院で「国際NGO論」を担当している．実務者としては発展途上で，保健医療分野に限らず経験を積みたいと考えているが，実務と研究という立ち位置は今後も考えていきたいところ．細々と続けてきた研究分野のキャリア構築を，真剣に計画中．

文系 × 大学・研究機関

哲学から国際保健医療へ
―海外経験を日本の次世代に―

小川 寿美子
Sumiko Ogawa

名桜大学 人間健康学部 教授，同大学院 国際文化研究科 教授

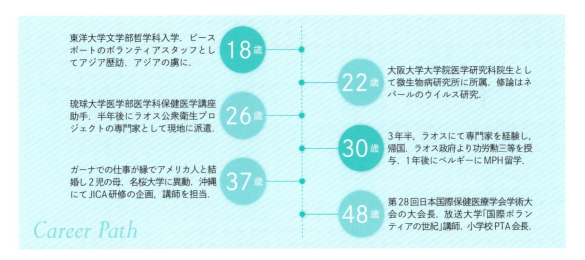

Career Path

- 18歳：東洋大学文学部哲学科入学．ピースボートのボランティアスタッフとしてアジア歴訪．アジアの虜に．
- 22歳：大阪大学大学院医学研究科院生として微生物病研究所に所属．修論はネパールのウイルス研究．
- 26歳：琉球大学医学部医学科保健医学講座助手．半年後にラオス公衆衛生プロジェクトの専門家として現地に派遣．
- 30歳：3年半，ラオスにて専門家を経験し，帰国．ラオス政府より功労勲三等を授与．1年後にベルギーにMPH留学．
- 37歳：ガーナでの仕事が縁でアメリカ人と結婚し2児の母．名桜大学に異動．沖縄にてJICA研修の企画，講師を担当．
- 48歳：第28回日本国際保健医療学会学術大会の大会長．放送大学「国際ボランティアの世紀」講師．小学校PTA会長．

● 哲学専攻，そしてアジアへの船旅

　私が大学学部の専攻を哲学科にした理由は，2つあります．1つは，私の尊敬する人物がいずれも哲学を学んでいたためです．"生命への畏敬"の理念を生涯，身をもって実践したアルベルト・シュバイツァーや，『娘時代』『女ざかり』の著者であるシモーヌ・ド・ボーヴォワールなどです．もう1つは，大学時代に考える癖を習得したいと思っていました．なぜならば，私は以前から思ったことを即行動にとってしまう性格であったため，もう少し落ち着いて論理的に物事を理解したり分析できる人間になりたかったのです．私は大学在学中に，自らの人間力を高めたいと意気込んでいました．

　大学1年で初めて海外渡航したのですが，それがベトナム，カンボジアなど，当時入国許可がなかなか下りない国々でした．私はピースボートという大学生主催の任意団体にボランティアスタッフとして参加し，船でアジア諸国を訪問しました．同団体は「過去の戦争を見つめ，未来の平和をつくろう」をテーマに，教科書やマスコミに紹介されていない歴史や現実を実感する船旅を毎年企画していました．船内では大学教授やさまざまな専門家，ジャーナリストなどによる訪問先に関する歴史，政治経済，文化などの講義が開催されました．船上で学び，寄港地では

 KEYWORD

ピースボート

1983年に国際交流を目的に設立されたNGO．アジアをはじめとする各地の人々と現地での交流を行うことで国際交流と理解を図るため，青少年を運営主体に，年4回，世界一周の船旅を企画している．

現実を体験するという"知の受肉化"は，私自身の人間形成のために大変意味深い経験でした．その他，まだ10代の私を諸先輩は「スミコは声が大きく根性が据わっているから」とおだて，カンボジアのチームリーダーに指名．そのため自分よりずっと年上の講師陣や参加者を先導しました（**写真1**）．乗船者に叱咤激励されながら，試行錯誤の連続を通じて次第に"人"や"物"を動かす手法を体得しました．

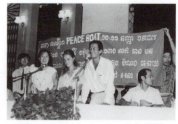

写真1　ピースボートでカンボジア訪問．チームリーダーとして挨拶（筆者は左から2番目）

　大学では講義で得た知識より，個別に教授らと意見交換したことのほうがいつまでも記憶に残り，人生の糧になっているように思います．講義に関すること，そうでないことも含め，質問があると教授室に足しげく通い，講義では拝聴できない先生の本音や講義の発展話題で盛り上がりました．

　ピースボートでは，東南アジアの人々と現地で膝を交えて話し合える等身大の交流が楽しく，多忙も苦労と思わず，半ばのめりこんで参加していました．また日本に居ては見えない世界の現状を垣間見，その相違を痛感することにより，自分自身を見つめ直す絶好の機会でした．しかし継続性のない"打ち上げ花火"的な企画に対して，年月を重ねるごとに疑問を感じ，ついに3年目の船旅を終えた後，私はピースボートを卒業しました．

● 大学院で医科学を専攻

　結局，「アジアの人々との一過性の交流から一歩踏み込み，現地に根差した活動をしたい」という思いは，26歳以降のJICA（国際協力事業団[*1]）公衆衛生プロジェクトへの参加へと発展していきますが，当時，学部の卒業を1年後に控えた私は進路の決定に迷っていました．

　ある日，書店に山積みされたNHK市民大学講座『医療の文明史』（日本放送出版協会）というタイトルのテキストに出会いました．早速購入し，テレビを通じて受講し始めました．講師は大阪大学大学院医学研究科の中川米造先生で，その内容は西洋医学の起源であるヒポクラテスの医学論から，近代医学の祖といわれるルネ・デカルトの心身二元論の紹介，そして現代の先端科学技術を駆使した生物医学への発展とその問題点などを，実に興味深く紹介していました．偶然にも中川先生の恩師は「医学概論」という社会医学的な講義を，科学偏重の医学部でいち早く実践された澤瀉久敬先生という，フランス哲学者であることを知り，同じ哲学専攻ということで，個人的に親近感を覚えました．

　私はもともと文系・理系という枠組みで人を分類することに疑問を感じていましたし，自分自身が"分類不可願望"でした．すなわちどちらにも精通したいという希望がありました．そこで早速，文系出身ではありながら，医学系の同大学院への進学を考えるようになりました．それが大学4年の6月でした．コネもツテもなかったのですが，運良く入学できました．

　喜びもつかの間，22歳で大学院に入学した私は，半年後に中川先生が

*1　現・独立行政法人国際協力機構．

他大学院に異動してしまうことを知り,愕然としました.医療史,医療人類学の教官が不在の中,そろそろ所属する研究室を決めねばならない時期となりました.そのような折,感染症学の講義で微生物病研究所の教授,上田重晴先生が,ご自身が関わる国際医療協力の話を紹介し,私は"ピン"ときました.国際医療協力は,ピースボート時代に私自身が達しえなかった,現地で継続した活動ができ,なおかつアジアで得た知識や体験も生かせる分野でもありました.「よし,もう一度アジアに赴き,現地に根差した活動の手段としてウイルス学を学ぼう」と思い,早速,上田先生に相談したところ,快く研究室に受け入れてくださいました.その後,実験室に夜遅くまでこもって技術を習得する毎日が続きました.

その集大成として書き上げた修士論文のテーマは「ネパール南部・タライ平原における日本脳炎の血清疫学的・ウイルス学的研究」です.タライ平原は,インドで流行している日本脳炎が国境を越えて蔓延している地域と報告されています.現地では日本脳炎患者が臨床学的に確認されてはいるものの,ウイルス学的に同定はされていませんでした.そのため現地に2ヵ月弱滞在し,フィールド調査を実施しました.実験系の調査は,実施場所が変わると条件が異なるため,思ったとおりに実施できないことがあります.普段と異なる場所で実験することに慣れるため,ネパールに移動する前の2週間,タイ,チェンマイ大学のウイルス学教室で修業をしました.帰国後はPCR[*2]を用いて分離した日本脳炎ウイルスの遺伝子配列を明らかにし,最終的に医科学修士の論文として受理されました.

修士課程の後は,実は博士課程への進学のためにイギリス留学を希望していました.その返事を待ちながら,私は東京大学医科学研究所の熱帯病学基礎研修課程コースを受講しました.ここでは感染症学をはじめ,疫学,国際保健学など,国際医療協力に必須の分野を学ぶ機会を得ました.また12人の受講生のほとんどが開発途上国での保健医療協力経験者であったため,私は多くの触発を受けました(写真2).

[*2] Polymerase Chain Reactionの略.DNAを増幅するための手法で,ここではウイルスの塩基配列を調べるために使用.

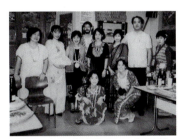

写真2 東京大学医科学研究所の熱帯病学基礎研修課程コースの受講生たち(筆者は中央の黒服)

● 大学教員として就職,そしてラオスへ

前述のフィールド調査前に修業で訪れたチェンマイ大学には,ちょうど琉球大学医学部から感染症学の教授陣が訪問中でした.当時,開発途上国の保健医療に関心をもつ若者が少なかったため,彼らにとって私は大変珍しかったそうです.おまけに私のように文系から医学系へと異なる分野を就学するのは稀有でした.このときの教授陣との出会いが,のちの就職先となる琉球大学医学部との接点でした.

琉球大学医学部ではJICAからの要請で,プロジェクト技術協力の一環としてラオスで公衆衛生プロジェクトを実施するにあたり,プライマリ・ヘルス・ケア(PHC)の専門家を探していました.ターゲットとなった人物像は,理系と文系の知識と経験を兼ね備え,かつ開発途上国に興味

のある若者でした．一方，私も10代のときに憧れながらも達成できなかった「ある開発途上国に継続的に関わる仕事」が実現できる期待から，同大学の教員ポストに応募し，1992年5月より採用されました．

その当時のラオスは，1975年以降に社会主義国となり，資本主義国に対して鎖国状態が続いたのち，1991年のソ連崩壊により，徐々に世界各国と国交を再開し始めていました．私の関わったプロジェクト現場は，首都のビエンチャンから350km離れたカムワン県でした．そのようなへき地に1992年11月よりJICAの専門家として3年半居住する，唯一の日本人でした．

仕事の内容は，対象地域住民の保健医療状況の向上のため，PHC活動を住民の優先課題に従って，住民主導で展開するのを支援することでした．そのためにプロジェクトの最初に，同県の全898村落を対象に，ニーズアセスメントを実施しました．その結果を受け，まずは20村落にターゲットを絞り，村落在住の保健ボランティア（VHW）[*3]を養成し，毎月村落住民の健康状態を報告するシステムを樹立しました．同時に各村落に必須医薬品の薬棚を設けてVHWによる継続運営を支援したり，飲料水の確保のために井戸を掘ったり，環境衛生のために簡易トイレをつくるロジスティクスを提供し，住民主導でその事業を任せたりしました．また仕事を通じてラオス語も上達しました．

JICAといえば日本政府の援助機関として巨額の予算で支援する，というイメージが開発途上国には定着していますが，たった1人の20代女性が地域で保健医療活動を開始したので，地元のカウンターパートであるカムワン県保健衛生局職員は，当初JICAを小さなNGOだと思っていました．また"ジャイカ"の発音が偶然ラオス語の"勇ましい"に相当するため，「スミコは勇敢だ！」とよく言われていました．

県の保健衛生局では，当初私がプロジェクトを主導することが多かったのですが，他県や中央政府から活動が注目されるようになると，次第にカウンターパートたちが「僕のプロジェクト」と誇らしげに語るようになりました．専門家として，一番うれしかった瞬間です．

ラオス政府からは，地域保健医療の向上に貢献したことを讃えられ，1996年に功労勲三等を授与されました**（写真3）**．また翌年，日本では同プロジェクトでの仕事が評価され，日本青年会議所主催のTOYP大賞[*4]の全国グランプリを授賞しました．

● **帰国，留学，結婚……**

ラオスから帰国したのが30歳でした．実はラオスで働き始めた頃は，帰国し医学部に再入学し医師免許を取りたい，とひそかに計画していました．国際保健医療協力を業にするのであれば，それが必須条件であると考えていたからです．しかし，ラオスで私が任された業務は，医師としての知識や経験よりも，行政との交渉や地域住民の地区診断など，運営管理や社会調査の手腕が求められるものでした．さらに医師や看護師

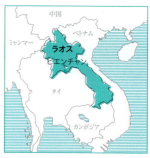

【ラオス人民民主共和国】

- 人口　約660万人（2013年）
- 民族　ラオ族（全人口の半数以上）を含む49民族
- 言語　ラオス語
- 宗教　仏教
- 歴史　1899年フランスのインドシナ連邦に編入される．1949年フランス連合の枠内での独立．1953年フランス・ラオス条約により完全独立．その後内戦が繰り返されたが，1973年「ラオスにおける平和の回復および民族和解に関する協定」が成立し，インドシナ情勢急変に伴って，1975年にラオス人民民主共和国が成立した．

KEYWORD

ニーズアセスメント

対象とする地域や人々が，何を必要としているかを調査・評価すること

[*3] Village Health Worker．

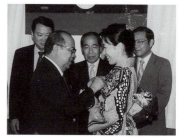

写真3　ラオス政府から勲章授与

[*4] TOYPはThe Outstanding Young Personの略．現在は人間力大賞と改称．

などの職能集団の世界は，年功序列・経験序列を重んじていることも徐々にわかり，資格を取ると逆にさまざまな柵（しがらみ）がつくかもしれないと思うようになりました．

現在私は，個人的には医療系の資格は国際保健医療協力従事者の必須条件ではないと考えます．なぜならば，地域で物事を多角的かつ包括的に考えねば問題が解決しない現場で，医療系の専門分野をもった場合，その分野の視点にとらわれた分析に偏りがちとなり，裨益者の優先課題を見失うケースを多く垣間見てきたためです．

琉球大学医学部に戻った後は，大学の教員として約1年ほど研究や教育など**（写真4）**を続けた後，ラオスでの経験を体系化するために，ベルギーのアントワープ熱帯医学研究所に国際保健開発学を学びに1年間留学し，公衆衛生学修士（MPH）を取得しました．留学先では，アジアのみならずアフリカ，南米の人脈も広がり，自分自身の国際保健医療開発に対する知見も広まりました．

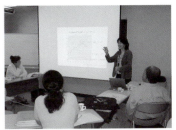

写真4 沖縄で大洋州諸国の医療従事者を対象に研修の講師を務める

そのような中，JICA が保健医療分野では初めての国連・世界銀行と合同プロジェクトとしてアフリカの英語圏諸国を対象とした Community Health Finance セミナーをガーナで2週間開催し，私は日本側の講師として参加しました．そのときに一緒に仕事をした世界銀行の公衆衛生シニアアドバイザーのユージーン・ブーストロム先生には，セミナー後も専門分野のよき指導者として相談にのってもらいました．2年後，私が37歳のときに彼と結婚，その後一男一女にも恵まれました．スウェーデンのカロリンスカ研究所で引き続き学ぶ機会を得たり**（写真5）**，大阪大学大学院人間科学研究科教授の中村安秀先生のご指導の下，博士論文「Japan's and Okinawa's Community Health Experiences and their Relevance to International Health Cooperation」をまとめ，人間科学博士号を取得したのもその頃です．また JICA の短期専門家としてアジアや大洋州，アフリカ諸国の保健医療案件に関わってきました．

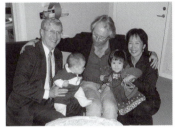

写真5 カロリンスカ研究所にて．Tomson 先生（中央）をわが家族が囲む

40歳で同じ沖縄にある名桜大学に異動，引き続き沖縄を拠点として，日本でできる国際保健医療協力として JICA の主催する地域別・問題解決型研修などの講師やコースリーダーを務めました．

● 現在 ── 国際ボランティアの人材支援

現在，名桜大学人間健康学部と同大学院で，公衆衛生学，グローバルヘルス，疫学，国際学入門などを教えています．国際協力を標榜する大学ではないので，大学入学時に国際協力に興味ゼロの学生たちがほとんどです．そのような若者が開発途上国に興味を抱き，ひいては開発途上国で実際に活躍する人材となる──その仕掛け人に徹することが，現在の私の生きがいです**（写真6）**．本業のほかでは，沖縄県 JICA 帰国専門家連絡会の顧問を務め，同県における国際保健医療協力や開発教育の普及に関わる一方，小学生となった2人の子どもが通うインターナショナルスクールの PTA 会長を務めています．開発途上国の子どもたちに比べ

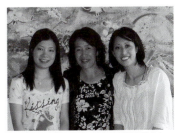

写真6 大学卒業後，青年海外協力隊としてアフリカに飛び立った教え子たちに囲まれて

て，日本の子どもたちには元気とエネルギー，そして感動が足りないように思います．多様な価値観を受け入れられる，次世代の雅量のあるグローバル人材育成のためにできることは何か，と常に模索し実践しています．

また日本国際保健医療学会の第 28 回学術大会大会長という名誉ある役を 48 歳で任され，会場である名桜大学に 500 人余が参加，多くの出席者に激励していただき，感無量でした．それも国際保健医療分野の重鎮から，教え子や愛弟子たち（現在は立派な社会人）まで，大会の成功のために温かく応援してもらったことは，今でも私の大きな心の支えになっています．

2014 年，放送大学「国際ボランティアの世紀」に講師の 1 人として出演しました**（写真 7）**．国際ボランティア活動を介して培われる能力として，例えば，異文化での対人関係における感受性，他人の基本的な尊厳と価値を認め，人間性を尊重することができ，人と人との関係性を考慮して行動できるようになります．これらの能力は，一般に仕事のできる（コンピテンシーの高い）人の行動特性ともいわれています．番組を通じて，より多くの日本人に国際ボランティアに関心をもってもらえれば幸いです．

国際保健医療あるいは国際ボランティア活動に関わってきたことで，私自身の人間性が豊かになったと確信しています．そして同じ感動を多くの日本の若者に体験してもらいたいと思い，目下，自分の立ち位置でできることに精を出す毎日です．

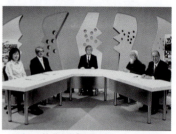

写真 7　放送大学「国際ボランティアの世紀」の一場面（筆者は左端）．

現在のポジション

沖縄の大学（院）で，公衆衛生学，グローバルヘルス科目などの教鞭をとる．大学入学時，国際協力に興味ゼロの学生たちを，卒業時にはいつの間にか開発途上国の虜となる人材に育成するのが生きがい．沖縄県 JICA 帰国専門家連絡会の顧問として同県で国際保健医療協力や開発教育の普及，日本国際保健医療学会と国際ボランティア学会の理事として，日本の若者たちが異文化の人や社会とつながるきっかけづくりを支援している．

生化学から寄生虫学・熱帯医学, そしてグローバルヘルス

北　潔

Kiyoshi Kita

長崎大学大学院 熱帯医学・グローバルヘルス研究科 研究科長,
東京大学名誉教授

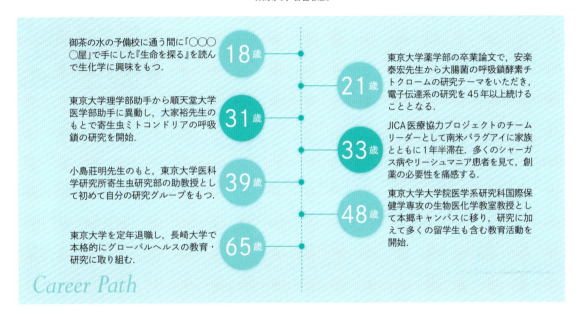

Career Path

- 18歳 御茶の水の予備校に通う間に「〇〇〇〇屋」で手にした『生命を探る』を読んで生化学に興味をもつ.
- 21歳 東京大学薬学部の卒業論文で,安楽泰宏先生から大腸菌の呼吸鎖酵素チトクロームの研究テーマをいただき,電子伝達系の研究を45年以上続けることとなる.
- 31歳 東京大学理学部助手から順天堂大学医学部助手に異動し,大家裕先生のもとで寄生虫ミトコンドリアの呼吸鎖の研究を開始.
- 33歳 JICA医療協力プロジェクトのチームリーダーとして南米パラグアイに家族とともに1年半滞在. 多くのシャーガス病やリーシュマニア患者を見て,創薬の必要性を痛感する.
- 39歳 小島荘明先生のもと,東京大学医科学研究所寄生虫研究部の助教授として初めて自分の研究グループをもつ.
- 48歳 東京大学大学院医学系研究科国際保健学専攻の生物医化学教室教授として本郷キャンパスに移り,研究に加えて多くの留学生も含む教育活動を開始.
- 65歳 東京大学を定年退職し,長崎大学で本格的にグローバルヘルスの教育・研究に取り組む.

● 生化学へ

　私は子どもの頃は機械いじりが好きで,ゲルマニウムラジオを組み立てたりしていましたので,大学は電子工学系を目指していました. 東大紛争で学生が安田講堂に立てこもった1969年に,東京都立小石川高校を卒業. 東京大学の入試がなく複数の有名大学を受験しましたが,すべてが「サクラチル」という電報で終わりました.

　そのような中唯一合格した,御茶ノ水駅付近の予備校に通いだしたのが,"呼吸鎖"を40年以上研究するきっかけとなりました. 当時はまだ学生と機動隊の衝突が御茶ノ水駅の前で頻繁に起こっていましたが,その中で私は集中力を高めるため,授業が終わると毎日のように「〇〇〇〇屋」と呼ばれる道場で鍛錬を積んでいました. さすが本屋の街・神田の名に違わず,鍛錬のご褒美の中には広辞苑や新刊書,文庫本がありました. その中に岩波新書も並んでいて,『生命を探る』(江上不二夫著,岩波書店) をたまたま手にしたのです. パラパラとめくってみると,第1章に「生命力説から古典的生化学まで」とありました. 大学で耳鼻科

の医師だった父方の親類から「最近,生化学という分野が出てきて,大変に面白そうですよ」と何度か聞いたことが頭の隅に残っていて,「よし,今日はこれだ」と手にして帰り,一気に読みました.というよりは,目を通したといったほうが正しいでしょう.最初のパスツールのあたりはある程度理解できましたが,生物が不出来だった私にアミノ酸,核酸,酵素など次々に頭が痛くなるような言葉が出てきて,第2章あたりからはほとんど字面を追うだけという状態でした.しかし「生化学とは何か」という点については,非常に明確なメッセージが伝わってきました.私は内容が理解できないままに,とにかく一晩で"読破"し,将来のテーマを"生化学"と決めました.予備校の講師とも相談し,科類も理科二類に変えました.子どもの頃に不老長寿の薬をつくりたいと考えていたことを思い出したのも理由の1つです.

● 大腸菌の呼吸鎖

翌年,東京大学に入学.教養時代はスポーツ愛好会というサークルでサッカーに明け暮れていましたが,なんとか薬学部に進学しました.大学3年のときはサッカーに加え,薬学部野球部でサードを守り,厳しい練習のためにあまり講義には出ていませんでした.

大学4年になって水野傳一先生の主宰する微生物薬品化学教室に入れていただき,生化学を学ぶことになりました.卒業論文に関して,「大腸菌のチトクローム b_1 の精製をしなさい」と当時の助教授だった安楽泰宏先生にテーマをいただいたときから,私の呼吸鎖との切っても切れない縁が始まりました(写真1).チトクローム(辞書では通常"シトクローム"と書きますが,あえてここでは"チトクローム"とします)を発見したデビッド・ケイリンは寄生虫学者であり,ウマに寄生するウマバエの生活環と呼吸器の観察からエネルギー代謝のキーワードの1つ,"チトクローム"を発見した研究者でした.エネルギー代謝と寄生虫の研究は,もともと深い関係にあったのです.

チトクローム b_1 については,大学院生の先輩たちの指導のおかげで精製までこぎつけ,その吸収極大の波長からチトクローム b_{556} と名付けました.そして,私の最初の論文としてアメリカの雑誌『The Journal of Biological Chemistry』に公表することができました.このときは,このチトクローム b_{556} が複合体Ⅱ(コハク酸-ユビキノン還元酵素)の構成成分で疎水性のアンカーの部分であるとは,夢にも思っていませんでした.そして,大腸菌の呼吸鎖が酸素の供給に対応して変動し,酸素が十分あるときは末端酸化酵素としてチトクローム bo 複合体を,また低酸素の条件では酸素に高親和性の性質をもつチトクローム bd 複合体を誘導し,環境の変化に適応していることを見いだしました.チトクローム bo 複合体がプロトンポンプ活性をもつことを示唆するリポソームへの再構成実験など,今考えてもなかなか冴えていたと思います.この2つの酸化酵素はユビキノンの還元型であるユビキノールを酸化するキノール酸化酵素

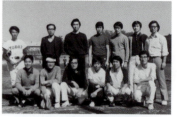

写真1 東京大学薬学部微生物学教室野球チーム.前列左端が安楽泰宏先生,前列右から3番目が筆者.薬学部大会で優勝したときの記念写真.研究室では1番,レフトだった

研究テーマ

「まったく違います.与えたのは multi purpose なテーマです.彼は何もわかっていません」.4年生の教室配属で,最初の結果報告のときに教授の水野先生からの「安楽くん,北の研究テーマの目的は今の彼の答えでいいんだね?」との質問に対する助教授の安楽先生の返答でした.
研究目的について何の疑問も感じないまま実験を開始し,報告が近づいてきて,はたと困りました.自分ではまったくアイデアが出てこなかったので,先輩たちに聞いてみたところ,さまざまな答えをいただき,余計混乱したまま当日になってしまいました.案の定,Introduction が終わったところで水野先生から「研究の目的は?」との質問が飛んできました.私は先輩たちのくださった"諸説"の中から,最も理解しやすかったテーマを答えました.その結果が,上記のやり取りです.水野先生は怒り出し,「自分の研究の意義もわからないやつの実験報告を聞くほどみんな暇じゃない!今日の君の発表はここでやめだ」とおっしゃいました.私はそれ以来,「自分の研究は自分で考えること」でやってきました.

ですが，これがのちにトリパノソーマのシアン耐性酸化酵素の研究につながるとは，当時はこれもまったく気が付いていませんでした[1]．大腸菌の研究を進めているうちに，真核生物も呼吸鎖の変動を通してエネルギー供給の維持を図る戦略をとっているのではないかと考えたのが，寄生虫に関心をもったきっかけでした．そして，安楽先生の勧めもあり，生活環の中で環境の酸素分圧が大きく変わる回虫の研究を進めていた順天堂大学医学部寄生虫学教室教授の大家裕先生の門をたたきました**（写真2）**．

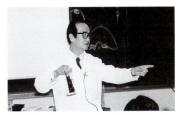

写真2　順天堂大学医学部寄生虫学教室・大家裕先生の最終講義．私を寄生虫学に導いてくださった

●薬剤標的としての寄生虫ミトコンドリア呼吸鎖

ウイルスや細菌と異なり，寄生虫は真核生物の病原体です．その性質は宿主である私たち哺乳類と似ており，そのため臨床で用いることのできるワクチンは皆無ですし，よく効く薬剤の多くは同時に強い副作用を示します．いわゆる"魔法の弾丸"がつくりにくいのです．

寄生虫が新しい機能を進化させ，寄生適応している例は数多く見られますが，大家先生のもとで研究を始めた回虫成虫の嫌気的呼吸鎖は，その代表例です．そしてこれが格好の薬剤標的になるのです．回虫は宿主の小腸という酸素分圧の低い環境に生息していますが，サイズが大きく生化学的解析が容易で，またその生活環の中で環境が大きく変化することから，寄生虫学領域だけでなく，さまざまな分野の研究者によって研究が進められてきました．

私たちは成虫ミトコンドリアの呼吸系が好気的代謝を行っている幼虫ミトコンドリアの哺乳類型呼吸鎖から，酸素の代わりにフマル酸を使うフマル酸呼吸に大きく変化することを見いだしました．フマル酸呼吸では，好気的環境でコハク酸酸化を触媒する複合体IIに代わって逆反応のフマル酸を還元する別の複合体IIが誘導され，末端酸化酵素として機能するのです．この2種の複合体IIのスイッチに関して『Parasitology Today』（現在の『Trends in Parasitology』）に総説を書いたところ，それを説明した図が表紙に載っていたのでびっくりした記憶があります**（写真3）**．これによって低酸素条件下でも複合体Iにおける共役部位が駆動され，ATPを合成できるのです．すなわち，ここを抑えることによって寄生虫のエネルギー代謝という最も重要な生命機能を断ち切ることができます．興味のある方は「低酸素適応におけるミトコンドリア複合体IIの役割」[2]などをご覧ください．

この研究の方向性は小島荘明先生が「一緒に新しい研究室をつくりませんか」と東京大学医科学研究所（医科研）寄生虫研究部の助教授として誘ってくださったことによって，一気に加速しました**（写真4）**．特に医科研は北里研究所と同じ東京都港区にあり，距離的にも非常に近く，ここで大村智先生のグループと抗寄生虫薬に関する創薬の共同研究を開始することができました．微生物の産生する生理活性物質を地道に研究されてきた大村先生がノーベル賞を受賞され，大変うれしく思っていま

KEYWORD

寄生虫感染症

感染症の病原体にはウイルス，細菌，寄生虫があるが，寄生虫は哺乳類と同じ真核生物である．そのため性質がよく似ているので効果的なワクチンはない．また特効薬も非常に少なく，有効な薬剤は副作用が強い場合が多い．さらに寄生虫疾患は貧困国に多く，利益が見込めないことから多くの製薬企業が製造や開発から撤退する傾向があり，産官学などのパートナーシップによる対応が期待されている．

KEYWORD

フマル酸呼吸

酸素の代わりにフマル酸を使う呼吸．酸素がなくてもATPを合成し，エネルギーを供給することができる．回虫やエキノコックスなどの寄生虫ばかりでなく，貝やホヤなどももっている．貝のうまみはフマル酸呼吸で生成されたコハク酸によるが，最近は一部のがん細胞もフマル酸呼吸を行っていることがわかり，抗がん剤の標的としても注目されている．

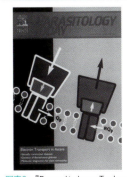

写真3　『Parasitology Today』(vol.8, no.5, 1992, Copyright Elsevier)の表紙．この号に掲載された私の総説の図のポイントを見事に簡略化したデザイナーに驚きと感謝

生化学×大学・研究機関　123

す．共同研究の中でいくつかの非常に興味深い化合物を見いだしましたが，中でも複合体Ⅱの強力な阻害剤であるアトペニンは抗寄生虫薬としてばかりでなく，がんや虚血後の再灌流時の傷害に対しての薬剤として非常に有望であり，研究を進めています **(写真5)**．

もう1つだけ紹介したいと思います．それは"ねむり病"とも呼ばれるアフリカ睡眠病の薬剤として開発中のアスコフラノンです．これは1972年に東京大学農学部の田村学造先生のグループが，抗がん・抗ウイルス作用を示す化合物として見いだした糸状菌が産生する化合物です．このアスコフラノンは試験管の中では病原体のトリパノソーマを1,2分で死滅させて，感染したヤギを一晩で完治させます．この経緯に関しては『〈眠り病〉は眠らない―日本発！アフリカを救う新薬』（山内一也，北潔著，岩波書店）や『ビヨンド・エジソン―12人の博士が見つめる未来』（最相葉月著，ポプラ社）に詳しく述べられています．アスコフラノンの標的はミトコンドリア呼吸鎖の末端酸化酵素でチトクローム bo 複合体同様に還元型ユビキノンを酸化するキノール酸化酵素でした．2013年にはアスコフラノン誘導体との共結晶解析から，その極めて低い IC_{50} のメカニズムがはっきりしました．

このシアン耐性の酸化酵素は植物ミトコンドリアで最初に見いだされましたが，その発見者のサセックス大学アンソニー・ムーア先生との共同研究も進み，イギリスの大学院生たちもときどきやってきます．最近の結果からアスコフラノンがなぜ抗がん剤候補として見つかったのかが明らかになり，さらに効果的な薬剤がなく北海道のキタキツネの50％近くが感染しているエキノコックスの複合体Ⅱを阻害することもわかってきました．北海道立衛生研究所の八木欣平さんのグループとの共同研究で，エキノコックスのミトコンドリア呼吸鎖が格好の薬剤標的であることを動物実験で証明することができました **(写真6)**．

● 寄生虫研究の楽しさ

私が順天堂大学に移って寄生虫の研究を始めたとき，かなりの友人から「なぜ，今ごろ寄生虫なんだ？」と言われたものです．今，私は「本当に寄生虫の研究に携われてよかった」と感じています．寄生虫の研究は楽しく，また思いがけないハプニングの連続です．何といっても大勢の仲間や友達ができます．私は30代も後半になるとそんなに新しい友達ができるとは考えていませんでしたが，まったく逆でした．医科研時代，寄生虫の研究をさらにレベルアップするにはどうしても研究費が必要と，小島先生を代表者としてスタートした特定領域研究「マラリア制圧の分子論的展開」は，田邉和裄さん，堀井俊宏さん，綿矢有佑さんと何年もかけて立ち上げた寄生虫学分野で初めての大型研究プロジェクトでした．みんな研究歴から性格まで大きく異なっていましたが，本当に仲良く議論し合ってつくり上げました．長兄的存在だった田邉さんが亡くなったのは本当に残念ですが，田邉さんのマラリア原虫ゲノム解析の論文が

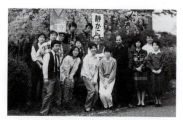

写真4 東京大学医科学研究所寄生虫研究部．小島荘明先生（正面中央）は研究分野の異なる私に思いきり研究をさせてくださった（筆者は前列左端）

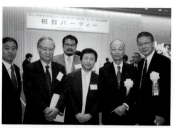

写真5 2015年，大村智先生，満屋裕明先生の朝日賞受賞記念祝賀パーティーでの記念写真．右から，満屋裕明先生（熊本大学，国立国際医療研究センター），大村智先生，筆者，濱野真二郎先生（長崎大学熱帯医学研究所），山田陽城先生（東京薬科大学，北里大学），砂塚敏明先生（北里大学北里生命科学研究所）．筆者は恐れ多くも大先生方の真ん中で恐縮している

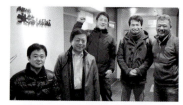

写真6 エキノコックスのミトコンドリアが優れた薬剤標的であることを示した仲間たち．右から北海道立衛生研究所の八木欣平さん，入江隆夫さん，孝口裕一さん，筆者と大学院生（当時）で小児科医の遠海重裕さん

『Nature Genetics』の表紙になったのは今でも励みになっています**(写真7)**．また，寄生虫の研究を始めたときは，まさか結晶学の専門家と友達になるとは思ってもみませんでした．それが今は40代になってから知り合った京都工芸繊維大学（当時は東京大学薬学部）の原田繁春先生のおかげで，自分たちが興味をもった寄生虫のタンパク質とその薬剤候補の結合の様子を立体構造レベルで見ることができるようになったのです．そして依頼に応えて400以上のアスコフラノン誘導体を合成し続けてくださっている鳥取大学大学院工学研究科の斎本博之先生を忘れるわけにはいきません．

写真7　写真左は田邉和裃さん（大阪大学微生物病研究所），2013年8月12日逝去．本物の学者だった．写真右は田邉さんの論文が表紙になった『Nature Genetics』(vol.44, no.9, 2012, Nature)

寄生虫の研究をしてきて，もう1つのうれしいことは，世界中の現実を自分で見て，そしてその土地の人々と交わることができる点です．私は国際協力事業団（JICA）[*1]による，臨床検査の技術移転と熱帯感染症の研究プロジェクトのチームリーダー兼専門家として，南米のパラグアイに1984年から約1年半，家族とともに滞在しました．そこで現地の風土病であるさまざまな寄生虫病に侵されている人々がいることを知りました**(写真8)**．しかも，真の意味での治療薬はありません．現在，私たちの研究グループは寄生虫の基礎研究に基づいた抗寄生虫薬の開発を進めていますが，パラグアイでの経験がそのきっかけとなっています．

*1　現・独立行政法人国際協力機構．

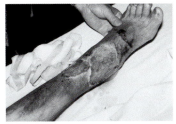

写真8　熱帯病院を訪れた皮膚リーシュマニア患者

実験室でしか研究を行ってこなかった私をパラグアイに送り出してくださった大家先生，そして開高健さん（私がパラグアイに行きたいと思ったのは，彼の著作の1つ『もっと広く！－南北両アメリカ大陸縦断記・南米篇』［文藝春秋］の中に，昼から赤ワインを飲みながらアサドと呼ばれる焼肉料理を楽しむ南米の人たちのことが書いてあったからなのです）に感謝しています．

● 呼吸鎖がつなぐもの

このように多くの方々の支援を受けて研究を進めてきましたが，1998年3月に東京大学大学院医学系研究科国際保健学専攻の生物医化学教室に教授として赴任し，新たな教育・研究のギアチェンジのときを迎えました．それまで実験一筋でやってきた寄生虫の研究に，"教育"が加わりました．生化学・分子生物学，寄生虫学などの基礎生命科学や熱帯医学，国際保健学の講義を行うことによって，私自身も新たな視点をもつことができました．

私は寄生虫の研究からもう1つ新しい生物学を期待しています．それは人々，国々そして"世界をつなぐ生物学"です．最近はすべてが競争原理に基づく様相を呈していますが，寄生虫の研究とその仲間たちは本当に「楽しく，和やか」です．もちろん，簡単によい実験結果は出ませんし，材料の準備だけで1年くらいかかってしまうものもあります．しかし，本気で戸をたたき教えを乞うと最後はにっこりとヒントを見せてくれます．また，一緒に戸をたたく共同研究者もどんどん増えていきました．本郷キャンパスに来て一気に留学生の仲間が増えました．国も南

episode

さまざまな留学生

多くの国から留学生が仲間になってくださいました．南米から来たDくんはご両親が日本人ですが，日本語はマンガで学んだので最初は苦労していました．私が彼の先輩を「Aくん」と呼んでいたので，Dくんも初日に「Aくん」と話しかけ，ひどく叱られてしまいました．風邪ばかりひいていたDくんも今では，日本の国立大学の教員として優れた業績をあげています．
東南アジア出身のJさんは履歴書では独身とあったのですが，ビザの申請書が届いたところ"既婚"になっていました．1年後にエンジニアの夫が我慢できなくなり来日しました．そして案の定，妊娠しました．家計を支える目的で働いていた製本工場に一斉取り締まりがあり，夫は不法就労で留置場へ．身重のJさんは面会で捕われの身の夫を見てショックを受け，危険な状態になり電話がきました．研究室の母親的存在でもある秘書のNさんが駆けつけ，事なきを得ました．Jさんは無事に出産し，2016年，私としては初めての『Science』の筆頭共著者として活躍しています．

米から中国，東南アジア，アフリカとほぼ地球全域です．医学部健康総合科学科に加え医学科の学生も研究室に入ってきて，一緒に研究しています．地球規模の課題，特に健康についての問題を解決する"グローバルヘルス"を進める基盤ができつつあります．しかも"みんな"で．

そして2016年4月より長崎大学大学院熱帯医学・グローバルヘルス研究科の研究科長としてさらにこの分野の教育・研究を進めることになりました．この研究科は2015年に開講した新しい大学院で，大学院生もスタッフも多国籍であり，多様性を尊重しつつ，この分野の強力な核になっていくことを期待されています．江戸時代，長崎は諸外国への"窓"でしたが，これからは"発信地"として地球のあらゆる健康を支え，生まれた国によって子どもたちの将来が左右されてしまうことのない，本当の意味での"みんなの地球"を築き上げていきたいと考えています（**写真9**）．

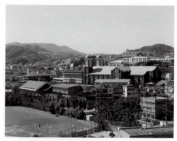

写真9　長崎大学の私のオフィスから見える浦上天主堂．ちなみに私が住んでいるのは原爆投下中心地近くの"平和町"

2016年8月27～28日にかけてケニアのナイロビで第6回アフリカ開発会議（TICAD VI）が開催されました．安倍晋三首相は基調演説の中で「強靱なアフリカは，病に負けないアフリカです」と述べ，アフリカへの協力の3本の柱の1つとして「質の高い生活のための強靱な保健システム促進」を取り上げています．TICAD VI ナイロビ宣言[*2]では「保健システムの強化」「公衆衛生上の危機への対応」「ユニバーサル・ヘルス・カバレッジ（UHC）」の重要性が強調されていますが，これを実現するための人材の育成が必要不可欠です．『国際保健医療のキャリアナビ』を読んだ方々の中から，地球規模のこの課題に取り組む仲間が現れてくだされば望外の喜びです．

[*2] http://www.mofa.go.jp/mofaj/af/af1/page3_001784.html

〈参考文献〉
1) 北　潔：大腸菌呼吸鎖チトクローム成分の研究（博士論文）．
2) 北　潔，坂井千香，冨塚江利子，江角浩安，原田繁春：低酸素適応におけるミトコンドリア複合体IIの役割．生体の科学，65（4）：304-310，2014．

現在のポジション

研究科長として長崎大学大学院熱帯医学・グローバルヘルス研究科の運営に携わることに加え，抗寄生虫薬から抗がん剤まで研究を続けている．同時に地球規模課題対応国際科学技術協力プログラム（SATREPS）や公益社団法人グローバルヘルス技術振興基金（GHIT Fund）などグローバルヘルスに関わる機関の活動推進に協力している．地球上のすべての人々の笑顔を念じて．

歯科 × 病院・地域医療

歯科開業医ができる国際保健医療協力

深井 穫博
Kakuhiro Fukai

深井歯科医院 院長，深井保健科学研究所 所長

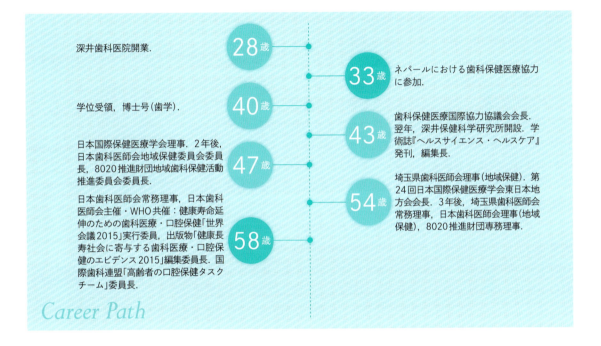

28歳 深井歯科医院開業．

33歳 ネパールにおける歯科保健医療協力に参加．

40歳 学位受領，博士号（歯学）．

43歳 歯科保健医療国際協力協議会会長．翌年，深井保健科学研究所開設．学術誌『ヘルスサイエンス・ヘルスケア』発刊，編集長．

47歳 日本国際保健医療学会理事．2年後，日本歯科医師会地域保健委員会委員長，8020推進財団地域歯科保健活動推進委員会委員長．

54歳 埼玉県歯科医師会理事（地域保健）．第24回日本国際保健医療学会東日本地方会会長．3年後，埼玉県歯科医師会常務理事，日本歯科医師会理事（地域保健），8020推進財団専務理事．

58歳 日本歯科医師会常務理事，日本歯科医師会主催・WHO共催：健康寿命延伸のための歯科医療・口腔保健「世界会議2015」実行委員，出版物「健康長寿社会に寄与する歯科医療・口腔保健のエビデンス2015」編集委員長．国際歯科連盟「高齢者の口腔保健タスクチーム」委員長．

Career Path

● はじめに

　本稿では，20代後半から50代後半までの30年間の私の経験を，国際保健医療という観点で振り返ります．私の場合，国際保健医療の専門家として，専門機関における政策立案者や実践者，あるいは大学などの研究職に就くことをモチベーションとしてきたわけではないので，それを最終ゴールとして，キャリアを積み上げていくことを目指す読者には参考にはならないかもしれません．しかし，歯科大学卒業後，開業医として歯科診療に従事している者であっても，日常臨床の傍ら，国際保健医療の場で活動し考えることができることを強調したいと思います．

　個人の経験を振り返るとなると，そこに連続性があり，すべてに意味があったとどうしても考えがちですが，実際には，個々の経験はばらばらで，記憶にも残っていないことが多いのだと思います．できるだけ，当時の原稿や記録をたどりながら，そのときの1つひとつの経験で何を考え，その考えたことや経験が次の経験にどのように生かされてきたの

かについて，考えてみたいと思います．

● 歯科大学卒業と開業

　福岡県立九州歯科大学[*1]を卒業後，福岡での勤務医を経て，1985年12月に出身地である埼玉県で歯科医院を開業しました．在学中から開業までのこの時期は，学生時代から交流があった福岡予防歯科研究会[*2]に所属する同窓の先輩たちの影響を強く受けたと思っています．彼らは，いわゆる"団塊の世代"で，学生運動の経験を経て，歯科医療を，治療から予防へ，診療室から地域へ，と転換するという強い意志が感じられる人たちでした．臨床と公衆衛生とを両立しようとするこのような考え方は，歯科大学入学まで，歯科分野とほとんど交流がなかった私にとって，受け入れやすいものであり行動の手本となりました．

　参加していた具体的な活動は，幼稚園などにおけるむし歯予防のためのフッ化物洗口の普及と保護者・施設職員を対象としたむし歯予防の啓発活動が主なものでした．そのような経験を経て開業したので，地域住民を対象とした活動を，臨床とともに行えるような開業医になりたいというのが，開業時のモチベーションだったと思います．

　開業後は，学校歯科医としてフッ化物洗口の実施を目指しましたが，その壁はなかなか厚く，地域の歯科医師会の事業にできるだけ参加し，仲間づくりをするように努めていました．

　このような時期に大学の先輩が誘ってくれたのが，ネパールでの歯科医療協力活動でした．1989年に九州歯科大学の同窓と福岡予防歯科研究会の先生らが中心となって始めた活動です[*3]．この年は，夏季3ヵ月間にわたるネパール各地での学術調査が行われました．そして翌年の第2次隊に参加したのが，国際保健医療との最初の出会いとなりました．

● 初めての海外

　1990年の第2次隊は，前年の第1次隊の結果と反省を基に計画されたものでした．当時，むし歯をはじめとする歯科疾患は，開発途上国では先進国に比べて少なく，歯科医療のニーズは低いと考えられていました．しかし先輩たちが現地で目にした実態は，自国に歯科大学がなく歯科医師が不足し，歯科疾患や歯の痛みに苦しむネパールの人たちでした．そのため，第2次隊以降は開業医の参加者を増やし，村人のニーズに即した歯科治療を行いながら，地域における歯科予防の活動を探るものとなりました．このときに，先輩から強く誘われたのが動機であり，活動期間が12月末～1月初旬の約2週間という開業医にとっても休みが取りやすい期間であったので，思い切って参加することにしました．この参加が，現在まで25年間続き，これまで22回現地を訪問するようになるとは想像もしていませんでした．

　この初参加の誘いの際に，先輩たちが私に求めたのは，村人の歯科治

[*1] 現・公立大学法人九州歯科大学．

[*2] 現・NPO法人ウェルビーイング．

KEYWORD

フッ化物洗口

フッ化物洗口は，永久歯のむし歯予防を目的にフッ化ナトリウムを含む溶液で1分間ぶくぶくうがいをする方法．小中学校などで行う場合は，週1回法が推奨され，0.2%フッ化ナトリウム溶液（フッ化物イオン濃度900ppm）を用いる．費用は安価（年間1人20円程度）で，むし歯予防効果は30～80%と報告されている．学校保健の一環として行うことで，継続的な保健プログラムとして健康教育効果も期待できる．

[*3] ネパール歯科学術調査隊．1991年よりネパール歯科医療協力会．

療を行うことより，むしろその後の地域における歯科疾患の予防の可能性を探るというものでした．活動の拠点となる地域は，首都カトマンズ近郊の農村です．歯科疾患は，都市化による食生活の変化に強く影響を受け，都市化が進めば歯科疾患は増加し，そこに歯科医療提供ができなければ，住民の歯・口腔に関する苦痛が増していくことを，彼らは容易に想像できたのだと思います．

実はこのネパール行きは，私にとって初めての海外であり，パスポートをもつことも初めての経験でした．出発前日の緊張を，今でもよく覚えています．歯科受診者の保健指導を行うための準備（英語の簡単なパネル作成）をして参加しました．そもそも，英語で話したこともなければ，ネパール人に英語が伝わるのかもわからない中での準備でした．

当時の診療は，村のヘルスポストを借り，診療機材を日本から運んで行っていました．診療の傍ら，診療後の村人を庭に数人ずつ集めての保健指導が，最初の経験となりました **(写真1)**．私が，用意した簡単なパネルを用いて村人に話し始めると，熱心に聞いているようでした．ただし，彼らが理解したとき，首を横に振るという日本人とは逆の身振りに，初めは戸惑いました．よく様子を見てみると，私の話す簡単な英語を，村人にネパール語に通訳している高校生くらいの女性がいるのに気付きました．後からわかったことですが，この女性，スバルナさんは村出身で，自主的にそこで聞く村人たちに通訳をしてくれていたようです．当時学生だった彼女は，のちにこの村の小学校の教師となり，その後校長となり，私たちの活動の強力なサポーターとなってくれた人の1人です．私にとっても海外の初めての友人となった方です．残念ながら，2013年に呼吸器疾患で亡くなっています．

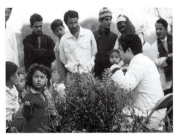

写真1 ネパール，テチョー村ヘルスポストの庭での健康教育(1990年12月)．左下，少女の左側の横顔の女性がのちに小学校の先生になったスバルナさん

● ネパールでの学校歯科保健と高齢者歯科保健活動

1994年の第7次隊以降は，派遣隊のヘルスケア・プロジェクトの責任者として，毎年参加するようになっていました．私たちの活動の現地カウンターパートはネパール結核予防会（NATA）でしたので，このNATA総裁や担当者とのプロジェクトの打ち合わせも担うようになっていました．その後の私の英語によるコミュニケーションは，この現地との交渉ともいえる経験の中で培われたものが原点となっています．

このときに本格的に始まったのが，学校保健，口腔保健専門家養成のプロジェクトでした．その内容は，試行的に行っていた学校を訪問して健康教育を行う活動を経た **(写真2)**，学校教師を対象とした口腔保健研修プログラムや学校でのフッ化物洗口の実施です．都市化が進むにつれ，子どもたちの甘味摂取量は増え，それがむし歯の増加に直結するので，学校教師による歯磨き指導の普及に併せて，最も効果的な予防法である，小学校における週1回のフッ化物洗口を導入しました．まずこの年，村の1つの小学校で実施しました．その学校の先生が前述した女性でした．このスバルナさんとNATAスタッフにフッ化ナトリウムの計量・管理な

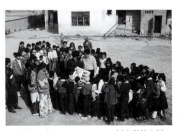

写真2 ネパール，テチョー村小学校を試行的訪問(1992年12月)．1994年から本格的に始まった学校教師への口腔保健研修およびフッ化物洗口に先立ち，試行的に学校を訪問し，教師との話し合いや，校庭で児童に歯磨き指導を行っていた

どのトレーニングを現地で何度も行った末，実施となりました．2016年時点では，この口腔保健研修を受講した総数は800人であり，8つの村の生徒6,860人にフッ化物洗口が学校保健の一環として行われています．

その後，歯科診療を続けながら，現地口腔保健専門家養成，母子保健，学校保健などが軌道に乗るようになりました．しかも私たちの活動に参加していた現地ネパール人の歯科医師の1人が，九州歯科大学の大学院を修了し，また，現地で歯科大学が設立されるようになった2010年の第24次隊を契機にプロジェクトとしての村人を対象とした歯科診療は終了となりました．

この時期，2008年から新たに始めた取り組みが，高齢者を対象とした口腔保健活動でした．村の家々を訪問して，保健指導を行うことからスタートしました．これまで，4つの村の約1,500人の高齢者の口腔内評価と保健指導を行ってきました．ネパールでの協力活動は，25年以上経過していましたが，高齢者の問題は手つかずの状態でした**（写真3～5）**．

実際に，この活動を通じて接したほとんどの高齢者は，生まれてから一度も歯科治療を受けたことがない人たちでした．日本でも高齢者の歯科診療は日常的に行っていますが，一度も歯科治療を受けたことのない高齢者の口腔内がどのようになり，口腔機能を維持しているのかという，口腔疾患の自然史ともいえる状態を診ることは，日本では経験できないものでした．その後の開発途上国の高齢者の口腔保健を考える上での貴重な経験となっています．

また，現地の高齢者の約半数は，過去1年間に"歯痛"を経験し，よく噛めないという訴えは，40～60％に上ることがわかりました．しかも，この要因は，"歯痛"と"歯の喪失"であることがわかってきました．食生活は，歯や口腔の状態にかかわらず，家族と同じものを食べることも調査からわかっています．食べることは，生命の維持にも直結し，歯周病や口腔衛生状態が，非感染性疾患（NCDs）に関連するというエビデンスも蓄積されるようになってきています[1]．しかしながら，この高齢者保健は，ライフコース・アプローチ*4 をはじめとする長期間の取り組みと，歯・口腔の痛みの除去など歯科医療提供体制が進まない国では，困難な課題となっていることを実感するようになり，この経験が後述する公益社団法人日本歯科医師会や国際歯科連盟での活動の大きなモチベーションとなっています．また，国民皆保険制度を達成した日本の歯科医療においても，高齢者保健の課題は多く，そのことに対して大きなヒントとなる経験です．

● 研究と歯科保健医療国際協力協議会および日本国際保健医療学会での経験

ところで，開業しながら地域保健に取り組む上で，壁に当たっていた30代半ば，自分に研究の展開や記録を文章化する技術がまったく不足していたことを実感するようになっていました．そこで，1992年，東京歯

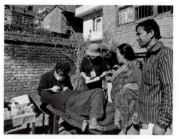

写真3 ネパール，ダパケル村高齢者の歯科健診（2009年12月）．村の家を訪問し，高齢者の歯科健診と保健指導を行い始めた頃．歯科治療を一度も受けたことのない高齢者の口腔内を何人も診ることになり，深く考えさせられた

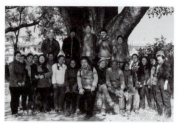

写真4 ネパール，テチョー村高齢者の歯科健診・保健指導（2014年12月）．高齢者歯科健診と保健指導を小学校の校庭で行った後の集合写真．インタビュー調査は，村出身の大学生などに手伝ってもらい行っている．学生の中には，小学生のときに，私が学校訪問をしていた当時を覚えている青年もいた

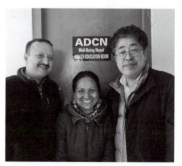

写真5 ネパール，テチョー村ヘルスプロモーションセンターの現地スタッフと（2015年12月）．ヘルスプロモーションセンターは，ネパール歯科医療協力会が1993年にテチョー村ヘルスポスト横に建設．現地コーディネーターのサリタ女史（中央）と日本に留学し現地に戻ってきたアミット歯科医師（左）

*4 成人における疾病の原因を胎児期，乳幼児期，およびその後の人生をどのような環境で過ごし，どのような軌跡をたどってきたのかという要因で説明しようとする学問．

科大学の口腔衛生学講座の専攻生となり研究の手ほどきを受けることにしました．5年間にわたり診療後に大学に通って，主任教授の指導を受け，1997年に学位（博士号）を受領しました．研究テーマは「歯科保健医療における健康教育・行動科学」でした．

その後の研究活動としては，2001年12月に深井保健科学研究所を設立し，学術誌『ヘルスサイエンス・ヘルスケア』を発刊しました．そして現在まで，日本大学松戸歯学部，東北大学，新潟大学，埼玉県立大学などの非常勤講師として，毎年国際保健の講義も担当しています．また，ネパールでの活動内容について学会報告や論文発表をするようになりました．国際保健に関する研究も行うようになってきたのです[2〜4]．

この時期のもう1つの大きな経験として，2000年から，歯科保健医療国際協力協議会（JAICOH）の会長を務めたことについても触れておきたいと思います．1990年に発足したこのNGOは，ネパール歯科医療協力会をはじめ，いくつかの歯科保健医療に関するNGOが発足していたのを機に設立された組織であり，その2代目の会長を引き継ぐことになりました．2010年までの10年間，会長として，日本の歯科保健医療に関するNGO間の連絡協議の活性化をコーディネートする経験を通して，ネパール以外の開発途上国の歯科事情やNGO活動の状況を知ることになりました[5]．

この間，2004〜2009年および2012〜2014年には日本国際保健医療学会理事となり，学会運営に協力する機会を得，2009年には，第24回日本国際保健医療学会東日本地方会（テーマ：健康の創造と口腔保健）会長を務める経験もすることができました．口腔保健をテーマに学術大会が開かれたのは，この学会でも初めてのことでした．そして多くの日本の国際保健の専門家の方々と交流する機会に恵まれ，しかも歯科以外の他職種の方々でしたので，その後のグローバルヘルスにおける多職種連携を考える上での貴重な経験となっています．

● 日本歯科医師会と国際歯科連盟

2006年から，社団法人日本歯科医師会[*5]地域保健委員会委員長を務めることになりました．きっかけは，当時，日本の成人歯科保健施策には課題が多く，それらに対応するための行動科学や健康教育の専門家としての参画を要請されたことです．しかし，そのタスクは成人保健に限らず，小児保健および高齢者保健にまでわたる生涯歯科保健と国に対する政策提言となりました．また，2013年からは理事（2015年常務理事）となったのを契機に，国の検討会・審議会などにも歯科代表委員として参画するとともに，国の健康政策の観点から歯科医療・口腔保健を考えるようになりました．

特に，日本は世界に例を見ないスピードで進む高齢化の中で，国民皆保険制度を維持し国民レベルの口腔保健状態の劇的な改善を果たし，健康施策全般にわたり口腔保健が基本的要素と位置付けられるようになっ

*5 現在は公益社団法人．

てきています．そのような日本の歯科口腔保健に対する海外の関心は高く，2013年以降タイ，韓国などアジアで日本歯科医師会代表として日本の歯科医療・口腔保健についての講演を行うことや，国際歯科連盟（FDI）でシンポジストなどとして国際会議に参画する機会に恵まれるようになってきました．また，2015年には，日本歯科医師会主催，WHO共催の「健康寿命延伸のための歯科医療・口腔保健　世界会議2015」および「健康寿命延伸のための歯科医療・口腔保健に関する東京宣言」の企画運営を実行委員として担当する経験を得て**（写真6）**，2015年から国際歯科連盟「高齢者の口腔保健タスクチーム」委員長を務めています．グローバルな人口の高齢化の中でユニバーサル・ヘルス・カバレッジ（UHC）を追究する現状の中で，口腔保健施策の長期的な方策を取りまとめて提言することがタスクとなっています．

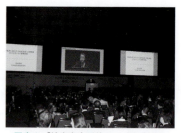

写真6　「健康寿命延伸のための歯科医療・口腔保健　世界会議2015」（日本歯科医師会主催，WHO共催，2015年3月，東京）で健康寿命延伸のための歯科医療・口腔保健について，エビデンスと日本の健康施策の動向について講演

2016年には，本タスクチームによるワークショップがスイスで開催され，欧州，アメリカ，アジア，アフリカを含む世界の専門家が集まり，議論を取りまとめる役割を果たしました．このための基盤は，日本における歯科診療とネパールでの活動を通して考えてきたことが原点となっています．また，このとき，ジュネーブのWHO本部で開催された口腔保健に関する特別セミナーで講師を務める経験もすることができました．セミナーに先立ち行った，WHOのNCD部長との意見交換は有用なものでした．また，セミナーでの「健康長寿と歯科医療・口腔保健―エビデンスと健康施策」に関する講演後に行った参加した各分野の専門家との討議は，興奮するほど活発な議論となりました．口腔保健に対する期待が大きいことを再認識する機会となりました**（写真7）**．

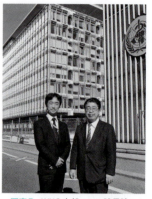

写真7　WHO本部での口腔保健セミナー時の写真（2016年5月）．スイス，ジュネーブで，口腔保健セミナーを開催．Prevention and Control of NCDs and Oral Health for achieving healthy longevity in an ageing society—Evidence and Policy—のタイトルで講演を筆者が行い，NCDs専門家とディスカッションを行った．左はWHO歯科医官小川祐司博士

● まとめ

私の国際保健との出会いは，30代のネパールの活動への参加でした．このネパールで学んだことの1つは，貧しさの中に，さらに豊かな人と貧しい人の階層があるという現実でした．そして健康課題の解決は，個人の努力だけでは難しく，環境づくりや政策が必要だということです．

今では，健康の社会的決定要因として社会疫学の知見も蓄積され，ライフコース・アプローチの展開も具体的に議論されるようになってきました．しかし当時はまだこのような考え方が十分であったわけではありません．また，この約25年の間に，口腔保健とNCDsをはじめとする疾患や全身の健康との関連性が疫学調査で明らかになってきたことも大きな変化です．

個人の経験は，次の経験に生かされ，連鎖し学びも蓄積されていくものだと思いますが，新たな知見と社会の問題意識の変化にも影響を受けていきます．私の場合，臨床と公衆衛生・国際保健と研究がつながっていく経験をすることができたのは，歯科診療というベースがあったからだと考えています．日常の臨床で抱える悩みや疑問が，国際保健や研究の経験に生かされ，またその経験が臨床にもフィードバックされてきま

KEYWORD

NCDと口腔保健

NCD国連総会NCD予防ハイレベル会合（2011年9月）で，口腔疾患予防はNCD対策の1つと位置付けられている．日本では，健康日本21（第二次）で，国民の健康の増進の推進に関する基本的方向（健康寿命の延伸・健康格差の縮小およびNCD予防，社会生活を営むために必要な機能の維持・向上および健康を支え守るための社会環境の整備）を実現するために，栄養・食生活，身体活動・運動，休養，飲酒などとならび，歯・口腔の健康は，その基本要素の1つとされている（平成24年7月厚生労働省告示第430号）．

した．

　こうして振り返ってみると，20代のときは，歯科医師という職業のイメージは，必ずしも明確なものではありませんでした．しかし30代の国際保健をはじめとする経験を通して，そのイメージがより明確で具体的になってきました．そして逆にそのことで，自分の知識と技術の足りない点をはっきり自覚するようになりました．当時と現在では，時代も異なっていますが，まず，自分の将来をイメージし，それをできるだけ早く固め，それに向かい課題を達成するための経験と知識を蓄積し，それをまた次の世代の人たちに伝える．このような1人ひとりの個人のプロセスと周囲との相互作用の中で，地域社会は発展していき，健康格差という難題の解決に向かうように思います．

　歯科口腔保健が抱える課題は，その国の社会経済状況にかかわらず，食べることやコミュニケーションという人間の基本的権利に関わるものです．そしてこの解決には，多くの分野の連携が必要です．本稿が，これから国際保健を目指す読者と，今後その個々人が関わる人たちに役立つ情報の1つとなれば幸いです．

> **KEYWORD**
>
> **口腔疾患の疾病負荷**
>
> むし歯による歯痛が発症している人は，世界で年間2億人以上．無症状の永久歯のむし歯を抱えている人は，20億～40億人と推計されている[6]．障害調整生存年（disability-adjusted life year：DALY）では，2010年の口腔状態のグローバル・ランキングは，重度歯周病が77番目，未治療むし歯80番目，重度の歯の喪失81番目と上位ではないものの，有病率でみると，未治療永久歯むし歯が，全疾患の中で第1位に位置し[7]，公衆衛生上，重要性の高い疾患である．

〈参考文献〉
1) 日本歯科医師会（深井穫博編集委員長）：健康長寿社会に寄与する歯科医療・口腔保健のエビデンス2015，日本歯科医師会，2015．
2) 深井穫博，中村修一，小川孝雄，徳永一充，矢野裕子：途上国における学童を対象としたフッ化物洗口法の応用とその評価．口腔衛生学会雑誌，49（3）：262-269，1999．
3) Fukai K, Takiguchi T, Ando Y, Aoyama H, Miyakawa Y, Ito G, Inoue M, Sasaki H：Functional tooth number and 15-year mortality in a cohort of community-residing older people. Geriatr Gerontol Int, 7（4）：341-347, 2007.
4) Fukai K：Future directions for research on the contributions of dental and oral health to a healthy aging society. Health Science and Health Care, 13（2）：39-42, 2013.
5) 歯科保健医療国際協力協議会．深井穫博，黒田耕平，夏目長門，鈴木基之，ほか共編：国際歯科保健医療協力NGOダイレクトリー2002年版，歯科保健医療国際協力協議会，2002．
6) Global Burden of Disease Study 2013 Collaborators：Global, regional, and national incidence, prevalence, and years lived with disability for 301 acute and chronic diseases and injuries in 188 countries,1990-2013：a systematic analysis for the Global Burden of Disease Study 2013：a systematic analysis for the global Burden of Disease Study 2013. Lancet, 386, p.743-800, 2015.
7) Marcenes W, Kassebaum NJ, Bernabe E, Flaxman A, Naghavi M, Lopez A, Murray CJL：Global Burden of Oral Conditions in 1990-2010：A Systematic Analysis, J Dent Res, 92（7），p.592-597, 2013.

現在のポジション

深井歯科医院院長として，歯科臨床を行うとともに，深井保健科学研究所を併設し研究活動を行う．その他の現在のポジションは，日本歯科医師会地域保健担当常務理事を経て，公益財団法人8020推進財団専務理事およびFDI高齢者の口腔保健タスクチーム委員長．学会などその他の活動では，ネパール歯科医療協力会常務理事，日本口腔衛生学会理事，日本健康教育学会理事および日本国際保健医療学会代議員などを務める．

薬学 × 大学・研究機関

薬剤師が国際保健を探求し続けたら
グローバルヘルス百貨店に

奥村 順子
Junko Okumura

長崎大学 熱帯医学研究所 准教授

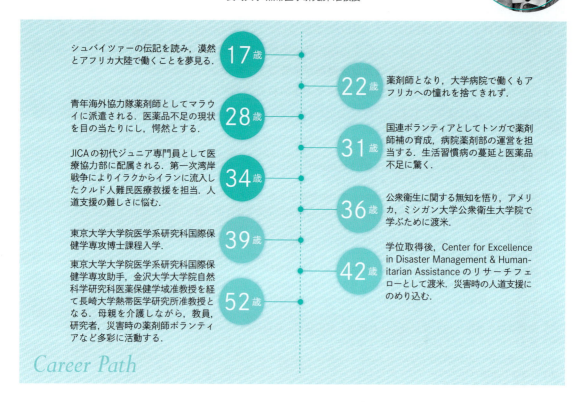

17歳 シュバイツァーの伝記を読み，漠然とアフリカ大陸で働くことを夢見る．

22歳 薬剤師となり，大学病院で働くもアフリカへの憧れを捨てきれず．

28歳 青年海外協力隊薬剤師としてマラウイに派遣される．医薬品不足の現状を目の当たりにし，愕然とする．

31歳 国連ボランティアとしてトンガで薬剤師補の育成，病院薬剤部の運営を担当する．生活習慣病の蔓延と医薬品不足に驚く．

34歳 JICAの初代ジュニア専門員として医療協力部に配属される．第一次湾岸戦争によりイラクからイランに流入したクルド人難民医療救援を担当．人道支援の難しさに悩む．

36歳 公衆衛生に関する無知を悟り，アメリカ，ミシガン大学公衆衛生大学院で学ぶために渡米．

39歳 東京大学大学院医学系研究科国際保健学専攻博士課程入学．

42歳 学位取得後，Center for Excellence in Disaster Management & Humanitarian Assistance のリサーチフェローとして渡米．災害時の人道支援にのめり込む．

52歳 東京大学大学院医学系研究科国際保健学専攻助手，金沢大学大学院自然科学研究科医薬保健学域准教授を経て長崎大学熱帯医学研究所准教授となる．母親を介護しながら，教員，研究者，災害時の薬剤師ボランティアなど多彩に活動する．

Career Path

● アフリカへの憧れ

　幼少期から青年期にかけての私は，大の勉強嫌いのため，中学を出たら伝統工芸の道にでも進もうと考えていました．約束は絶対に守る性格のため，宿題はどんなに夜遅くまでかかっても必ずやり遂げて提出する反面，それ以外の勉強はしないと決めており，中間試験や期末試験はもとより高校入試の際にも試験勉強というものをしたことがなく，両親はいつもハラハラしていたようです．ただ，気が向けば，高校生には無理であろうと言われたかなり難解な因数分解を数日かけて解いては自己満足し，それ以外は絵を描いたりテレビを見たり勝手気ままに過ごしていました．
　高校の夏休みの読書感想文の課題図書でアルベルト・シュバイツァー

の伝記を読み，感想文は何を書いたか覚えていませんが，それ以来アフリカ大陸の地図を眺めては，「広いなぁ」とつぶやき，「いつか行かなければ．そこで現地の人と一緒に何かやりたい」という漠然とした夢を抱くようになりました．

● 薬剤師として大学病院で働くもアフリカへの憧れは消えず

　死に物狂いで勉強せずに，「今の高校の成績で将来アフリカで働くにはどうすればよいか」と姉に尋ねたところ，私の偏差値のみを見て「薬学部なら何とかなるんじゃないの」と彼女は安易に答えたのでした．それで，福岡大学薬学部を受験して入学し，私は薬剤師としての道を歩むことになりました．大学時代は美術部とテニス部に所属し，化学式をいろいろと書いては，目標の化学物質を合成する方法を見いだすというのが私の趣味でした．やがて，薬剤師には国家試験があることを知り，いつかアフリカに行くのだからと自身に言い聞かせるようにして初めて試験勉強に励み，浪人することもなく無事に薬剤師となったわけです．

　恩師から，当時ほとんど脚光を浴びることなどなかったごみ処理の研究をやってほしいと，大学に残ることを勧められたのですが，「アフリカに行くので，しばし病院で働きます」ときっぱりお断りしたのでした．もしかしたら，ここで人生の選択を誤ったのかもしれません．病院での経験はアフリカで働くための修業と考え，何でも積極的に学び，薬学会などでも発表するようになりました．この頃，私の両親は「少し勉強が好きになってきたかもしれない」と思ったそうです．

● 青年海外協力隊薬剤師としてマラウイへ

圧倒的に不足していた医薬品

　病院で約5年間，さまざまな薬剤師の仕事を経験し，後輩たちに教えることができるようになった私は，病院を辞し，憧れの地アフリカのマラウイへ青年海外協力隊（JOCV）薬剤師として赴きました．副首都であるブランタイヤにあるクイーン・エリザベス中央病院（QECH）の薬剤部に配属されました．500床程度の国立総合病院です．本来ならば，現地人の薬剤部長がいるはずですが，次々に辞めてしまい空席なので，「当面，薬剤部長としてがんばってくれ」とのこと．「間もなく，目下，ガーナの薬学部に留学中のマラウイ人が卒業して戻ってくるはずなので，あくまでも短期間のことだから」と頼まれました．

　薬剤部のスタッフは私以外に薬剤師の資格をもつ者はなく，1年間程度の研修を経て薬剤師補となった者が10人程度，そのほかにシロップの製造など院内製剤を補助する者が3人，掃除を担当する者が1人，薬剤部担当のセキュリティスタッフが日替わりで1人常駐していました．女性は私のみで，緊張したのを覚えています．やがて，私が任期を終えて病院を去るまで戦闘態勢のような気の休まらない日々が始まったのです．

KEYWORD

医薬品不足

国際NGO/NPOや国際機関は，「Improving Access to Medicine！」のスローガンを掲げて医薬品へのアクセス向上のためのプログラムを展開してきた．しかしながら，この問題はいまだ解決に至っていない．一方で，抗生剤へのアクセス向上とその適正使用の問題は複雑に絡んでおり，薬剤耐性菌の増加が世界の人々の健康を脅かしている．より強力で有効な抗生剤は高価なため，開発途上国の人々はそれらにアクセスすることができない．

医薬品が圧倒的に不足していました．ほとんどすべての医薬品が十分ではなく，いつも複数の何かが在庫切れの状況です．病棟の医薬品も不足しており，ほぼ毎日，医師たちがやって来ては怒鳴って去っていきます．私が，一生忘れられないのは亡くなった赤ん坊を抱いて，薬剤部の入り口で数時間も立ったまま泣いていた母親の姿です．「薬がなかったから赤ちゃんを救えなかった．責任は薬剤師にある」と言われたそうです．医師もそんなふうに言ってしまうくらいつらかったのでしょう．

医薬品不足の解決を目指して

　最貧国の1つでもあったマラウイは予算不足で，発注品に対して支払いが滞ることがたびたびでした．そのため，南アフリカの港に着いた荷物は支払いが完了するまで留め置かれることが当たり前になっていました．この間にコンテナの中の医薬品の使用期限は刻々と過ぎ，気温などによる影響で品質が劣化するものもあったのです．ボランティアである私にできることは何であろうかと悩み，ようやく出した答えは，① とにかく無駄を省くこと，② できる限り試供品をもらうこと，③ 試供品の中の高価な医薬品を近隣にあったミッション系病院のニーズと照らし合わせて等価の金額で物々交換すること，④ 地方のヘルスセンターなどで使用されずに余っている医薬品を回収すること，これらを対策として打ち出し，QECHの副院長の協力を得て，時間を見つけては地方のヘルスセンターまで出かけて医薬品の在庫を確認するとともにヘルスセンターでは動きが少ない医薬品を，QECHで需要が高いものを中心に持ち帰ってきました．また，ただでさえ医薬品が不足しているというのに，医薬品の盗難が頻発していました．その防止のため薬剤部と医薬品倉庫の鍵は私のみが保管すること，そのため，365日，毎日，私がオンコールをすることも提案し，ほぼ毎日夜中に呼ばれる日々が1年10ヵ月ほど続きました．

　やがて，薬剤師の資格を得たマラウイ人が帰国することが決定し，私は薬剤部の鍵を彼に譲り，無事任期を終えることができたのでした．

● 国連ボランティアとしてトンガで薬剤師補の育成と病院薬剤部の運営に携わる

　マラウイでの経験は衝撃的でした．本稿に記載できないほど多くの事件が起こり，医薬品不足の問題を身をもって体験した私は，ほかの地域における医薬品の現状と人々の健康希求行動に興味をもつようになっていました．「人生でボランティアなんて一度でいいんじゃないの」という周囲からの助言を気にも留めず，今度は国連ボランティアとしてトンガで薬剤師補の育成と病院薬剤部の運営に携わることになったのです．

　トンガの第一印象は，マラウイと異なり，人々は丸々と太っており，何ともおおらかに見えました．薬剤師補の育成訓練の受講生は，時としてやる気のなさが見えるものの，それがトンガの風土であり文化であることに気付いて以降は，さほど気にならなくなりました．薬理学を担当

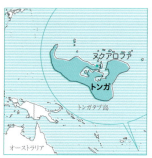

（地図は本島のトンガタプ島）
【トンガ王国】
人口 10万5,586人（2014年）
民族 ポリネシア系（若干ミクロネシア系が混合）
言語 トンガ語，英語（ともに公用語）
宗教 キリスト教（カトリック，モルモン教など）
歴史 1845年，キリスト教徒のトゥポウI世がトンガを統一．1900年にイギリスの保護領となる．1970年にイギリスより独立．

した私は，受講生が理解できるように，毎回，さまざまな例え話で説明し，これが結構ウケて，自身でも楽しむようになりました．

トンガにも，医薬品不足はありました．それは，感染症治療薬ではなく，いわゆる生活習慣病の治療薬でした．トンガの疾病構造は非感染性の疾患が優位を占めていました．健康転換と栄養転換の両方が短期間に起きていたのかもしれません．トンガでは，ニュージーランドやオーストラリアに出稼ぎに行き，そのまま永住する者が少なくはなく，これらの外国に住むトンガ人の家族・親類が必要な医薬品を郵便で送ってくることで不足医薬品の問題は大きく騒がれることはありませんでした．しかし，中には危険なものもあり，その対策が必要と思ったのですが，その実態を解明することはできませんでした．

● JICAの初代ジュニア専門員

トンガから帰国し，私はJICA（国際協力事業団）[*1]の初代ジュニア専門員として採用され，国際協力総合研究所の人材養成課に配属されました．その後，医療協力部に移動し，アフリカで医薬品不足の現状を見たときとは異なるショックを受けることになるのです．当時は，国際緊急援助隊（JDR）事務局が医療協力部の隣にあり，医薬品の供与に苦慮していた同事務局の職員が「君，薬剤師だよね」と気軽に声をかけてました．そして，翌日，第一次湾岸戦争後にイランに流入したクルド人難民医療支援のために派遣されたのでした．イラクとの国境近くのイランの辺境の地で，人道支援に関わり，公衆衛生に関する自身の無知に目覚めてしまったのです．しばらく経って，ジュニア専門員を1年間で辞職し，ミシガン大学公衆衛生大学院で学ぶことを決意したのでした．

● ミシガン大学公衆衛生大学院で猛勉強，そして東京大学大学院で博士号取得

勉強嫌いの私が大学院に，しかもアメリカのミシガン大学大学院に進学というのは，私の両親にとってありえないことであったようです．驚きつつも見送ってくれた両親に感謝しております．大学院での講義は興味深く，マラウイやトンガで抱いていた疑問のいくつかを解く鍵を見いだすことができました．もちろん，これからも解き続けるべき問題は山積しています．さまざまな問題に対する答えはそれぞれ複数あり，臨機応変に柔軟な対応が必要であると考えています．

公衆衛生学修士（MPH）を取得し，自己満足で帰国したものの，かなり年をとってしまった変わった経歴の薬剤師に世間は冷たく，就職活動に失敗して悩み始めた頃，「東京大学大学院医学系研究科国際保健学専攻を受験してみないか」との声がかかりました．ミシガンでの猛勉強もあり，無事入試に合格し，私自身の人生では想定外の博士号まで取得してしまいました．

[*1] 現・独立行政法人国際協力機構．

episode
JDR初の薬剤師

当時のJDRの医療チームは医師，看護師，ロジスティクス要員からなるものでした．それまで，薬剤師がメンバーに加わった経験がなく，私は薬剤師として初めて派遣されたのです．医療チームの撤収にあたり，倉庫に山積みにされた医薬品を供与することになり，その仕訳とリスト作成が私に委ねられたのでした．イランにおける活動だったため，外国人であってもチームの女性は全員，ヒジャブ（ムスリムの女性が身に付ける頭や体を覆う布）を着用することが義務付けられ，暑い倉庫での作業は，体力的にも大変だったのを思い出します．

その結果，またもや就職活動に難儀していた折，クルド人難民医療支援の際に知り合った先生から Center for Excellence in Disaster Management & Humanitarian Assistance を紹介され，リサーチフェローとしてハワイで生活することとなり，しばし人道支援にのめり込む日々を送りました．

● 緊急援助，人道支援の道へ

前述のとおり，私が初めて緊急援助に関わったのはクルド人難民医療支援でした．それまで，JICA の JDR はもとより，人道支援において医薬品の問題が取り上げられることがあっても，医師と看護師がいれば何とかなるという考えが主流で，薬剤師のニーズはほとんどありませんでした．ですから，薬剤師である私に声がかかったのは単なる偶然だったと今でも思っています．帰国後，JDR に登録した薬剤師第 1 号として，医薬品供与の問題のみならず，患者への服薬指導の図式化，JDR 携行医薬品に係る提案，医薬品使用マニュアルの作成，医療廃棄物の処理の在り方，現場で調製する消毒薬などに関する問題提起など，さまざまな活動をしましたが，公衆衛生や保健医療サービスに関する疑問と興味がモクモクと入道雲のように湧き上がっていたのを思い出します．

2004 年 12 月，スマトラ島沖地震によるインド洋大津波により未曾有の被害が起き，私もインドネシアのバンダ・アチェに派遣されました **(写真 1)**．JDR による医療チームが設置した診療所でテントの薬局を開設し，調剤と薬剤管理，さらにはマラリアの簡易検査をしていたとき，見慣れぬ東洋人の女性が私を訪ねてきました **(写真 2)**．初めてお会いする方で，英語で「Are you a pharmacist?」とか細い声で一言．彼女は，韓国の緊急医療救援チームで派遣された薬剤師であるとのことです．目に涙を浮かべており，聞けば，これまで韓国の緊急医療救援チームに薬剤師が参加したことがなく，自身が初めてのため何をどうしてよいのかもわからず，チーム内で割り当てられた仕事も特になく，困り果てていたようです．まずは，調剤をして，医薬品の過不足があればそれに対処する案を作成してチームのミーティングでそのことを話してみてはどうかと提案してお別れしました．彼女と一緒に写真は撮ったものの，当時，自分の業務でバタバタしていた私は，うかつにも彼女の名前を聞きそびれてしまいました．その後，彼女が活躍できたものと信じようと思います．

バンダ・アチェでの調剤経験から，津波で受傷した患者の化膿創を治療する際に抗生剤が極めて効きにくいことに気付き，その後バンダ・アチェ周辺の環境水中のグラム陰性桿菌が多剤耐性であることを研究として明らかにすることができ，薬剤耐性菌の発現とその背景にも興味をもつようになりました．

その後，2011 年 3 月 11 日に発生した東日本大震災では，災害人道医療支援会（HuMA）のメンバーとして南三陸町のベイサイドアリーナに設置された医療救護所で薬剤管理にあたり，災害時における医薬品供給の問題を目の当たりにしました．そこで，日本集団災害医学会に設置さ

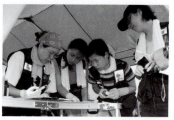

写真 1　バンダ・アチェの緊急援助では，時にはマラリアの簡易検査も行った（筆者は左端）

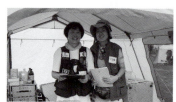

写真 2　医療救護所薬局を訪ねてくれた韓国人の薬剤師（右）と

れた災害時医薬品検討委員会において「災害時超急性期における必須医薬品モデルリスト第1版」を作成し，公開するに至りました．

● 東京大学大学院助手，金沢大学自然科学研究科医薬保健学域准教授を経て現職に

43歳のとき，東京大学大学院医学系研究科国際保健学専攻助手として採用され，かなり異質で遅出の教育・研究者となってしまいました．その後，金沢大学自然科学研究科医薬保健学域准教授を経て長崎大学熱帯医学研究所（熱研）で働く機会を得て，この地に行きついたことを感謝しています**（写真3〜5）**．熱研の職員ということで，2014年8月から2ヵ月間ジュネーブにあるWHO（世界保健機関）において西アフリカ諸国におけるエボラウイルス病対策支援に関わる機会を頂戴しました．同地域で蔓延するマラリア治療も含めた地域密着型の対策構築などに関わり，これまでアフリカをはじめとする多くの国や地域で得た知見を役立てることができ，漠然としたアフリカへの憧れから始まった，私自身の国際保健がようやく形となったように思えます．

今の私は，薬学のバックグラウンドをもち，開発途上国における薬剤管理を行い，薬剤耐性菌対策のために抗生剤の適正使用を推進し，災害管理・人道支援に係る活動に国内外で関わり，疫学・統計を得意とし，健康希求行動の問題を追いかけており，まるで百貨店のような研究者となってしまいました．本来ならば，難民キャンプで知った人道支援の道を忘れて，とにかく医薬品の問題に終始すべきであったのかもしれません．このキャリアパスを薬学部の学生さんたちに勧めるかといわれれば，「否」と答えると思います．しかし，偶然にこんな道を歩む人も国際保健を学ぶ方々には少なくはないであろうと考える次第です．

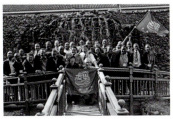

写真3　長崎大学卒業生とナイロビで再会（筆者は前列左）

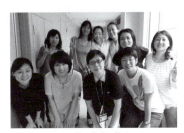

写真4　熱帯医学研修生の皆さんと

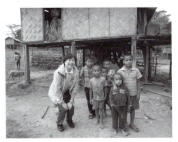

写真5　2013年からラオスで行っている調査のフィールドで，子どもたちと

現在のポジション

共同研究室エコヘルスユニットを担当し，感染症を人間の生活を取り巻く「環境：eco-system」の問題としてとらえ，分野横断的に影響要因を明らかにし，人々の健康推進に資することを目標に掲げている．2013年10月より，ラオス中南部のサワンナケート県にて少数民族を対象に5歳未満児の健康を阻む危険因子に関する前向きコホート研究を開始し，2週間ごとに追跡している（研究終了予定は2018年3月）．この一方で，2014年に西アフリカにおけるエボラウイルス病対策のためジュネーブのWHO本部に2ヵ月間派遣され，地域密着型の対策構築などに関わり，感染症対策における住民啓発の在り方なども検討している．

作業療法・理学療法 × 大学・研究機関

ライフワークとしてCBRの実践と研究に関わって

渡邊 雅行
Masayuki Watanabe

常葉大学 保健医療学部 作業療法学科 准教授,
JICA（独立行政法人国際協力機構）青年海外協力隊事務局 技術顧問,
日本CBRネットワーク 代表, 日本ネパール教育協力会 代表

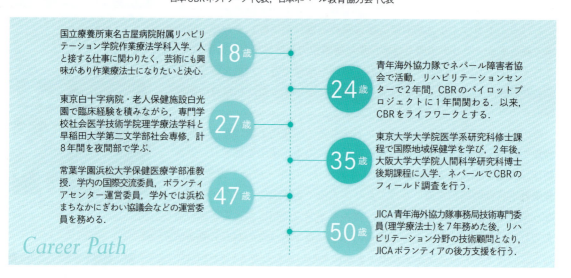

Career Path

- **18歳** 国立療養所東名古屋病院附属リハビリテーション学院作業療法学科入学．人と接する仕事に関わりたく，芸術にも興味があり作業療法士になりたいと決心．
- **24歳** 青年海外協力隊でネパール障害者協会で活動．リハビリテーションセンターで2年間，CBRのパイロットプロジェクトに1年間関わる．以来，CBRをライフワークとする．
- **27歳** 東京白十字病院・老人保健施設白光園で臨床経験を積みながら，専門学校社会医学技術学院理学療法学科と早稲田大学第二文学部社会専修，計8年間を夜間部で学ぶ．
- **35歳** 東京大学大学院医学系研究科修士課程で国際地域保健学を学び，2年後，大阪大学大学院人間科学研究科博士後期課程に入学．ネパールでCBRのフィールド調査を行う．
- **47歳** 常葉学園浜松大学保健医療学部准教授．学内の国際交流委員，ボランティアセンター運営委員，学外では浜松まちなかにぎわい協議会などの運営委員を務める．
- **50歳** JICA青年海外協力隊事務局技術専門委員（理学療法士）を7年務めた後，リハビリテーション分野の技術顧問となり，JICAボランティアの後方支援を行う．

● 人に関わる仕事として作業療法士を選択

　私には色覚障害があり，高校3年のとき進路を決めかねていると，進路指導の先生にリハビリテーションという当時は耳慣れない新しい分野を紹介されました．人と接する仕事に関わりたかったこと，芸術にも興味があったことから，国立療養所東名古屋病院附属リハビリテーション学院[*1]の作業療法学科に進学しました．作業療法は，英語ではoccupational therapy（OT）といいます．人間の意味のある活動を通して，心身機能の改善や日常生活の動作を（再）獲得することを目標に，社会復帰のための支援をする療法です．その頃，医学的リハビリテーションは新しい分野であったので，日本語で書かれた教科書はまだ少なく，解剖学や神経生理学の基礎医学分野や作業療法に関する英語の文献を教科書として用いて学びました．医学英語の講義ではギリシャ語やラテン語の語源から意味を学び，語彙を増やしていきました．日本のリハビリテーションは，アメリカやイギリスなど欧米から入ってきており，教員はWHO（世界保健機関）から派遣された外国人教師から作業療法を学んだり，アメリカへ留学したりという経験がありました．当時，作業療法を学ぶこ

[*1] 現・独立行政法人国立病院機構東名古屋病院附属リハビリテーション学院.

とは，精神科領域を除けば，欧米のリハビリテーションの理念や知識・技術を学ぶことでした．アメリカの教科書には作業療法の説明として，"Art and Science"と記され，本の扉にあった「魚を与えるのではなく釣り方を教えよ」という言葉に作業療法の面白さを感じていました．

岐阜県の自宅から名古屋市にある学校まで片道2時間かかり，朝は始発列車に乗り，帰りはラッシュ時間をずらすためと授業の復習を兼ねて，愛知県立図書館に寄ってから帰宅していました．授業料は2,000円という月謝で済み，専門学校ではありましたが名古屋大学から講師の先生がいらしたり，同級生には大学卒業者もいて，知的な刺激も受けていました．医療系専門学校でしたので，1年次より病院や小児施設の実習が組まれており，医療の難しさ，社会の厳しさ，人と接することのやりがいを感じることができました．

● 作業療法士として青年海外協力隊でネパールへ

専門学校卒業後は，名古屋市内の国立病院と山梨県にある温泉病院で，脳血管疾患やリウマチなどの整形外科疾患の作業療法の臨床で2年勤務しました．私が臨床に入った頃は，脳血管疾患が死因第1位で脳出血による片麻痺のリハビリテーションが主でした．作業療法では片麻痺者の利き手交換や片手動作練習として，銅板細工，籐細工，革細工，陶芸，習字などを行いました．そして，1986年から3年間，JICA（国際協力事業団）[*2] 青年海外協力隊（JOCV）でネパール障害者協会に派遣され，最初の2年間は，首都カトマンズのリハビリテーションセンターで活動し，最後の1年間は，コミュニティ・ベースド・リハビリテーション（CBR）のパイロットプロジェクトに関わりました．

協力隊での派遣が私の人生初めての海外渡航です．まず，タイのバンコクのホテルに同期の隊員11人と一緒に宿泊しました．同期隊員は，バンコクの街を歩いたりホテルのバーに行ったりと思い思いに過ごしていたようですが，私自身は日本とは異なるバンコクの喧騒に負けてホテルの部屋からは出られず，テレビでキックボクシングを見ていました．

その翌日，カトマンズに着くと，バンコクとはまた異なったインパクトがありました．車の通行量はほどんどなく，道路には大きな牛が寝そべっていました．この日本の田舎の風景のようなネパールが，私はとても気に入りました．ネパールの人々は日本とは比べようもなく貧しかったですが，生活や仕事でとても多くの方に助けていただきました．

ネパールでは，統計上の平均寿命は50歳に達していませんでした．平均寿命が短く高齢者が少ないこと，神経内科や脳外科の専門医や施設がまだとても少なく治療を受けられる人はほとんどいません．したがって，私が日本で経験した脳血管疾患のリハビリテーションは，ネパールでは役立たせることができませんでした．

私が配属されたカゲンドラニューライフセンターというカトマンズ郊外のリハビリテーションセンターには，先天奇形，髄膜炎，骨髄炎，骨

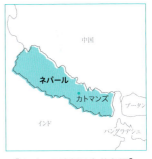

【ネパール連邦民主共和国】
人口 2,649万人（2011年）
民族 パルバテ・ヒンドゥー，マガル，タルー，タマン，ネワールなど
言語 ネパール語
宗教 ヒンドゥー教徒（81.3％），仏教徒（9.0％）ほか
歴史 1769年，ゴルカ王朝による国家統一．1846年，ラナ将軍家による専制政治開始．1951年，王政復古．1990年，民主的な新憲法導入．2008年，王政の廃止．連邦民主共和国へ．

*2 現・独立行政法人国際協力機構．

 episode

海外で仕事をする夢

海外に行ってみたいと思ったのは，小学生のとき，海外日本語ラジオ放送を聞くBCL（Broadcasting Listening）が趣味だったことがきっかけでした．リスナーの会などにも参加し，そこで日本と異なった文化に触れることに興味を覚えました．小学校の卒業文集には，いつか技術を身に付けてアジアの国々を巡りたいと書きました．海外で仕事をすることは，私の夢でした．協力隊への参加は，まさに夢が叶った思いでした．

関節結核，切断などの身体障がい，視覚障がい，聴覚障がいの青少年や小児が入所していました．日本のように障がいによってサービスが分けられているのではなかったので，施設では助け合って生活している場面がよく見られました．最初の半年はネパール語も十分に話せず，また，今思うと臨床経験も少なく活動上ではとても苦労していました．1年半くらい経つとネパールの障がいについての知識や経験も増え，また知人も増え，活動が楽しくなりました（写真1）．

トリブバン大学医学部アシスタント理学療法士コースの臨床実習指導を担当するようになると，毎月のようにアメリカ，イギリス，カナダなどからの理学療法士とも勉強会や情報交換を行うようになり，この頃からリハビリテーション分野の国際協力を続けようと考え，帰国後に理学療法を学ぶことにしました（写真2）．また，国連アジア太平洋経済社会委員会（ESCAP）の中西由起子さんがネパールに来られ，CBRのワークショップを開催し，パイロットプロジェクトが開始されました．このCBR活動を通して，施設の中とは異なる障がい者やその家族と接し，障がいに対する偏見，差別，地域社会などについて考えることになりました（写真3）．

● 帰国後に臨床経験を重ね，大学そして大学院に進学

帰国後は，社会福祉法人白十字会東京白十字病院，老人保健施設白光園で8年間，作業療法士・理学療法士として勤務しました．私が入職した当時は，古い木造の病舎で結核病棟が残っていました．

東京白十字病院は，アフリカでアルベルト・シュバイツァーの下で支援活動にあたられた野村実先生がいらした病院で，ドイツから結核患者の転換療法を取り入れたり，日本で最初に訪問看護を実施した病院です．白十字会在職中の8年間は，職場の理解を得て17時に勤務を終えてから，前半4年間は専門学校社会医学技術学院理学療法学科夜間部で学び，そして後半4年間は早稲田大学第二文学部社会専修で学士号を取得しました．大学入学は31歳で，がん末期闘病中の父の介護のために3ヵ月休職し，病院のベッドサイドで古典や漢文の受験準備をしていました．

そして，東京大学に国際保健が学べる大学院ができたことを新聞記事で知り，白十字会を退職し，東京大学大学院医学系研究科国際地域保健学専攻に入学しました．在籍した2年間は英語での講義で，専任の教授だけではなく，実践を積まれた非常勤講師の講義内容もとても刺激的でした．修士課程1年時には，ソムアッツ・ウォンコムトオン先生から，プライマリ・ヘルス・ケア（PHC）と英語でコミュニケーションをとることの重要性を学びました．パソコンソフトの使用や統計を含む研究方法を学び，研究者となるための第一歩を踏み出しました．中村安秀先生からは，インドネシアの母子保健，フォーカスグループ法，そして，協力隊での経験を生かすために日本CBRネットワークという研究会を立ち上げていただき，その後進学した大阪大学大学院博士後期課程でもご指

> **episode**
>
> **プレム バハドゥール**
>
> ネパールでは，現地で村にホームステイしながら語学訓練を受けました．そのときに村の子どもたちに"プレム バハドゥール"という名前を付けてもらいました．ネパール語で愛，勇気という意味で，私もとても気に入り，それから今でもネパール人との自己紹介のときに使っています．

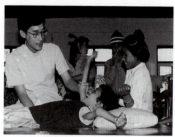

写真1　作業療法士として協力隊に参加．配属先のネパール障害者協会の子どもたちにリハビリテーションを行う

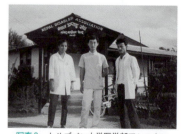

写真2　トリブバン大学医学部アシスタント理学療法士コースの実習生と

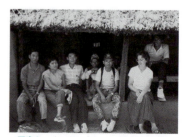

写真3　ポカラのグリーンパスチャー病院のCBR研修で村の障がい者宅を訪問（筆者は左から3番目）

導いただきました．若井晋先生には，医療の公正やNGOについて学び，また，修士論文執筆の懇切丁寧なご指導をいただきました．

修士課程在籍時に，社会福祉法人基督教児童福祉会[*3]（CCWA）国際精神里親運動部の嘱託職員としてネパールプロジェクトを担当し，オカルドゥンガ郡ネパール合同ミッション（UMN）の病院と地域保健支援を実施しました．結核の直接監視下短期化学療法（DOTS），村落薬局，母子保健クリニック，予防接種，女性グループ組織化，子どもの健康教室（Child to child）などの支援を行いました．また，研究では，バクタプール郡2市16村で在宅障がい者のフィールド調査を行い，修士論文「カトマンドゥ盆地における障がいをもつ人々の介護者に対するソーシャル・サポート」を提出しました．バクタプールCBRのスタッフについていただき，村落部に行くときは早朝6～7時から，都市部は21時過ぎまで障がい者宅を訪問し介護者にインタビューを行いました．スタッフの話では，郡内すべての18市村を回った最初の外国人とのことです．

大学院在学中に，日本CBRネットワークなどで思う存分，CBRの研究と実践をする時間と機会に恵まれました．WHOのCBRマニュアル執筆者のパドマニ・メンディス博士の講演会の運営をしたり，CBRの啓発や研究をされているマヤ・トーマス博士の来日の際には，各地での講演会に同行し，世界のCBR事情を学ぶことができました．

修士課程修了後に，大阪大学大学院人間科学研究科博士後期課程に進学するとともに中部学院大学人間福祉学部の講師となり，国際福祉論の講義を担当．人間福祉学会ではアジアの障がい者支援というテーマでバクタプールCBR関係者を招待しシンポジウムの運営に関わりました．

公益社団法人日本理学療法士協会国際部と一般社団法人日本作業療法士協会国際部の部員として，海外技術セミナーを担当したり，作業療法士を対象にCBRや障がい者支援をテーマにしたスタディーツアーをタイで行ったりする機会があり，国際協力に関心のある日本の理学療法士・作業療法士とのネットワークづくりにも励んだ時期です **（写真4）**．アジアのリハビリテーションの現場では，障害者インターナショナル（DPI）アジア太平洋ブロック事務局長の故トッポン・クンカンチットさんに，自立生活，障がい者運動，啓発，脊髄損傷者への支援について学ぶことがとても多かったです．2004年のスマトラ島沖地震では，タイでも津波による死傷者が出ていました．トッポンさんが障がい者だからこそできる被災者支援について，熱く語ってくださったことが強く印象に残っています．

● ネパール大地震の支援へ

大阪大学大学院人間科学研究科博士後期課程を満期退学してから2年半ほど，「人道支援に対する地域研究からの国際協力と評価―被災社会との共生を実現する復興・開発をめざして―」（略称　共生人道支援研究班　代表中村安秀先生）の補佐をさせていただきました．私自身は被災

[*3] 現・特定非営利活動法人チャイルド・ファンド・ジャパン．

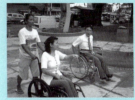

episode
JICAの障がい者ボランティア派遣
JICA短期専門家として，JICAボランティアで障がい者を派遣するための事前調査団に参加し，タイやマレーシアの障がい者施設やその周辺を車いすで移動しバリアフリーの状況などを調査しました．この後，JICAでは協力隊での障がい者の派遣が増え，成果を出すことができたと思います．

JICA障がい者ボランティア派遣の事前調査団の一員として，タイ，マレーシアに出張

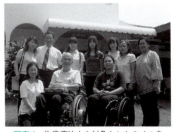

写真4　作業療法士を対象としたタイの自立生活運動を学ぶスタディーツアーを企画・運営（前列左から2番目の車いすの男性は，DPIアジア太平洋ブロックの故トッポン・クンカンチット事務局長）

地域や紛争地域の経験はほとんどありませんでしたが，この研究班やCBRで学んだことが2011年3月11日に起こった東日本大震災の緊急支援と復興支援に参加したり，2015年4月25日に発生したネパール大地震の支援に日本ネパール教育協力会（JECS）として参加したことにつながっています．

ネパールへはゴールデンウィークを利用して，修士論文でお世話になったバクタプール，そして，JECSのフィールドであるゴルカ郡とダディン郡をオートバイで巡回し，支援物資や義援金を届けました**（写真5）**．オートバイで移動しながら，地域の人が集まる茶屋などに立ち寄り，近隣の被災状況や生活状況をインタビューしました．支援に行ったつもりが，各地でネパールの人々からも助けられました．支援先で飲み物をいただいたり，オートバイで山道を移動中，「道が悪いから気をつけて」と声をかけられたりしました．また，オートバイで転倒した際には，村の高齢者が駆け寄ってきて，「大丈夫？　けがはないか．オートバイを押さえておくから」とスタンドを立てる手助けもしてもらいました．

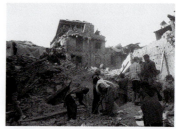

写真5　ネパール大地震直後のバクタプール．市民が助け合いながらがれきを撤去している

● 注目される"障がいと開発"
　——リハビリテーションの視点で国際保健に関わる

今では，JICA，NGOの活動を含めて，ネパール渡航は20回以上，ネパールに協力隊員として最初に足を踏み入れてから，30年になります**（写真6）**．王国が連邦共和国になり，障がい者支援もリハビリテーションセンターから，CBR，そして当事者による活動となり一定の進展がありました．CBRに関しても，保健医療だけでなく分野横断的なサービスが必要との認識が高まり，地域に根差したインクルーシブ開発（community based inclusive development）という"障がいと開発"の視点が注目されるようになりました．

これからもリハビリテーションという切り口で，社会のニーズに合致した国際保健に関わっていきたいと考えています．

国際協力の文脈からリハビリテーションを考えたとき，障がいへの差別・偏見を解消するために鳥の目で大空から俯瞰し，虫の目でその地域の文化，生活習慣，風土病に注目しながら，魚の目で国際社会の潮流を見極めることが求められます．これまでの医療，福祉，介護だけでなく，教育，就労，町づくりなどの視点が，"障がいと開発"でますます重要となってきます．ぜひ，皆さんも開発途上国の障がい者支援のために一歩を踏み出しませんか．

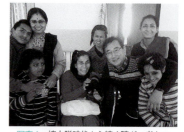

写真6　協力隊時代から続く障がい者との交流．手編みの靴下をプレゼントさた

現在のポジション

静岡県にある私立大学で，リハビリテーション論，地域リハビリテーション学，ボランティア活動論を担当し，他大学や大学院で国際リハビリテーションに関する非常勤講師も務める．大学のある浜松市内で，学生とともに福祉活動，親の会，障がい者スポーツなどのボランティア活動をしたり，卒業研究指導を行う．さらにJICA青年海外協力隊事務局において技術顧問としてJICAボランティアの後方支援を実施．日本CBRネットワークでも帰国ボランティア報告会や研究会を行い，JECSで，教育支援，震災支援に携わっている．

栄養 × 大学・研究機関

すべての人に必要な食べることから
アプローチする国際保健医療

水元 芳
Kaori Mizumoto

福岡女子大学 国際文理学部 食・健康学科 准教授

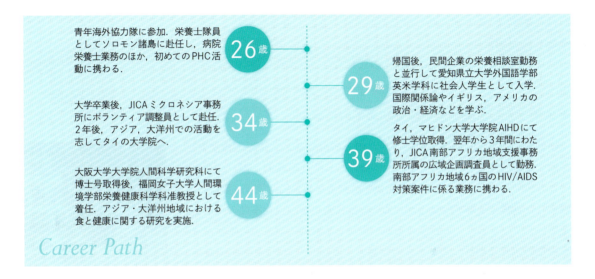

26歳 青年海外協力隊に参加．栄養士隊員としてソロモン諸島に赴任し，病院栄養士業務のほか，初めてのPHC活動に携わる．

29歳 帰国後，民間企業の栄養相談室勤務と並行して愛知県立大学外国語学部英米学科に社会人学生として入学．国際関係論やイギリス，アメリカの政治・経済などを学ぶ．

34歳 大学卒業後，JICAミクロネシア事務所にボランティア調整員として赴任．2年後，アジア，大洋州での活動を志してタイの大学院へ．

39歳 タイ，マヒドン大学大学院AIHDにて修士学位取得．翌年から3年間にわたり，JICA南部アフリカ地域支援事務所所属の広域企画調査員として勤務．南部アフリカ地域6ヵ国のHIV/AIDS対策案件に係る業務に携わる．

44歳 大阪大学大学院人間科学研究科にて博士号取得後，福岡女子大学人間環境学部栄養健康科学科准教授として着任．アジア・大洋州地域における食と健康に関する研究を実施．

Career Path

● 病院栄養士としての仕事と青年海外協力隊への参加

「すべての人が必ず必要な"食べること"をもっと豊かにできる仕事っていいな」と，少しふわふわした感覚で栄養士になりたいと考えたのが高校卒業前の進路決定のときでした．当時，「栄養士を目指す」という方向以外に具体的な将来構想は特になかったように思います．授業の中で特に興味をもったのは病態栄養学で，食事で病気の治療に貢献できる仕事に就きたいと考えるようになりました．

念願かなって就職した病院では，1年目から多様な業務を経験できる環境に恵まれました．厳しい指導も多々ありましたが，病院内外での勉強会に参加する機会も頻繁にあって，日々，学ぶ楽しさがありました．しかし，当時の病院では，現在のように多職種協働が求められる栄養サポートチーム（NST）などはなく，病棟での栄養管理業務はごく限られていました．おおよその業務を覚え，就職6年目を迎えた頃，今思うと何か新しい刺激を求めていたのかもしれません，ふと目にした青年海外協力隊（JOCV）募集のポスターに心惹かれて説明会に参加しました．そこで聞いた開発途上国での仕事の話は，これまでとは違う種類の充実感が得られるもののように感じました．心の赴くままに応募し，試験を受

け，そして合格．勤務していた病院を退職して，1992年4月，任地であるソロモン諸島へ着任しました．

協力隊応募以前から海外への興味はあったのですが，国際協力に関する知識はほとんどなく，派遣前訓練期間で受ける国際協力に関する講座では初めて知ることがほとんどでした．赴任先での言語について，ソロモン諸島での公用語は英語ですが，日常的な会話は現地語に英語やスペイン語が混ざって形成されたピジン語が主流だと聞いていました．大した英語力も持ち合わせておらず，"言葉の壁"に対する不安はもちろんありました．一方，誰かから聞いた「人が好きなら言葉はすぐ覚える」という言葉が不安を軽減してくれ，あまり多くのことを思い悩まず任地に赴きました．実際は，慣れない言葉で意思疎通を図るための苦労がないわけもなく，うまく聞き取りができず失敗することも多々ありました．それでも，「明日はもっとたくさん話がしたい」という気持ちが，"苦労"と感じずに言葉の勉強を続けることの原動力だったように思います．

● 栄養士として開発途上国で初めての仕事

任地での仕事は，病院での特別食（糖尿病食や高エネルギー食など）の献立作成と外来・入院患者への栄養指導でした**（写真1）**．献立作成に日本の病院で求められていた病院給食での厳密な栄養計算は必要なく，限られた食材と予算で，かろうじて一般食に変化をつけた程度の特別食を提供していました．栄養学の知識を駆使して行う疾病ごとの栄養指導を現地の人々に理解してもらうのは難しいと感じ，「バランスよく食べる」との単純なメッセージを伝える程度の栄養指導でした．わざわざ日本からやって来て，こんな簡単なことしかできないと肩を落とした時期もありましたが，この「バランスよく食べる」を伝えることは意外と奥が深く，どの季節にどのような食材が一般の人にも入手可能であるかを調べることが最初の作業でした．

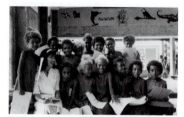

写真1　ソロモン諸島で健康診断を受ける子どもたち

ポスターなどの栄養教育媒体となるものは，現地の人たちが受け入れてくれる絵柄と現地語で手作りし，人々の理解度を推し量りつつ"栄養のお話"を考えました．"栄養のお話"の内容は誰にでもできそうな簡単なものでしたが，対象者の食事や生活事情，知識レベルや価値観などを把握した上で"相手に届く栄養士指導"をつくりあげていくことにどれだけの時間と労力を要するのかを身をもって体験し，その過程では，現地で学ぶことの多さを実感しました．現地事情に乏しく，情報を求めて右往左往する"外国人"の私を，たくさんの病院スタッフが助けてくれました．"教えてあげる"つもりで海を渡ったはずが，反対に多くのことを教えてもらう結果となりました．

赴任して2年目を迎えた頃，"栄養のお話"づくりに多大な協力をしてくれた病院の公衆衛生課スタッフが村を巡回して行うワークショップの一員に誘ってくれ，病院の外にも活動の場が広がっていきました．村に出かけるようになってあらためて気が付いたことは，現地での優先順位

> **episode**
>
> **栄養のお話**
>
> 当時，ソロモン諸島の保健省が栄養改善分野で特に推奨していたのは，ビタミンAと鉄の摂取量向上でした．保健省のリーフレットに書かれていた「ビタミンAと鉄をしっかり摂りましょう」といったメッセージはシンプルで一見わかりやすい印象を受けるのですが，具体的な食事改善への行動変容にはつながりにくいと感じました．栄養学の教科書に書かれている文字を切り取ったようなメッセージではなく，人々が普段の食事の中で少し意識して努力すれば状況改善できそうなメッセージを物語仕立てにして，一般的な家庭でつくる食事の食材からアプローチしたお話のシリーズをつくりました．

は「バランスよく食べる」ことよりも，マラリアや結核といった感染症への対策・対応のほうが高いことでした．命を落としてしまうかもしれない感染症に苦しむ人たちが多い開発途上国で，栄養士としての仕事の必要性を問い始めることになりました．

● 栄養士としてのキャリア継続に迷う

　1994年，ソロモン諸島から帰国したときは，その後の進路を迷っていました．協力隊事務局の進路カウンセラーが相談に乗ってくださり，JICA（国際協力事業団[*1]）東海支部で1年間だけ，国内協力員業務に就くことになりました．支部での仕事は協力隊帰国隊員たちと関わる機会が多く，ほとんどの帰国隊員が，任地でいかに充実した活動ができたかを語ってくれました．私はといえば，任地では楽しく過ごせて多くのことを学ばせてもらうことができたけれども，実のところ大した役にも立てておらず，感染症対策が優先課題である多くの開発途上国で栄養分野での協力は本当に求められているのだろうかと考え続けていました．また，ソロモン諸島では"協力してあげる""教えてあげる"といった外からの支援がなくても，自分たちが培ってきたやり方で幸せに暮らせている人々を見て，もしかすると"国際協力"は現地の人たちへの"押しつけ"になっているかもしれないと感じたことを整理できずにいました．

　「いつか再び海外での仕事をしてみたい」と思う気持ちが残りつつも，その後の進路を決めきれないままでいました．栄養学ではない違うことをもう少し広く勉強し直してみようと考え，国内協力員任期満了翌年の1996年，愛知県立大学外国語学部英米学科を社会人枠で受験し，入学しました．国際関係論やイギリス，アメリカの政治・経済などを学びましたが，一見栄養学とは無縁に思えるここでの学びは，のちに海外での栄養問題に取り組むことになったとき，1つの問題に多元的な背景があり，一方向からのアプローチだけでは問題解決に至らないといった，構造的な理解の基礎になっているように感じています．

　この頃，『オリエンタリズム』（エドワード・W・サイード，平凡社）という本に出会いました．協力隊時代に感じていた，国際協力に対する"違和感"が何であるかを気付かせてくれた1冊となりました．その"違和感"は，私が無意識のうちに国際協力を"協力してあげる""教えてあげる"といった上から目線のフレーズでとらえていたことが原因だったと思います．開発途上国に対する偏見をもっている自分に気が付き，認めることが最初の一歩となった"違和感"の正体探しは楽しいものではありませんでしたが，私はサイードに夢中になりました．前述の協力隊時代につくった"栄養のお話"は，対象が開発途上国の人たちだったからその作成過程が必要だったのではなく，どこの国や地域であっても，対象者を理解して"届く"ものをつくるためには等しく必要な過程です．サイードに学び，またこの頃学んださまざまなことが，"国際協力"の道に進みたいとの気持ちを後押ししてくれました．

[*1] 現・独立行政法人国際協力機構．

● 再び海外へ，アフリカでの感染症対策

　2001年，大学を卒業した翌年にJICAミクロネシア事務所にボランティア調整員として赴任しました．"国際協力"の道へ，と心を決めたものの，栄養分野の道を再び進むことへ心を決めるには至っておらず，今の自分にできることから，と考えて応募したポストでした．振り返ってみて，ここでよかったと思える点は，多岐にわたる分野での日本の援助事業，さらに，他国や国際機関による援助事業を幅広く見ることができたことです．また，経理業務を経験したことで，お金の動きが見えると事情全体が理解できることがわかりました．予算の仕組みを知り，適切な運用と記録を行うことの重要性はすべての仕事に共通しているため，このときの経験はその後の仕事に大いに役立ちました．

　2002年，ミクロネシア事務所でのボランティア調整員任期が満了となり，帰国後にタイのマヒドン大学大学院ASEAN健康開発研究科（AIHD）に修士課程入学願書を送りました．国際協力の道を進むと決めたものの，栄養分野での支援の必要性が見えておらず，優先度が高いと信じて疑わなかった感染症対策を勉強しようと考えたのです．

　AIHDの地域保健に重点を置いたプログラムにはアジア・大洋州地域から保健医療関連の行政官たちが集まっており，ここで出会った友人たちからも多くのことを学べました．校舎に隣接した寮で生活を共にした同窓生たちの多くは，現在ではそれぞれの国の保健省などで主要ポストに就いており，私が海外で調査活動などをする際は，今なお強力なサポートをしてくれます．どのような場面でも「地域の人たちの健康を守る」という原点に立ち返ることから一貫してブレないAIHDの教育プログラム出身者のネットワークは，その後知り合うことになる日本人卒業生の方々との間にも構築され，海外だけでなく国内でも心強い"支え"であるように感じています．

　2003年，AIHDでプライマリ・ヘルス・ケア（PHC）管理学修士学位を取得し（写真2），同年，JICAボツワナ事務所の短期派遣ボランティア調整員としてアフリカに初上陸しました．その後，2005年からの3年間，JICA南部アフリカ地域支援事務所を拠点とした広域企画調査員として，南部アフリカ地域6ヵ国のHIV/AIDS対策案件形成業務に携わることになりました（写真3）．初めての感染症対策業務に慣れないことも多くありましたが，案件形成に先立って実施する調査ではタイの大学院で学んだ知識を大いに活用できているような充実感がありました．南部アフリカ地域の保健分野でHIV/AIDS対策は喫緊の最優先課題で，忙しく仕事をしていると，ようやく"役に立てる人"になれた気がしました．一方で，感染症対策に関われば関わるほど，栄養ケアが重要に思えてきました．栄養状態は免疫系の機能に大きな影響を及ぼすため，HIV感染者にとって良好な栄養状態の維持は，日和見感染症を予防する上で最初に気を付けるべきことです．栄養分野への支援はこんなにも重要だったと，何度も実感したものです．

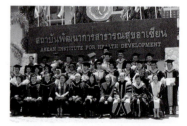

写真2　タイのマヒドン大学大学院AIHDの修了式

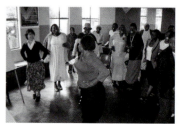

写真3　南アフリカで行ったHIV予防啓発ワークショップ

アフリカの栄養問題を研究することを目的とし，大阪大学大学院人間科学研究科に入学しました．研究計画ができあがるまでは苦しい時間が続きました．問題は，実務者としての経験が，研究者としての物事のとらえ方を邪魔していたことにありました．仕事の経験をもつ人が研究を始めると陥る1つのピットフォールのようです．しかしながらこのピットフォールは，経験を踏まえてなお謙虚に物事に取り組むことの大切さに気付くことができたとても貴重なものでした．

　研究対象国はボツワナとしました．食事調査のフィールドワークを行っている間，感染症対策よりも食と栄養に関わることが好きな自分を何度も再発見しました **(写真4)**．すべての人が必ず必要な"食べること"をもっと豊かにしていくための仕事はやはり楽しいと感じました．

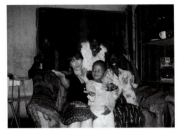

写真4　ボツワナで行った食事調査で出会った家族と

● 現在

　研究を終えて2010年に博士号（人間科学）を取得 **(写真5)**，その後また国際保健分野で仕事をしたいとの気持ちはもちろんありましたが，協力隊時代につくった"栄養のお話"を思い出しました．対象者を理解して"届く"ものをつくっていくことは，どこの国や地域であっても同じです．海外で仕事をする前は，日本での保健問題は表面だけしか見えていなかったかもしれません．海外を体験すると，自分の国の問題がより鮮明に見えてくるような気がしています．栄養分野に軸足を置いて国際保健に関われる仕事なら，場所は必ずしも海外でなくてもよいと思うようになっていたとき，「担当科目：国際栄養学，および関連科目」とされた大学教員ポストの公募が目に留まりました．現在は福岡女子大学国際文理学部食・健康学科で，管理栄養士の養成に携わっています．

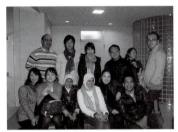

写真5　大阪大学大学院の仲間と記念撮影（筆者は後列左から3番目）

　学生時代からの，一見無駄に思えるような小さな経験の積み重ねが今の自分につながっていることを実感しています．"強い思い"もさることながら，"長く思い続ける"ことがきっと実現力です．若い頃，国際保健医療の仕事は遠く届かないところにありましたが，夢を諦めないことが夢を叶えることへの最重要条件だと思います．

現在のポジション

福岡女子大学国際文理学部と人間環境科学研究科での教育，研究，そして，食育推進活動などの地域活動（福津市食育推進会議会長）に携わっている．研究活動で海外に出かける機会も多く，心掛けていることは"現地に学ぶ"．その他，海外で心掛けることは日本で心掛けるべきことと同じ．その時々ではわからないが，畑違いに見える勉強や仕事にも先々につながる"学び"があり，それが今日につながっているのだと思う．

放射線科学 × J JICA

自分の知識と経験を海外に生かす
—放射線科学から国際保健へ—

大里 圭一
Keiichi Osato

JICA（独立行政法人国際協力機構）人間開発部 保健第一チーム 主任調査役／課長補佐

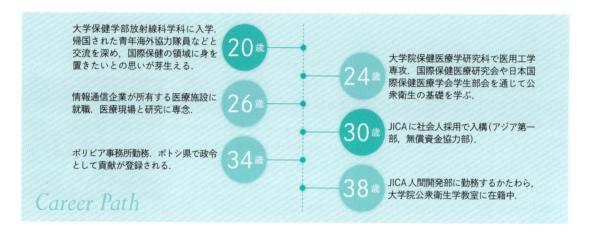

20歳 大学保健学部放射線科学科に入学．帰国された青年海外協力隊員などと交流を深め，国際保健の領域に身を置きたいとの思いが芽生える．

24歳 大学院保健医療学研究科で医用工学専攻．国際保健医療研究会や日本国際保健医療学会学生部会を通じて公衆衛生の基礎を学ぶ．

26歳 情報通信企業が所有する医療施設に就職．医療現場と研究に専念．

30歳 JICAに社会人採用で入構（アジア第一部，無償資金協力部）．

34歳 ボリビア事務所勤務．ポトシ県で政令として貢献が登録される．

38歳 JICA人間開発部に勤務するかたわら，大学院公衆衛生学教室に在籍中．

Career Path

● 開発途上国との出会い

　私が子どもの頃に抱いていた将来の夢は，ニューヨークにある音楽院に進み，海外を拠点として活躍するピアニストになることでした．この夢の実現に向けて，多くの時間と情熱を音楽に費やす生活を送っていた頃，友人に誘われて，アフガニスタンでの医療活動に関する中村哲先生の講演会へ足を運びました．その講演の中で，医師として医療施設で患者と向き合いつつ，ハンセン病の患者の足底にできる傷を予防するためにタイヤのゴムで自ら靴をつくっていること，さらには水源を確保するための用水路を住民とともに建設していることなどを拝聴しました．中村先生ご自身が医師という枠にとらわれず，人の健康に影響を及ぼす社会的要因を考察し，その改善に向けて幅広く取り組む生き方を突き進んでいる姿が強烈な印象として残り，深く感銘を受けました．

　講演会の後，開発途上国という未知なる世界への関心が芽生え，「八幡駅近くを外国人が歩いているらしい」との友人が入手した情報を手がかりに，JICA（国際協力事業団[*1]）九州国際センター（KIC）にたどり着きました．その日から友人たちと週1回のKIC訪問が始まり，研修員たちの自国での生活や文化などに耳を傾けていました．その訪問が始まった頃，審査基準通りにピアノを演奏することに心が追いつかず，ピアノとの向き合い方を悩み抜いた末，人のために自分のできることを実行する

[*1] 現・独立行政法人国際協力機構．

生き方を人生の新たな目標とし，次の一歩を踏み出す決意をしました．

● 放射線科学から国際保健のスタート地点へ

　私が新たな道として大学学部の専攻を放射線科学にした理由は，医用画像の形成や高エネルギー放射線による治療の提供を通じて，社会に貢献できると思ったからです．同専攻は課題数は多いものの，国家資格を取得することで卒業後の進路はおおむね保証されていたために企業訪問などの必要もなく，学生時代の多くの時間を見聞を広めることに充てられる，恵まれた環境でした．そのような環境で，青年海外協力隊（JOCV）の看護師隊員としてラオスで活動された高田恵子さんほか，帰国された隊員の方々と学内で交流を深める中，"国際保健"という言葉に出会い，その定義も正確に理解できていないにもかかわらず，「いつかは国際保健の領域に身を置きたい」という漠然とした思いが芽生えました．

　卒業後の進路として病院への就職が決定した後，学生時代の残された時間を国家試験の準備を中心に送りつつも，国際保健への関心が頭の片隅にありました．そんな思いを大学で指導を受けていた都築正和先生へ打ち明けた際，国際保健に接する機会として国際保健医療研究会（TISCH）の抄読会への参加を勧められ，足を運んでみました．公衆衛生の知識が微塵もない状態で，国際保健と名のつく国内の空間に身を置いた初日，ディスカッションや飛び交う用語はまったく理解できませんでした．その抄読会で質問をする機会があり，私が「コールドチェーンとは何ですか？」との問いを発したところ，部屋の空気が静まりつつも，参加されていた皆さんの解説で雰囲気が和んだ記憶は鮮明に残っています．抄読会の最後に，「国際保健：日本国内で自分自身が積み上げた保健医療分野に関する"知識"と"経験"を海外というフィールドで生かすこと」というメッセージのみ，意味もわからずノートの余白に記しました．

　後日，そのメッセージを反すうする過程で，このまま社会に出ることで今後，海外の医療現場で医用画像を道具としつつ，自分がどのように活躍できるのかが，具体的に描けない壁にぶつかりました．その壁に対し，放射線科学を基礎として新たな専門性を身に付けることを，国際保健に携わるための選択肢として見据え，都築先生に相談しました．そこで私が最終的に出した結論は，病院への内定を辞退し，新たな専門性を身に付けるために大学院へ進学することでした．しかし電話で内定辞退を伝えた際，同じ領域でロールモデルが見つけられていない不安，そして内定先からの「辞退を考え直してほしい」との申し入れを光の速さと同じくらいのスピードで断った後悔，などさまざまな思いが重なり合い，しばらくは立ち直ることができませんでした．

● 新たな専門性として医用工学を専攻

　大学院での専攻を検討する際，放射線科学を通じて，日本国内外で活

episode

医用画像の魅力

医用画像には，人の外観からは見えない多くの情報が蓄積されます．臓器以外にも目には見えない人の人生，さらには命を1枚の画像に写し出すことができる唯一の媒体であることに惹かれました．また，来院される方の診断や治療で医用画像が必要となる場面は少なくないため，人のために役立っている充実感が得られることにも魅力を感じていました．

用できる知識と技術を身に付けることを条件としました．そこでたどり着いた研究テーマは，放射線診断装置を含む医療機器の管理に関する課題を，多角的視点（信頼性・安全性工学，経営工学，医用機器工学）で構造分析により抽出し，解決策を提言することとし，専攻を医用工学としました．

　研究を進める中でJICAインターン制度を活用し，ODA（政府開発援助）で調達・供与される医療機器に加え，日本国外の医療機器の実態などを知る貴重な機会を得て，現地で適切に使用・管理されずに故障した医療機器が放置されている現状などを知りました．そこで私は将来，開発途上国で医療機器の運営・運用管理を行うために，放射線科学と医用工学の知識を生かせる可能性があることに気付きました．しかし大学院時代に積んだ日本国内の臨床現場での経験は，老朽化した機材を使用して特定の症例のみに接する環境であったため，海外をフィールドとするには準備が十分ではないと感じていました．そこで大学院修了後は，最先端の医療機器が設置され，幅広い症例に接する機会が得られる臨床現場で経験を積む道を選びました．

● 患者の人生にとって，よりよい医療を考え続ける日々

　私は大学院を修了後，臨床経験を積む場として，最先端のIT技術が駆使された日本を代表する情報通信企業が所有している医療施設を選びました．その病院は地域の中核病院の役割を担っている急性期病院であったため，幅広く実務経験を積むことができることも理由でした．入社初日，臨床の現場で経験できるすべての職務に従事することを目標として掲げ，部門長へそのことを嘆願しました．その結果，4年間で，一般撮影部門，CT，MRI，心臓血管造影部門，放射線治療部門や救急部門まで幅広く経験することができました．

　病院に勤務して4年が経過した頃，これまでに培ってきた医用工学，放射線医学や公衆衛生の知識，そして患者がよりよい人生を送るために最適な医療を考え続けて提供する，人の人生に貢献することができる仕事に就けた充実感に満たされていました．しかしある日，最期が近づいていた方より「やりたいことを先延ばしにすべきではない」との言葉を向けられ，充実感に満ちた日々ではあったものの，臨床現場での経験を積む目標が到達に近づいていると感じ，次の一歩を踏み出すことにしました．そのとき，専門性だけにとらわれず，人の人生にとって真のニーズに応えるための力添えをすることを基本とする職種も選択肢として加わり，6年前に目標として掲げた医療機器専門家ではなく，社会人採用としてJICA職員の道へと進みました．

episode
患者の人生にとって よりよい医療を

病院での勤務からは，単に放射線部門での臨床の知識や経験を積むこと以上の大切なことを学びました．それは，安全で質の高い医療を患者に提供するため，医療従事者がチームとして対等に連携する姿勢，また患者の人生にとってよりよい医療を提供することの大切さです．患者の放射線治療計画を策定していた私の脇で，「患者が一番望んでいる人生の終焉に到達できるよう，自分ができる最大限の貢献をしなさい」との言葉を先生より向けられたとき，これまで私は患者の病にしか目を向けていなかったことに気付きました．その日を境に，患者の病とともに人生に目を向け，そして声に耳を傾けつつ，患者が私を必要としてくれるときにはいつでも応えられるようそばで見守り，寄り添うようになりました．

●「健康的に生きること」の意味を考え続けて

　2005年にJICA入構後，アジア第一部フォローアップ室，無償資金協

力部調整課に配属となり，実施済事業の効果を持続させるための支援を検討・実行することが主な業務でした．一見，保健医療分野の専門性が直接求められる業務には見えませんが，現場の真のニーズを見抜き，応えるための支援を行う点は，前職時代に培った経験が最大限に生かせる業務でした．

そして2010年より4年間，南米はボリビアの標高4,000mの首都ラパスにある在外事務所に勤務しました．赴任期間中は保健医療分野のみならず，総務，経理，日系社会支援など，事務所業務全般に従事する機会を得ました．任期中の貴重な出来事は，ポトシ県保健局長と伝統医たちとの出会いでした**（写真1）**．県ほぼ全体が標高2,000〜5,000m以上に位置し，寒い地域は－30℃以下にも達する，ボリビアの中で最も過酷な自然環境であるポトシ県に，大雪の中，ラパスから車で約20時間かけて訪問しました．ポトシ県では，都市部を除き，多くの地域で保健医療施設が存在しないため，住民が保健医療サービスを受けやすい環境にはありません．そのためポトシ県の母親と子どもを取り巻く環境は非常に厳しく，妊産婦死亡率（352対出生10万），乳幼児死亡率（126対出生1,000）共に，全国で最も高い値であり，その原因の調査に行きました．

保健省は，妊産婦死亡率を改善するために施設分娩を義務付けており，その徹底をポトシ県保健局長に強く申し入れたとき，「保健省が施設分娩を推奨しても，私はそれを義務化するつもりはない．出産は生活の一部であり，当事者の意向を尊重して家族，伝統医そして集落の皆に囲まれて自宅で出産を行う選択は悪いことではない．まず，君は目の前にいる人の人生に目を向け，健康的に生きることの意味を考えてほしい」との言葉が，私に向けられました．局長の言葉をいただいた後，患者が主役としてよりよい人生を送るための裏方を務めさせていただいた前職時代に立ち返り，ボリビア人が主役の人生において「健康的に生きること」の意味を考えました．そして私が出した結論は，「健康に対する考え方は文化により異なり，ボリビア人の多くは病に対処するよりも"健康的に生きること"を重視する」ということでした．ボリビア人の考える「健康的に生きること」とは，個人・家族・コミュニティを基盤とする集団を取り巻く空間，環境，状態を与えられた運命とし，その中でよりよく調和・共存しながら生きていくことです．つまり与えられた空間の中で，コミュニティが健康を左右する決定要因を含む多様な要因の調和・共存のために連携することを基本に活動を行うことで，妊産婦や子どもの健康も維持されることに気付きました．またその活動には，各コミュニティで住民に認められ，西洋医学を補完する形で活動を行っている伝統医の存在は不可欠でした．この気付きは米州開発銀行にも受け入れられ，ポトシ県の保健医療分野での援助協調にもつながり，また保健医療分野以外の活動を進めるドイツ国際協力公社（GIZ）の活動を促進する際の基盤となりました．

ボリビア人の健康的に生きる概念を尊重した活動をポトシ県で展開する中，わが国による長年の保健医療協力により形成された，健康的に生

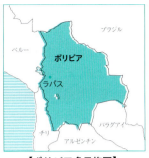

【ボリビア多民族国】
- **人口** 1,005万9,000人（2014年）
- **民族** 先住民41％，非先住民59％
- **言語** スペイン語およびケチュア語，アイマラ語を中心に先住民言語36言語
- **宗教** 国民の大多数（95％以上）はキリスト教
- **歴史** 1825年，スペインより独立．1964〜1982年，軍事政権．1982〜1985年，シーレス・スアソ大統領（民政移管）．

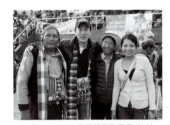

写真1 ポトシ県保健局副局長（伝統医，左端）と

きるために住民が主体的に展開できる活動手法が，ボリビアの推進している保健政策「多文化コミュニティ家族保健政策」を実現するための教材「健康な生活のための現場教育ガイド」に採用され，2013年に国家承認を受けました．その後，ポトシ県知事より「かつては銀で世界中に富をもたらしたポトシ県は，世に見放され，住民が社会格差と貧困にあえぎ苦しんでいる．そんな中，誰もが足を踏み入れない土地に，君は真の手を差し伸べてくれた」とのスピーチとともに，2013年にDecreto Departamental（政令）という形で，私の存在も認定を受けました（写真2）．ポトシ県で住民が主役の人生において健康的な生き方を，異国からの訪問者である私が考え続けた結果，ポトシ銀山と同じく，私の心も，そして存在した証も，ポトシ県で永遠に生き続けています．ここに至るまで苦楽を共にしつつ歩み続けたナショナルスタッフのミランダ医師，伝統医のティコナ医師，そして健康に対する私の常識を崩してくれ，本当の弟のように接してくれていたポトシ県保健局長のネルソン医師，そして伝統医たちとは現在も強い絆とともに交流が続いています．

● 現在──中南米全域の保健医療分野の協力を総括

現在，JICA本部人間開発部で中南米全域の保健医療分野の総括として，当該地域の横断的課題の解決に向けた取り組み，また事業担当としては主に中米カリブ地域の非感染性疾患などの課題解決に向けた取り組みを行っています．例えば，メキシコでは虚血性心疾患の診断・治療に必要な技術移転，キューバでは全国がん診療サービスネットワークの体制・機能強化に加えてがん早期診断能力や医療機器の運営・維持管理体制の改善（写真3），エルサルバドルでは病院前診療の体制・機能強化を行うなど，前職時代に培った経験と知見がプロジェクトの形成・実施で大いに生かせています（写真4）．また毎年，私の専門の原点である日本医学放射線学会総会に足を運び，知識の更新にも務めています．

17歳で悩み苦しんだピアノとの向き合い方の答えも最近，ようやく見つけることができ，人のために自分のできることを実行する道具として，いろいろな場面で活用しています．

将来，保健医療分野の専門性をもって国際保健医療の仕事を目指す方は「日本国内で自分自身が積み上げた保健医療分野に関する"知識"と"経験"を，海外というフィールドでどのように生かすのか」という反すうを行い，たどり着いた将来像を意識してください．その将来像の具現化に向けて専門性を生かし，時には新たな専門性を身に付け，既存の枠にとらわれて自分を制限することなく，経験を積むことを提案します．

> episode
> **伝統医フェリア**
>
> ポトシ県の40以上の集落より伝統医が集結し，栄養と薬草を通じた健康の再評価を行うイベント"伝統医フェリア"を開催．ケチュア語で"SUMA JMIQUY"（よく食べる）とは，よく食べ，咀嚼し，疾病にかからないことを指し，スペイン語の"Salud"（健康）を意味する．主に11種類に区分されている伝統医たちは，食の大切さと薬草を用いた疾病予防の活動を行っている．

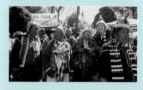

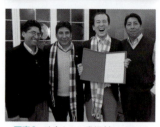

写真2 政令として登録（左からティコナ医師，ネルソン医師，筆者，セサル医師）

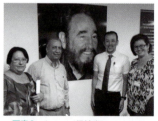

写真3 キューバ保健省にて

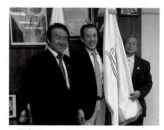

写真4 エルサルバドルで病院前診療の調査にて（技術アドバイザーの先生方と）

現在のポジション

JICA本部人間開発部で，中南米全域の保健医療分野を総括．当該地域の横断的課題の解決に向けて取り組むとともに，主に中米カリブ地域の非感染性疾患などの課題解決に向けた事業を担当している．メキシコでの虚血性心疾患の診断・治療に必要な技術移転，キューバでの全国がん診療サービスネットワークの体制・機能強化などに，これまでの経験を生かして取り組んでいる．

体育 × 大学・研究機関

誰にでも開いている国際保健への扉

竹原 健二
Kenji Takehara

国立研究開発法人 国立成育医療研究センター研究所 政策科学研究部 政策開発研究室長

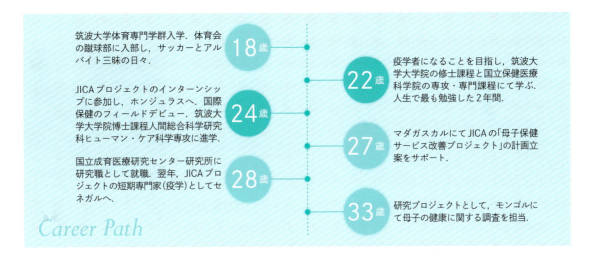

Career Path

- **18歳** 筑波大学体育専門学群入学．体育会の蹴球部に入部し，サッカーとアルバイト三昧の日々．
- **22歳** 疫学者になることを目指し，筑波大学大学院の修士課程と国立保健医療科学院の専攻・専門課程にて学ぶ．人生で最も勉強した2年間．
- **24歳** JICAプロジェクトのインターンシップに参加し，ホンジュラスへ．国際保健のフィールドデビュー．筑波大学大学院博士課程人間総合科学研究科ヒューマン・ケア科学専攻に進学．
- **27歳** マダガスカルにてJICAの「母子保健サービス改善プロジェクト」の計画立案をサポート．
- **28歳** 国立成育医療センター研究所に研究職として就職．翌年，JICAプロジェクトの短期専門家（疫学）としてセネガルへ．
- **33歳** 研究プロジェクトとして，モンゴルにて母子の健康に関する調査を担当．

● サッカー少年，国際保健に出会う

　大学4年の冬，進学するための面接を受けた際に，「大学でどんなことをしてきたの？」と問われ，間髪入れずに「サッカーです！」と私は答えました．その面接をしてくださり，のちに私の指導教官となってくださった三砂ちづる先生は，ただただ笑うしかなかったそうです．そんな世間知らずのサッカー少年だった私が，現在は母子保健の疫学者として仕事をし，希望していた国際保健にも関わることができています．ですから，もし「私は国際保健に関わる仕事に就けるのかな？」と悩んでいる人がいたら「国際保健のキャリアパスは無限で，誰にでもその扉は開いている」と声を大にして伝えたいと思います．

　筑波大学体育専門学群に入学し，体育会サッカー部に所属していた私は，サッカーとアルバイトに明け暮れた大学生活を過ごしていました．ある日，ふと目にしたNHKのドキュメンタリー番組で，紛争地域の地雷撤去に取り組むNGOの活動や，アフリカにおけるHIV/AIDSの問題を知りました．「ビジネスの世界で仕事をする」ことがイメージできず，進路について漠然と考えている中で，「困っている人のために働く」という生き方に強く憧れました．現実的なことは何も考えず，単純に「かっこいい！」という思いだけで動き始めました．その後，大学内でサッカーに

よるボスニア・ヘルツェゴビナの民族融和を図る活動団体のメンバーと仲良くなり，"国際協力・国際保健"が少しだけ身近になりました．

　大学卒業後の進路を考える中で，いざ"国際協力・国際保健"の分野に進もうと決めたとき，筑波大学・大学院での指導教官である本田靖先生から「医療系のバックグラウンドがないのならば，何か専門をもったほうがよい」と助言を得ました．そして，欧米では多くの文系出身者が公衆衛生（public health）の専門家として，保健医療の分野に関わっていることを知り，公衆衛生や疫学を学ぶために国立保健医療科学院へ進学すべく，冒頭の面接へと至るわけです．

● 実践的な公衆衛生

　国立保健医療科学院の前身の1つである国立公衆衛生院は，今ほど日本各地に公衆衛生大学院がなかった当時，国内で公衆衛生を専門的に学べる数少ない貴重な場所でした．ここで最初に出会った公衆衛生が"実践のための学び"であったことは今の私に大きな影響を与えています．国立保健医療科学院は公衆衛生従事者の研修機関でもあったため，同級生や先輩の多くは，保健師，看護師，栄養士，医師など，現場での実践経験も，人生経験も豊富な方々ばかりでした．講義でみっちりと知識や理論を学ぶ一方，同級生とのディスカッションにより，現場で働く人の感覚や，理論を実践に昇華させる方法を学ぶことができました **(写真1)**．

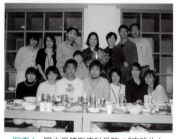

写真1　国立保健医療科学院で"実践的な公衆衛生"を学ぶ（筆者は前列左から3番目）

　公衆衛生を学ぶ一方で，疫学者となるためのトレーニングが始まりました．国立保健医療科学院は1年目と2年目それぞれに，自分で調査して論文を書く，というカリキュラムになっていました．そのため，進学早々に指導教官の三砂ちづる先生から，「自分の研究テーマを決めて，研究計画書を書きなさい」「自分で研究フィールドを見つけてデータを取ってきなさい」という2つの課題が与えられました．多くの講義を受けながら，データを収集し，1年後には論文を提出しなければならなかったので，とにかく時間との闘いでした．必死に疫学の教科書を読み，関心のあったHIV/AIDSに関連した"計画書もどき"を書いて先生に見せると，添削のコメントで紙が真っ赤になるという繰り返しでした．

　ある日，あまりにもテーマやフィールドが決まらない私を見かねて，同級生が「新宿でホームレスの結核対策のフィールドがあるから，どう？」と救いの手を差し伸べてくれました．私は嬉々として結核対策の計画書を書き上げて，先生の研究室を訪ねました．その計画書は唯一，修正がまったく必要のないものとなりました．それは，研究デザインやデータの収集方法など，計画書の質が高かったからではありません．私が本当にやりたい研究を追い求めることを放棄し，とりあえず実施できそうなテーマに安易に飛びついたため，先生に読んでもらえなかったのです．国際保健に携わることや，疫学者になることは目標ではないのです．なぜ自分は国際保健に携わりたいのか，そこで何がやりたいのか，何ができる人間でありたいのか，こういった心構えや基盤となる考え方

を構築する2年間だったようにも思われます.

● フィールド疫学者としての矜持

　国際保健の分野も同様ですが,研究をしていると「専門は何ですか?」と尋ねられることが少なくありません.その際に,私は「専門は母子保健に関するフィールド疫学です」と言うようにしています.一般的に,疫学は"疫学統計"とくくられることが多いためか,わが国では疫学者は統計解析の専門家だと思われがちです.しかし,私はフィールドに出て,現場の実態を適切にデータとして示せる疫学者でありたいと思っているので,自己紹介にあえて"フィールド"という言葉を付けるのです.

　今でこそ,フィールドに根差した研究を追及していますが,大学院に入学した当初の私はフィールドの重要性をまったく理解していませんでした.疫学研究ではメタ解析[*1]や無作為化比較試験[*2]によって得られた結果を筆頭に,科学的根拠の強さのヒエラルキーがあります.したがって,研究を行うときには最もパワフルな根拠が得られる無作為化比較試験を行わなければ,あまり意味がないのではないか,と極端な理解をしていました.しかし,修士課程2年時に,国立国際医療センター[*3]の仲佐保先生らがホンジュラスで実施していた国際保健のインターンシップに参加し,その極端な考え方が間違っていることに気付かされたのです.

　そのインターンシップには,自分が興味のあることについて現地で実際に調査するための研究計画書を作成し,発表するというプログラムがありました.頭でっかちだった当時の私は,ホンジュラスの農村部の学校で無作為化比較試験を行うという"理論的には優れている計画書"を作成しました.しかし,実際に村の学校に連れて行ってもらうと,私の計画はとても実現できないことがすぐにわかりました.想像していた学校と,実際の学校の状況があまりにも異なっていたからです.

　今では計画書を作成するときには,まずフィールドの状況をよく調べ,一緒に情熱をもって取り組んでくれるカウンターパートを探します.次に,フィールドの方々にあまり迷惑をかけずに研究が進められるようにロジスティクス[*4]を整えていきます.そして,そういった条件における最適な計画書を作成していくようになりました.つまり,"理想的だが実現しない計画"よりも,"実現可能な中で最良の計画"を追求するほうが,はるかに意義があることを,フィールドに出て実感したのです.

● 1つの目標に対するさまざまなアプローチと考え方

　修士課程を修了した私は,そのまま筑波大学大学院博士課程人間総合科学研究科ヒューマン・ケア科学専攻に進学しました.そこで,いろいろな研究を手伝わせてもらい,疫学研究の経験を積みながら,自分の研究も進めていきました.学会や勉強会に参加している中で,一見,同じ研究テーマを扱っているようでも,考え方が似ている人とまったく噛み

*1 複数の研究結果を統合して分析を行う研究手法.EBMにおいて最も信頼できる根拠を示すことができる.
*2 バイアス(偏り)の影響を少なくし介入の効果をより客観的に評価するための研究手法.
*3 現・国立研究開発法人国立国際医療研究センター(NCGM).

*4 もともとは作戦の計画に基づいた人員確保や補給などの後方支援業務のこと.研究を実施するための詳細な方法や手順,段取りを指す用語として使われる.

合わない人がいることに気付きました．例えば，「妊産婦ケアの質の向上に興味をもって研究している人」といっても，妊産婦に対する医療的な管理を強めて死亡率を下げることを目指している人もいれば，妊産婦に人間的なケアを提供し，女性の産む力を最大限に引き出すことを目指している人もいます．同じ目的を目指していても，そのアプローチの方法はさまざまなのです．そうしたさまざまなアプローチがあることを知り，それぞれの長所や短所を頭の中で整理していくことで，自分がやりたいことの長所と短所も鮮明になっていったように思います．

修士課程を終える頃には，私はやりたいことが明確になっていたので，自分と似た考え方をしている先生方の元で，いろいろと学ぶことができました．その1人が，国立国際医療センター[*3]にいらした松井三明先生でした．松井先生は当時，JICA（独立行政法人国際協力機構）がマダガスカルで行っていた「母子保健サービス改善プロジェクト」のリーダーをしておられ，「マダガスカルに来ないか」と誘ってくださったのです．

● 初めての国際保健のプロジェクトで学んだこと

マダガスカルでは，毎日のように「妊産婦にとってよいケアとは何か」「それはどうやったら科学的に評価することができるか」を議論し続けました **（写真2）**．昼はオフィスで論文などの資料を，夜はパブでビールを片手に．本当に楽しい日々でした．

マダガスカルのプロジェクトでは，主に3つのことを学びました．まず，「国際協力・国際保健のプロジェクトとはどういうものか」を体系的に理解することができました．プロジェクト・デザイン・マトリックス（PDM）をはじめ，プロジェクトの進め方，カウンターパートとの関わり方，業務調整員[*5]の役割の重要性など，プロジェクトの枠組みや全体像について，十分とはいえないまでも，具体的なイメージがもてました．

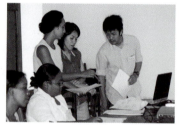

写真2 マダガスカルでは「妊産婦のケア」など，さまざまなことについて議論し合った

[*5] プロジェクトがスムーズに進むように環境整備や後方支援を行う専門家．ロジスティシャンとも呼ばれる．

次に，チームで仕事をすることの楽しさやチームにおけるリーダーの大切な役割を知るとともに，組織のマネジメントに関心をもつようになりました．マダガスカルのプロジェクトチームで仕事をすることは，長年サッカーというチームスポーツをしてきた私には，懐かしいような不思議な感覚がありました．サッカークラブのマネジメントやコーチングの領域では，チームをどのように構築するか，個の能力だけでなく組織における最適解をいかに導き出すかが常に議論され，さまざまな成功・失敗事例が蓄積されています．一方，研究や国際保健の領域では，なかなかそうした事例をまとめた文書に出会えません．マダガスカルのプロジェクトは「単純に研究をするだけでなく，仕事における"組織・チーム"にも関心を持ち続けよう」と思う大きなきっかけとなりました．

3点目は，「"国際保健＝現地に行かなければならない"ということではない」と気付いたことです．マダガスカルのプロジェクトでは，日本の助産師を現地に招聘し，助産ケアについて現地のスタッフに対してみっちりと研修を行っていました．研修を受けた現地のスタッフには大きな

学びとなったようです．後日，あるカウンターパートに「日本の助産師が伝えてくれたようなこと，指導してくれたケアの方法や効果について，英語の論文などの文書はないのか？」と尋ねられた，と聞きました．残念ながら，当時はそういった文書が十分にはありませんでした．その話を聞き，このような際に自信をもって示すことができる科学的根拠や文書を作成するために，日本国内で調査・研究を重ねることも，国際保健に貢献することになるのではないか，と考えるようになりました．

● JICAの短期専門家としてセネガルへ

博士課程を無事に修了し，国立成育医療研究センター研究所に就職しました．自分の関心の高い妊産婦ケアや妊娠・出産に関する研究を進めるとともに，周りのスタッフが行う小児保健に関する研究が身近になっていきました．職場のほかのスタッフは医師などの医療者が多く，非医療者で体育系出身の私はめずらしかったと思います．

2009年には，初めてJICAの短期専門家としてセネガルに派遣される機会を得ました．セネガルのプロジェクトでは，妊産婦ケアを医療者による権威的で親身とはいいがたいケアから，妊産婦に寄り添った人間的なケアに変容させていくことが1つの目的でした．プロジェクトの評価や介入方法についての計画立案と，調査員の人材育成が私に与えられた主な役割でした．ほかの専門家やカウンターパートとともに，コンクリート製の建物に用意されたオフィスでディスカッションを繰り返し，プロジェクトの具体的な行動計画を検討していきました．JICAの専門家といえども，医療従事者でもない20代後半の若造でしたから，カウンターパートとの話し合いもなかなかスムーズに進まない状況でした．

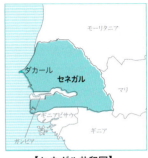

【セネガル共和国】
- 人口　1,413万人（2013年）
- 民族　ウォロフ，プル，セレールなど
- 言語　フランス語（公用語），ウォロフ語など
- 宗教　イスラム教95％，キリスト教5％，伝統的宗教
- 歴史　1783年，フランスに帰属．1960年に，フランスより独立．

そんなある日，いつものようにオフィスでディスカッションをしていると，バリバリッという音とともに，天井が崩れ落ちてきました**（写真3）**．天井の板とその重しの岩が私の頭を直撃したのです．急いで街の病院に搬送され，頭頂部の髪が直径10cmほど剃られ，5～6針ほど縫合してもらいました．傷口はガーゼとオレンジのテープで保護するという，まるで「オレンジの角皿を乗せたカッパ」のような，とても滑稽な状態で過ごすことになりました．

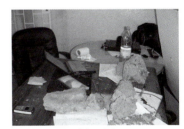

写真3　天井崩落後の残骸

こんなひどい出来事も，悪いことばかりではありませんでした．けがの治療の手続きなどのため，カウンターパートが私の履歴書を読み返し，博士号を取得していることに気付いたようでした．すると，けがの後から急に「ドクタータケハラ，ドクター同士で話をしよう」とカウンターパートから声をかけられるようになり，以前よりも少し話がまとまりやすくなりました．これまでの人生で，博士号が最も役に立ったと感じた瞬間でした．また，町の食堂のおばちゃんや子どもたちにも，頭に大きなオレンジのテープを貼った日本人，ということでかわいがってもらいました．まさに"けがの功名"です．こんな予想をはるかに超えるようなことが起こるのも，国際保健の醍醐味かもしれません**（写真4）**．

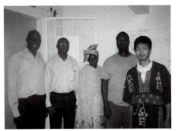

写真4　セネガルで帰国前にプレゼントされた現地の衣装を着て，カウンターパート，通訳の方と記念撮影

● 灼熱の開発途上国と極寒の開発途上国

セネガルでの活動以降は，自分の子どもたちが幼く，目も手も必要な時期だったこともあり，3〜4年ほどは国外での活動を控えていました．末っ子が幼稚園にもうすぐ入園する頃になり，「またそろそろ国際保健のフィールドに出たい」と思っていたときに，職場の上司である森臨太郎先生から，モンゴルでの疫学調査に誘ってもらいました．

モンゴルでは，2010年からある1つの県で，その地域に住む母子を対象に，中・長期的に産後の母子の健康状態を把握することを目的とした追跡調査を行っています**（写真5, 6）**．モンゴルはアジアの開発途上国の1つで，1990年に民主化するまでは社会主義であった国です．その影響もあるのか，開発途上国ながらもインフラがしっかりとしています．また，仕事をする際も，物事がトップダウンできっちりと動くことや，国民に社会保障番号が付与されていて，農村部でも住民登録が管理される仕組みができています．

夏の日中には気温も30℃近くまで上がりますが，冬は−30℃程度になります．そのためか，街中で悪臭やハエなどの虫に悩まされることも少なく，マラリアなどの蚊が媒介する感染症にもほとんど気を使わないで過ごすことができました．同じ"開発途上国"でも，国際保健の教科書に出てくるような環境・状況の国とモンゴルでは，さまざまな点で大きな違いがありました．"開発途上国"という用語は，あくまでも経済的なくくりにしかすぎないのです．モンゴルの農村部では見渡す限りの大草原が延々と続き，人々は遊牧民として生活している一方で，首都ウランバートルでは，人口集中と急激な都市化により，高層ビルが乱立し，子どもたちの遊び場が失われています．同じ国であっても，場所が変わると人々が抱える問題も大きく変わることを実感させられました．

調査のためにモンゴルを訪れるたびに，首都全体が一望できる丘にできるだけ立ち寄るようにしています．その丘に立ち，街の急速な変化を感じつつ，開発・発展とは何か，人々の幸せとは何なのか，社会の大きな流れの中で自分に何ができるのか，自問自答をするのです．もちろん，明快な答えなど見つかるわけではありません．ただ，大学時代に憧れた，「困っている人のために働く」という気持ちを再確認し，ゆっくりでも一歩ずつ前に進もう，と決意を新たにしているのです．

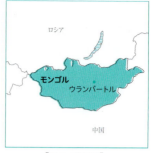

【モンゴル国】
- **人口** 306万1,000人（2015年）
- **民族** モンゴル人，カザフ人など
- **言語** モンゴル語（公用語），カザフ語
- **宗教** チベット仏教など
- **歴史** 1911年，辛亥革命が起こり，中国（清朝）より分離，自治政府を樹立．1919年，自治を撤廃して中国軍閥の支配下に入る．1921年，君主制人民政府が成立し，独立を宣言（人民革命）．1924年，人民共和国を宣言．1992年，モンゴル国憲法施行（国名を「モンゴル国」に変更）．

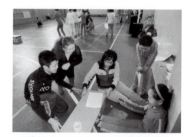

写真5　モンゴルの小学校での体力測定

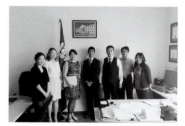

写真6　体力測定を行った小学校で先生方と（筆者は中央）

現在のポジション

国立成育医療研究センター研究所に研究職として勤務．国内では日本の助産ケアに関する科学的根拠を創出し，開発途上国でも活用してもらえるように努めている．研究プロジェクトとして，モンゴルにて産後の女性とその子どもの健康状態に関する中・長期的な population-based study や，子どものよりよい発育・発達につながる保健医療・教育システムの構築のための調査に従事している．

農学 × 大学・研究機関

国際保健ふらり旅

吉岡 浩太
Kota Yoshioka

ハーバード大学 T. H. チャン公衆衛生大学院 公衆衛生博士課程，
長崎大学大学院 熱帯医学・グローバルヘルス研究科 客員研究員

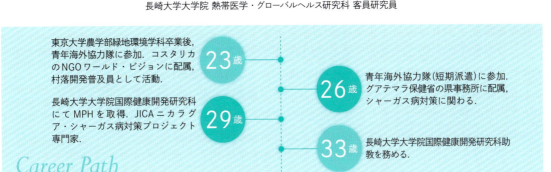

Career Path

- 23歳：東京大学農学部緑地環境学科卒業後，青年海外協力隊に参加．コスタリカのNGOワールド・ビジョンに配属，村落開発普及員として活動．
- 26歳：青年海外協力隊（短期派遣）に参加．グアテマラ保健省の県事務所に配属，シャーガス病対策に関わる．
- 29歳：長崎大学大学院国際健康開発研究科にてMPHを取得．JICAニカラグア・シャーガス病対策プロジェクト専門家．
- 33歳：長崎大学大学院国際健康開発研究科助教を務める．

　原稿依頼を受けて，しばらく考え込みました．"キャリアナビ"と聞くと，まるでカーナビのように，設定された目的地があって，そこに到達するまでの経路を示す必要があるように思えます．しかし，私の過去を振り返ると，国際保健という分野に当初から目的意識をもっていたわけではありません．むしろ，禅でいうところの行雲流水というか，そのときそのときの出会いによって，今の場所に流れ着いた，と描写したほうが事実に近いと思うからです．計画性や戦略性がないのは，つまりは読者にとって再現性がないということです．"ナビ"としては不適格で，参考にはならないかもしれません．しかし，せっかくいただいた機会なので，筆を進めてみようかと思います．

● 学部生時代

　学部生時代は，授業をサボってオーケストラ活動に没頭する毎日を過ごしました．学業と両立していたのならお手本になりますが，当時は大学の授業が本当につまらなく，興味の湧かない講義は，まさに馬の耳に念仏．授業シラバスや自分の成績表もまともに見ないような学生で，気が付いたときには留年が決まっていた，という典型的な落第生でした．所属していた研究室では，地理情報システムを駆使して土地利用や植生の変化を経時的に把握するといった研究が行われていましたが，残念ながら当時は何が面白いのかさっぱりわかりませんでした．当然，学業成績も芳しくなく，研究室の教授に無理やり卒業させてもらったようなものでした．
　さて，卒業の見通しは立っても，卒業後に何をするべきか，答えは見

つかっていませんでした．多くの同級生は国内の企業や行政を就職先として選んでいましたが，私は日本で就職することにはどうも実感が湧かず，人と同じことをやっても面白くないという，漠然とした思いだけがあったのを覚えています．そこでふと，高校時代の物理の先生がJICA（国際協力事業団[*1]）の青年海外協力隊（JOCV）として中米のパナマに行ったのを思い出しました．調べてみると，新卒でも行けることがわかり，日本から逃げ出すにはこれもいいなと思って応募したところ，村落開発普及員という職種で合格しました．大学での第2外国語がスペイン語だったという理由で，中米のコスタリカへの赴任が決まりました．第2外国語でスペイン語を履修はしていましたが，まさか本当に使うとは夢にも思っていなかったので，スペイン語をもっとしっかりやっていればよかったと，これはちょっと後悔しました．

　コスタリカ行きが決まったのが大学4年を留年中で，不足単位を補うために3年生向けの「ラテンアメリカ技術協力論」という講義を履修しました．講師として大学に来ていたのが，当時JICAで国際協力専門員をされていた山形洋一先生でした．山形先生は中米グアテマラのシャーガス病対策プロジェクトに関わっておられましたが，何しろ落第生の私にとって面白かったのは，その授業法でした．学部の授業といえば，教授の講義を学生が一方的に聞いた後，レポートかテストで評価されるのが一般的な形式でした．しかし，山形先生の授業では，授業中の発言で成績がつく決まりで，これが私には新鮮でした．この講義はたしか木曜4限か5限だったと思いますが，この時間帯は所属していたオーケストラ部の練習時間と重なっていたため履修できず，留年してオーケストラ部を辞めて初めて履修することができました．山形先生との出会いが，のちの人生に大きく関わるのですから，結果的に留年がよいほうへ転がってくれました．

● コスタリカでの青年海外協力隊経験

　協力隊として赴いたコスタリカでは，国際的なNGO，ワールド・ビジョン配属になりました．結論からいうと，2年間活動したものの，成果としては何も残せませんでした．その理由は，第一には自分の能力不足でしたが，第二には，仕事環境が特殊過ぎたことにあると考えています．

　コスタリカでは，当初は零細農民の農業経営支援という要請内容でした．しかし，ラテンアメリカでは大土地所有制，つまり少数の大地主が多数の小作人を雇う経営形態が主流で，日本のように家族単位で農業経営をするのはまれです．そのため，当初の要請内容はナンセンスといってもよいものでした．そこで，配属先と話し合い，ジェンダー開発部門で農村部の女性グループ支援をすることになりました．

　ところで，村落開発普及員[*2]に合格すると，派遣前研修で文化人類学の授業を受けます．文化人類学では，文化相対主義といって，自文化で異文化を測ることを戒め，異文化理解には直接観察が基本中の基本だと

*1　現・独立行政法人国際協力機構．

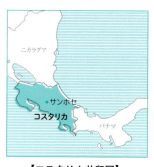

【コスタリカ共和国】
人口 約476万人（2014年）
民族 スペイン系および先住民との混血95％，アフリカ系3％，先住民他2％
言語 スペイン語
宗教 カトリック教（国教，ただし信教の自由あり）
歴史 1821年，グアテマラ総督府，スペインより独立．1823年，中米諸州連合結成．1848年に中米諸州連合より分離独立．1949年，現行憲法制定（軍隊の保有を禁止）．

*2　現在は職種名称が変わり，「コミュニティ開発」と呼ばれる．

教えます．村落開発においては，現地の人々の生活観・世界観を知らなければ，彼らの本当のニーズはわからない，と説きます．私も当然そうだろうと思い，支援の対象となる女性たちの日常生活をよく観察し，そこからニーズを掘り起こしていく，ボトムアップ型の活動をイメージしていました．

しかし，ワールド・ビジョンで仕事をしてみてわかったのは，私の配属先は宗教的価値観を絶対視していたことです．トップダウンで計画を立て，使い切れないほどの潤沢な資金に物を言わせて，活動を展開していました．そこでは，女性たちが本当に何をやりたいのかはあまり重要ではなく，年次報告書に記載するためになるべく多くの女性グループを立ち上げ，なるべく多くの研修を実施することに重きが置かれる世界でした．その裏では，目的意識やモチベーションを失って解散する女性グループがありましたが，それがなぜなのかは問われず，他に新しいグループをつくればよいとされていました．派遣前研修で習ったボトムアップのアプローチとは真逆のやり方で，私は面食らうとともに，反発さえ覚えましたが，一人の力ではどうすることもできませんでした．ある日，年の近い同僚に「お前は黒い羊[*3]だ」と笑えない冗談を言われたこともあります．

*3 英語のことわざ「There is a black sheep in every flock」(どんな集団にも厄介者はいる)から，厄介者，異端者の意味．

活動成果は残せませんでしたが，いろいろな学びを得る機会だったようにも思います．特に，宗教的な目的で行われる開発の在り方，国際NGOによるトップダウンの事業運営を目の当たりにできたのは大きな収穫でした．そもそも援助というのは，誰のためにあるのか，アメリカやカナダに住んで寄付をする人のためか，コスタリカのワールド・ビジョンの職員のためか，コスタリカの農村地域に住む被支援者のためなのか．赴任中，ワールド・ビジョンが毎年支給する学用品の配達が遅れたことがありました．あるお母さんから（この人の家にはテレビも冷蔵庫もあるのですが），「ワールド・ビジョンが配る鉛筆とノートが来ないせいで，子どもが学校で勉強できない」と苦情を言われたのを，今でも覚えています．

● グアテマラへ──保健への入口

コスタリカでの協力隊活動が終わる際，当時，中米各国でJICAシャーガス病対策プロジェクト専門家をされていた中川淳さんから「グアテマラのシャーガス病対策に関わらないか」とお誘いを受けました．中川さんは東京大学農学部の「ラテンアメリカ技術協力論」で特別講師として招かれており，それ以来，コスタリカの活動中にもEメールを介してさまざまな相談に乗ってもらっていました．中川さんによると，グアテマラではJICAシャーガス病対策プロジェクトがいったん打ち切りになっており，そのフォローをするために，協力隊員を派遣したいとのことでした．日本に帰って就職するつもりもなく，コスタリカで不完全燃焼だった私は，このオファーを受けることにしました．

短期派遣でしたので，グアテマラで与えられた時間は10ヵ月ほどでした．東部ハラパ県に赴任して，保健省県保健局媒介虫対策課とともに仕

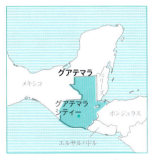

【グアテマラ共和国】
人口 約1,634万人(2015年)
民族 マヤ系先住民46％，メスティソ(欧州系と先住民の混血)・欧州系30％，その他(ガリフナ族，シンカ族など)24％(2011年)
言語 スペイン語(公用語)のほかに22のマヤ系言語他
宗教 カトリック，プロテスタントなど(信教の自由を憲法上保障)
歴史 1821年，スペインから独立．1823年，中米諸州連合結成．1838年にグアテマラ共和国が成立．1960年，内戦が発生し，1996年に終結．

事をすることになりました．媒介虫対策課とは，マラリア，デング熱，シャーガス病といった病気を媒介する昆虫や小動物の対策（ベクターコントロール）を専門とする部署です．医師や看護師などが主流の保健省にあって，殺虫剤を武器とする異色の技術集団です**（写真1）**．もともとはマラリア対策だけのためにつくられた中央集権型の独立組織でしたが，保健セクター改革の流れの中で解体され，保健省の県保健局に吸収されたという歴史をもっています．その名残で，保健省のユニホームがオレンジで統一されているのに，媒介虫対策課の職員だけは，軍服風のカーキ色のユニホームを着ていました**（写真2）**．

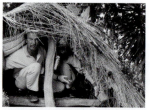

写真1　鶏小屋に入ってサシガメを探す保健省媒介虫対策課員たち

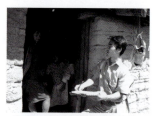

写真2　媒介虫対策課の職員と同じユニホームを着て，村での聞き取り調査を行う

ハラパ県では，先行したJICAプロジェクトのおかげでシャーガス病対策が進んだものの，プロジェクト終了後は対策が下火になっていました．シャーガス病を媒介するのは，サシガメと呼ばれる吸血性のカメムシです**（写真3）**．この虫は主に貧困地域の家屋に棲み着き，殺虫剤で駆除できるのですが，しばらくするとまた家屋に棲み着くという厄介な虫です**（写真4）**．そのため，一度きりの集中的な対策だけでは不十分で，住民を巻き込んだ息の長い対策が必要とされます．貧困地域の住民の健康を脅かす重要な疾患ですが，一方で，行政も住民もその重要性を認識しにくい病でもあり，どうしても対策が後手後手になってしまいます．

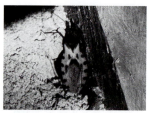

写真3　サシガメ

そこで，私はカーキ服の同僚と一緒に考えて「コミュニティの住民を巻き込んでサシガメの捕獲キャンペーンをやろう」と提案しました．「サシガメを探して賞品を当てよう」というスローガンのもと，農村部の住民にサシガメ探しを呼びかけ，見つかったら最寄りのヘルスセンターまで届けてもらうという案です．これにより，住民への啓発とサシガメ情報の更新，重点対策地区の特定ができるはずだ，と考えました．しかし，グアテマラのような開発途上国でこのようなキャンペーンをやるのは簡単なことではありません．例えば，最寄りのヘルスセンターといっても，集落によっては歩いて数時間という地域もあります．そのような地域に情報を隅々まで伝達し，サシガメを回収するにはどうすればよいか，同僚と頭をひねりました．媒介虫対策課だけでは実行不可能なのは明らかでした．そこで，教育省にかけあって小学校の先生に参加してもらったり，市役所が構築しているコミュニティーリーダーのネットワークを活用したり，遠隔地保健を担っているNGOの協力を仰いだりして，情報伝達とサシガメ運搬網をつくることができました．キャンペーンの結果は上々で，各地からたくさんのサシガメが集まりました．中には，先行のJICAプロジェクトのおかげで消滅したと思われた種のサシガメも含まれていました．

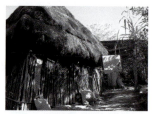

写真4　最貧困層の家屋．サシガメは土壁やわらぶき屋根に生息し，そうした住居に住む貧困層がかかりやすい

この経験を振り返ると，私は保健のど素人でしたので，技術や知識を提供したわけではありません．何をやったかといえば，それはマネジメント支援だったと気付きました．現地の既存リソースを新しいパターンで結び付けることで，革新的な成果が生まれたのだと考えています．同時に，公衆衛生の実践にマネジメント能力が求められるのであれば，非医療系の人材が活躍できる余地があるのではないか，と思い至りました．

> **KEYWORD**
>
> **シャーガス病**
>
> シャーガス病は，原虫トリパノソーマによって引き起こされる病気で，サシガメという吸血性カメムシが媒介する．サシガメは主に中南米の貧しい人家に棲み着くため，この病は貧困病とも呼ばれる．感染しても無症状なことが多く，数十年後に心臓疾患などを起こし，死や障害を招く．

患者個人ではなく集団という異なるレベルの対象を扱うときには，医学だけではない，異なる次元の能力が求められることに気付いたのです．そこで，非医療系の立場から公衆衛生や保健をやってみたら，なんだか面白そうだなという気になりました．

● 長崎大学大学院に進学，インターンでインドへ

グアテマラでの活動を終え，公衆衛生を学んでみようと考えていた矢先，ちょうどいいタイミングで長崎大学に国際保健を専門とする修士課程が新設されると知りました．少し調べてみると，なかなか斬新なプログラムで，特に2年次に海外長期インターンがあるのが特徴的．大学嫌いだった私には，2年間飽きずに座学をやる自信がなかったのですが，これなら自分にもできるかもしれないと，入学試験を受けました．

1年次の座学も何とかこなして，2年次の長期インターンでは，JICAがインドで実施していたリプロダクティブ・ヘルス・プロジェクトでお世話になりました．このプロジェクトのリーダーを務めていたのが，前述の山形洋一先生でした．先生とは，私が中米にいた間もいろいろな形で交流を続けることができ，私はそこからさまざまなことを発見し，学びました．特に，山形先生がライフワークとしている長塚節の小説『土』の研究を通して，今は大学で学ぶことのない博物学的な視点に触れることができたのは，幸いでした．その山形先生から，「インドに来ないか」と声をかけていただけたのがうれしく，同時に，本来は応用昆虫学がご専門の先生がリプロダクティブヘルスをやるというギャップがとても魅力的で，インド行きを決めました．

インドでは，巨大官僚機構である保健省を前に，JICA プロジェクトがどう存在価値を示すかが挑戦になっていました．その中で，州の保健政策が現場から乖離しがちなこと，JICAプロジェクトが現場のニーズに基づいて解決策を提案しても，なかなか普及しないことなどを目の当たりにしました．私は，JICA プロジェクトが提案する新しい助産研修スキームやデータ収集フォーマットがどの程度普及しているかを，電子地図を使って可視化し，政策提言の資料作成をお手伝いしました．加えて，プロジェクトの提案内容がどのように普及していくか（スケーリングアップ）を修士の研究課題とし，プロジェクト資料を収集して，普及過程を記述，分析しました．このインターンシップと研究を通して，政策と実践現場のギャップがどのように現れ，そのギャップを埋めるにはどうしたらよいのか，深く考える機会に恵まれました (写真5)．

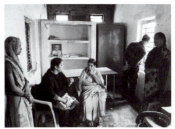

写真5　調査に訪れたインド農村部の保健施設

● ニカラグアで JICA プロジェクト専門家

長崎大学で修士号を取得した後は，中米のニカラグアで始まった JICA シャーガス病対策プロジェクトに専門家として赴任しました (写真6)．当初は2年間のつもりでしたが，結局4年と少しの間，北部の地方都市

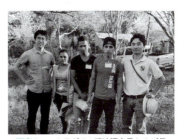

写真6　ニカラグアの現地調査員および長崎大学熱帯医学・グローバルヘルス研究科の学生と（筆者は右端）

に住みながら，プロジェクトに関わりました．このプロジェクトでは，ニカラグア保健省の行政能力強化を軸として，シャーガス病の対策と予防活動を展開しました．主な成果として，プロジェクト期間に延べ11万家屋以上で殺虫剤を散布し，170万人ほどの人口を抱える地域で，保健行政と住民が力を合わせて媒介虫サシガメを継続的に監視する仕組みを構築しました．プロジェクトの経験は，法的効力のある行政文書にまとめられ，プロジェクト対象県を越えて，全国へ影響を及ぼすまでに至りました．

一方で，チャレンジも残されています．シャーガス病対策では，WHO（世界保健機構），正確にはその地域事務所である汎米保健機構（PAHO）が政策の大枠を決めています．これまでは，トップダウンによる殺虫剤散布が中南米の広い地域でシャーガス病を減らすのに大きく貢献してきました．しかし今後は，画一的な殺虫剤散布だけでは不十分で，住民を巻き込んだサシガメの継続的な監視や，生活環境の改善などが重要性を増すと考えられます．

私たちJICA専門家チームは，PAHO/WHOに対して，現場経験を踏まえた提言をして，時代遅れになりつつある政策を修正しようと試みましたが，これはなかなかうまくいきませんでした．

> **episode**
>
> **ニカラグアでのプロジェクト**
>
> ニカラグアでは，首都から車で3時間ほどの距離にあるエステリ市を拠点としました．保健省地方事務所にオフィスを構え，ニカラグア人の同僚らとともに，プロジェクト対象県を巡回しました．仕事柄，アクセスの悪いコミュニティでの仕事も多く，未舗装のガタガタ道を車で走ったおかげで，プロジェクト終了時には，すっかり腰を痛めてしまいました．ただ，そのおかげでニカラグア農村がもつ質素な美しさを発見することができました．

● 研究への関心と疑問——再び大学へ

私自身は，国際保健の実践者でありたいと思っていますが，中米での経験を通して，実践レベルだけやっていくことに限界も感じました．具体的には，グローバルな視点で変化を起こすにはアカデミックな能力が必要なことと，実践レベルでは流行り廃りで次々とプロジェクトが変わるので，疾病対策において不可欠な長期的なコミットメントができないことです．また，研究者が対策現場のニーズとはかけ離れた科学的根拠を持ち出して，国際政策を惑わすケースも見てきました．そんなことから，研究というものへの関心と疑問が湧いてきた頃，長崎大学の門司和彦先生にチャンスをいただき，ニカラグアのプロジェクトが終了したのち，長崎大学熱帯医学・グローバルヘルス研究科で助教を務めました．

これまで，ボランティア，学生，専門家，そして少しだけ研究者として，いろいろな立場から国際保健協力の現場に関わってこられたのは，とても幸運なことだと考えています．特に，シャーガス病対策に関わる中で，中米のへき地に住む人々やその生活に触れることができたのが，今の私の原動力になっていると思います．今後もこれまで同様，その時々の出会いを大切にしながら，国際保健に貢献できれば幸いです．

現在のポジション

2016年7月より，ハーバード大学T. H. チャン公衆衛生大学院の公衆衛生博士課程（Doctor of Public Health: DrPH）で学んでいる．研究者育成を目的としたPhDプログラムとは一線を画し，DrPHは公衆衛生の実践家育成を目標に掲げている．実践と学問を行き来してきた私には，最適の学習機会だと考えている．中米シャーガス病対策の経験が，ここでどのような意味をもつのか，楽しみにしているところ．

理工学 × 企業

グローバル・ビジネスを通じた社会貢献を追求

小柴 巌和
Michikazu Koshiba

三菱UFJリサーチ＆コンサルティング株式会社
経営企画部 副長 新事業創造／全社営業戦略担当

Career Path

- **21歳** アメリカ，オレゴン州ポートランドへ（初めての海外一人旅）．帰国後，国際協力NGOの活動に参加．
- **23歳** 早稲田大学理工学部卒業．翌年，インドのNGOをめぐる旅へ．
- **25歳** 大阪大学大学院人間科学研究科入学．ジャパン・プラットフォームのパキスタン地震被災者支援の国内避難民支援のためのキャンプ・ジャパンの運営，スマトラ島沖地震被災者支援のスリランカ評価ミッション，ペルー地震被災者支援の初動調査ミッションに参加．フランス，ストラスブール大学連合に留学．
- **28歳** 三菱UFJリサーチ＆コンサルティングに入社，ソーシャルビジネス，BOPビジネス／インクルーシブビジネスなどのキーワードで中央省庁・地方自治体の政策立案や開発途上国における民間企業の新規事業F/S，パイロット事業を支援．
- **34歳** 経営企画部に異動し，長期的視点に立った新規事業開発，営業戦略の検討に従事．

● NGOの活動に関する"葛藤"

インドやネパールのローカルNGOの取り組みを学びながら，充実した時間が過ぎていく日々．しかし，しばらくして自分の所属しているNGOの運営実態をつぶさに見る中で，「これで本当によいのだろうか」と疑問を感じるようになっていきました．当時，大学生としてNGOのユース部門に在籍し，インドやネパールのNGOを支援する活動をしていました．しかし，財源が会費と寄付に大きくよっていて，かつ，安定的な財政基盤があるとはいえず，事務局の組織体制も脆弱，イベントを1つ開催するだけでも少人数のスタッフが疲弊している様子がうかがえました．「組織を強くして，しっかりとした活動を継続していけるようにならなくてはいけない．そのためには，もっと収入が得られるような取り組みも計画して，価値のある活動とは何かを戦略的に考えなくてはいけないのでは」という問いで頭がいっぱいになっていきました．当時の私には周囲に同じような活動をしている者がほとんどおらず，誰にも相談できずに，だんだんとNGOの活動から足が遠のくようになってしまいました．

しかし，このときに感じた疑問はずっと消えることがなく，少なから

episode
9.11をアメリカで迎え国際協力の世界に

2001年9月10日，大学3年だった私は，初めての海外一人旅に出ました．10日の夜遅くにアメリカ，オレゴン州ポートランドに到着すると，翌日の早朝に滞在先で叩き起こされました．寝ぼけ眼で見たテレビの中の光景は現実とは思えず，まるで映画のようでした．その後，町の至る所で，宗教や民族を超えた平和への祈りが捧げられていました．グランドキャニオンでは，移民二世という黒人の若者に「おれは軍隊に入り，世界のために働くつもりだ．お前は日本に帰って何をするんだ？」などと詰め寄られました．当時，大学で物理学と社会心理学を学びながら，将来の方向性に思いを巡らせており，この一人旅をきっかけに，帰国後に国際協力の世界に足を踏み入れることとなりました．

ずネットワークができたインドやネパールのNGOとの関係性を生かして，大学卒業後は，彼らの取り組みをもっと知るために旅をしようと考えるようになっていきました．

● インドへ──「マザー・テレサの家」でのボランティアの日々

大学卒業後間もなく，インドのNGOを取材する旅に出ました．デリーに到着したのが2003年12月末．学生時代にスタディーツアーでお世話になった農村開発系のNGOに事前に連絡をとっていたのですが，訪問してみると，「申し訳ないけれど，急なプロジェクトの立ち上げが必要になって，相手はできないよ」とのこと．仕方なく，オールド・デリーにあるチベタン・レフュジー街に宿をとりました．「とりあえず動いてから」というスタンスでいた私は正直，困ってしまいました．しかし，そんな悩みもあっという間に吹き飛んでしまいます．今思うと，チベタン・レフュジー街に宿泊するという選択は私にとって大変な幸運でした．1つは，私の顔がチベット人に似ているらしくかわいがってもらえたこと，もう1つは，のちに私の進路を決定付ける一言をくれたあるチベット人と出会ったことでした．

チベタン・レフュジー街の向かいには「マザー・テレサの家」がありました．インドで絶対に訪問したかった場所の1つで，その後，2ヵ月ほど，ボランティアスタッフとしてボランティア活動に従事する毎日を過ごしていました．日本で有名なマザー・テレサの家はコルカタにありますが，デリーにも数百人の身寄りのない人やさまざまな理由から行き場を失った人が生活をしていました**（写真1）**．当時，ボランティアスタッフは私だけ．チャパティを焼いたり，給仕をしたり，すぐ横にある農地を耕して皆が食べる野菜を収穫したり，ヒンディーの祭事に合わせて育てていた豚を屠ったり，患者の日々の傷の手当てを手伝ったり，非常にさまざまな経験を積ませてもらいました．来る日も来る日も，日本では考えられないようなことを体験していました．あるとき，右手がすすのように焦げ切った，意識がもうろうとした状態で運び込まれた若者がいました．私に向かって「ババ[*1]，ババ」とその腕を差し伸べてくるのです．私は彼のやけどの痕がひどくならないように包帯を定期的に取り換えることを手伝っていました．「アイツはきっと無理だろう」と英語で話をしている入居者がいて，むなしい気持ちになったのを覚えています．また，それからしばらくして，見かけない男の子に気付きました．年は9歳だといいます．シスターの話では，バングラデシュから誘拐されてきてデリーの売春宿で働かされていたところを保護したとのことでした．彼はうつろな様子で，ヒンディー語もわからず，非常に心配に思っていました．

この後，2ヵ月ほど，私は南インドに向けてNGOの取材をしながら旅を続けました．非常に学びの多い時間でした．再び，デリーに戻った私はマザー・テレサの家に身を寄せました．ここでの3つの出来事が私を

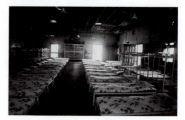

写真1　マザー・テレサの家

[*1] ヒンディー語で目上の男性を指す呼称．

日本に帰国させることになります．

　1つは，私のことを「ババ」と呼んでいた男性が非常に元気になって話しかけてきたことです．彼は右腕を肘から切断する手術を受けていました．英語の話せる居住者が「傷は痛いけれど，あのときはありがとう．これからがんばるよ」と訳してくれたときには，人が強く生きようと願うことはこんなにも素晴らしいことなのかと痛感しました．

　2つめは，バングラデシュから誘拐されてきた男の子が，本国の両親の所在がわかったということで，帰国することになったことです．久しぶりに会うと，彼は私よりもずっとヒンディー語が上達しており，ほかの子どもとも楽しそうに遊んでいました．いよいよ帰国するという日には，喜びから大きな涙を流していたことを覚えています．

　そして，3つめの出来事です．仲良くしてくれていた旅行代理店の経営者であるチベット人にこれまでの経験を話しました．すると，彼がこう言いました．

　「おまえは1日も早く日本に帰国して，世界のために働かないといけない．ここに，これ以上居てはいけない」

　私は帰国するための航空券代も買うことができないような状態になっていたので，しばらくはデリーで働くつもりだと言ったのですが，「そんな危険なことをする必要はない．後払いでよいから，チケットをとる」と言うのです．よもやチベット人がそのような提案をしてくるとは思っていなかったのですが，なぜか共に涙を流しながらやりとりをする中で，世界をよりよくしていくためにわずかばかりかもしれないけれど，自分にできることに取り組もうと，お互いの飛躍を誓い，私は帰国の途に就くことになったのでした．

● 大学院での"人道支援"×"心理社会的ケア"との出会い

　帰国後は，大阪大学の中村安秀先生の門下生として大学院にてNGO活動や研究に取り組みたいという目標に向けて，アルバイトをしながら，UNHCR（国連難民高等弁務官事務所）の難民問題の記事や国際開発に関するレポートを読みあさる日々．大学時代のNGOでの活動やインドでのバックパッカーの経験だけでは想像できないさまざまな世界がそこにあるようで圧倒されそうになりながら，とにかく少しでも見識を広げたいと願っていました．

　2005年4月，私は晴れて，大阪大学大学院人間科学研究科に入学しました．取り組みたい研究内容としては，"難民問題と心のケア"をあげていました．実際には，大学院入学後，「障がい者の自立生活運動」や「コミュニティ・ベースド・リハビリテーション」「子どもへの虐待」「多文化共生」「主観的ウェルビーイング」「平和構築」など，さまざまな事柄に関心をもち，修士論文の執筆に向けた研究テーマを絞り込むことに大変苦労することになりました．

　状況が一変するのは，大学院生として1年ほどが経過しようとしてい

た頃に，特定非営利活動法人ジャパン・プラットフォーム（JPF）の学生スタッフとして，パキスタンで活動するという話をいただいたことでした．パキスタンでは，2005年10月にM7.6の大地震が発生し，7万人以上が亡くなりました．ここで大きな問題になったのが家を失った被災者の"越冬"でした．40万人もの被災者が越冬支援を必要としていると報告され，日本からも複数の国際協力NGOが派遣されて，共同で国内避難民支援のためのキャンプ・ジャパン¹⁾を運営することになり，私もそのキャンプ運営の一員として参加する機会を得ることになったのです**（写真2）**．このプロジェクトはODA（政府開発援助）のみならず，多くの日本企業からの支援によって成り立っていました．私自身も，関西の大手電機メーカーからの支援により，こうした貴重な機会を得られることになったのです．

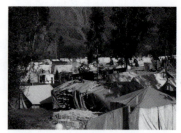

写真2　パキスタン北東部に設置されたキャンプ・ジャパン

2006年3月に，パキスタン北東部アザド・カシュミール州の州都ムザファラバードに向かいました．首都イスラマバードから130kmほど北に位置する山岳地帯で，標高の高い地域から多くの被災者が下山し避難生活を余儀なくされていました．現地では，キャンプ運営の後方支援として，スタッフオフィスの水衛生の管理を担当しました．また，各NGOによるキャンプ内での活動を取材し，JPF日本本部に広報資料を提供していました．被災者は必ずしも十分な生活環境とはいえないながらも，それぞれに役割を見つけながら過ごしていたように思います．もともと"難民問題と心のケア"に関心をもっていた私は，特に"心理社会的ケア"というキーワードへの関心を深めており，このときの活動を通じて，それぞれのNGOによる活動や被災者が日々遭遇するさまざまな出来事がもつ心理的な意味について考えていました．"心理社会的ケア"とは，簡潔に述べると，トラウマによってネガティブな精神状態にある人の心のケアを，心理的側面だけでなく，社会的に多様な事象が影響するという観点からとらえたサポートの方法論について理論的な研究・実践を追求する領域です．そこで得た知見を活用しながら，"素人"でも対応できる範囲を模索し，被災した子どもを対象とした楽器づくりイベントなどを企画・実施するような機会も得ました²⁾**（写真3）**．

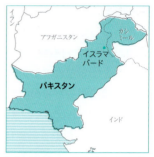

【パキスタン・イスラム共和国】
人口 1億8,802万人（2013〜2014年）
民族 パンジャブ人，シンド人，パシュトゥーン人，バローチ人
言語 ウルドゥー語（国語），英語（公用語）
宗教 イスラム教（国教）
歴史 1947年，イギリス領インドより独立，第一次印パ戦争．1965年，第二次印パ戦争．1971年，第三次印パ戦争（東パキスタンがバングラデシュとして分離独立）．1973年，「パキスタン・イスラム共和国憲法」（議院内閣制）公布・施行．

その後，数回にわたり，JPFのミッションに専門家補佐として参画することになります．2006年5月にはスマトラ島沖地震被災者支援の評価ミッションにてスリランカを訪問しました．さらに，2007年9月には，ペルー地震被災者支援の初動調査ミッションに参加する機会を得ました．いずれの土地でも厳しい状況にもかかわらず，前を向いて生きていこうとする被災者がいることに驚きを隠せませんでした．

このような経験を通じ，私の研究者としての学問的関心は，被災者の"心理社会的ケア"から「ポスト・トラウマティック・グロース」「ベネフィット・ファインディング^{*2}」という概念に収れんしていきます．"グロース（growth）"を日本語の"成長"という感覚でとらえると違和感を覚える方もいらっしゃるかもしれませんが，「被災者のようなトラウマを経験した人々の中には，その経験を糧として，被災以前よりもいっそう，

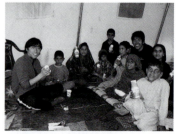

写真3　パキスタンで被災した子どもたちを対象に行った楽器づくり

＊2　苦しみを経験することで，それまでは何でもないと思っていた出来事に，意味と価値を見いだす過程

真剣に生きることの意味をとらえ，前向きに社会をよくしていくような時間を過ごそうとする者が現れる」というコンセプトが重要視されており，まさに私が焦点をあてたいと望んでいたことだと感じるようになっていきました．実際に，そのようなつらい経験をした方が同じような境遇を経験する人が増えないように，社会を変えようと法改正に取り組んだり，技術革新に取り組むような動きは耳にされたことがあると思います．

● シンクタンカーとしてのキャリア
——"ソーシャル・ビジネス"の追求

大学院修了と同時に，2008 年 4 月，現在の所属先でもある三菱 UFJ リサーチ＆コンサルティング株式会社に入社しました．それまでの 5 年ほど，国際開発，国際協力のことに集中して過ごしてきた私には，日本の地方を知るための時間が圧倒的に不足していたこともあり，最初の数年間は大いに苦しみました．プロジェクトメンバーとして参加した案件は地方自治体や中央省庁の地方機関がクライアントとなるもので，「国際標準化」「外資企業誘致」「プライベート・ファイナンス・イニシアティブ (PFI)」[*3]「中心市街地活性化」「市民出資型の発電事業」など非常に幅広いテーマを扱っていました．

そのような中，2009 年，2 年目の秋に自分が実質的なプロジェクトリーダーになる案件を手掛けることになりました．このときのキーワードが"ソーシャルビジネス"．その振興に向けた政策立案をサポートすることがミッションでした．自分の力不足を感じることにもなりましたが，この案件が私のシンクタンクにおける役割を方向付けるきっかけとなりました．

"ソーシャルビジネス"は「社会的課題をビジネスを通して解決する取り組みの総称」ともいわれます．私が勤務していた 2009 年当時の大阪，さらに日本の地方に目を転じると，少子高齢化を背景とした社会保障費の増加，加えて日本企業の地方工場の海外移転や輸入物価高なども加わることで税収減に拍車がかかり，さらに社会的な課題に対するとらえ方やニーズが多様化・複雑化する中で，地方自治体を中心とした公共セクターの力の弱体化が不安視されるようになった時期です．一方で，アメリカ，エンロン社の不正会計問題，サブプライムローン問題，リーマンショックなど立て続けにアメリカ型の資本主義経済の在り方，特に株主偏重傾向の強い企業経営の在り方にも疑問が投げかけられるようになり，バブル崩壊後に，アメリカ型の経営手法に近づいていった日本企業の経営者にも影響を及ぼすようになりました．さらに，NGO や NPO のサードセクターにおいても，このような社会的な変化を背景に，"事業の戦略性"とこれを支える"自主事業収入の確保"について，新たな考えを導入する動きが見られるようになっていきます．特に日本においては，このような社会的要請を受け止める 1 つのコンセプトとして注目されるようになったのが，"ソーシャルビジネス"だと私は理解していました．思

*3 公共施設などの建設，維持管理，運営などを民間の資金，経営能力および技術的能力を活用して行う新しい手法．

えば，学生時代にNGOの目線から感じていた疑問の1つの解を得たようなところがあったように思います．

●"インクルーシブビジネス""BOPビジネス"への展開

2009年秋以降，私の業務の中心は「ソーシャルビジネス」「社会的企業」「ソーシャルファイナンス」などのキーワードに集約されていきました．リサーチ・コンサルティング業務のみならず，執筆[3]を含む社会的活動の時間も増え，常に繁忙な状態に突入していきます．社会的責任に対する意識の高い企業やソーシャルビジネスに関心の高いNPOをクライアントとするような業務を依頼される機会も増えていきました．

しかし，残念ながら1つの葛藤と向き合う日々でもありました．当時，国際協力に関わるような業務を手掛けることができていなかったことは私にとって大きな悩みでした．そのような中，同じような領域に関心をもつ同僚のコンサルタントと議論していくことで，"インクルーシブビジネス"や"BOPビジネス"というキーワードで知見を高めていくべく準備を進めることになっていきました．幸運にも，会社からの支援を受け，"BOPビジネス"の在り方について検討を進める準備に時間を投入することで，ある日本企業によるアフリカでの新規事業の立ち上げに参画する機会を得たのでした．この企業は大阪に本社を構える化学メーカー，サラヤ株式会社でした．同社は東アフリカのウガンダにおいてアルコール手指消毒剤（ABHR）を現地製造し，ウガンダ，ひいては東アフリカ圏域において販売網を築くことを計画していました**（写真4）**．

サラヤ社の挑戦は日本企業の中でも有望なものとして認知されてきました[5]．同社は「SARAYA 100万人の手洗いプロジェクト」を通して，UNICEFウガンダの手洗い活動を支援してきた実績を有していました．このプロジェクトは2010年に開始され，延べ100万人以上の住民に，正しい手洗いを伝えることで子どもたちの命を守ることを目標として実施されてきたものです．このような形で，ユニセフの衛生関連プロジェクトを支援したことを契機に，同社は2011年には現地法人を構え，現地における"BOPビジネス"の可能性を検討していました．

私は，サラヤ社とともに，JICA（独立行政法人国際協力機構）「協力準備等調査（BOPビジネス連携促進）」の支援を受け，2012年よりウガンダにおける"BOPビジネス"のF/S[*4]調査に取り組むことになりました．このサラヤ社によるBOPビジネスでは，現地の公立病院を対象にして，アルコール手指消毒剤の普及を通して医療機関の院内感染予防を図るパイロットプロジェクトを計画していました**（写真5）**．同プロジェクトを通して，ウガンダにおける公立病院などの衛生環境を改善し，患者として来院するBOP層が無用な感染症により命を落とすリスクを軽減することを目指したわけです．ようやく学生時代からの経験が"ソーシャルビジネス"，そして"BOPビジネス"というキーワードで結実していくことになったのです．

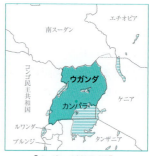

【ウガンダ共和国】
- **人口** 3,778万人（2014年）
- **民族** バガンダ族，ランゴ族，アチョリ族など
- **言語** 英語，スワヒリ語，ルガンダ語
- **宗教** キリスト教（60％），伝統宗教（30％），イスラム教（10％）
- **歴史** 1962年，イギリスより独立．1963年，共和制移行．1971年のアミン少将によるクーデターなど部族間の武力抗争が繰り返され，内政や経済は混乱した．1986年に現ムセベニ政権がほぼ全土を平定して大統領に就任．1996年，初の直接投票制による大統領選で同氏が選出された．

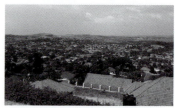

写真4　サラヤ社が現地法人を構えるウガンダの市街地

KEYWORD

BOPビジネス

BOPはbase/bottom of the economic pyramidの略で，1人当たり年間所得が2002年購買力平価で3,000ドル以下の階層を意味している．"BOPビジネス"の定義は，この言葉を用いる者によって重きを置く部分に若干の違いがみられるが，私は，「開発途上国におけるBOP層が抱えるさまざまな社会的課題の解決・改善に資することを意図したビジネス」を"BOPビジネス"ととらえ，"ソーシャルビジネス"を国際開発の文脈でとらえるような理解をしている．BOP層は全世界では40億人を超えるとも試算され，その市場規模は5兆ドルに上るとされていた[4]．市場としてとらえたときに，いわゆる，ネクスト・ボリューム・ゾーンと呼ばれる存在．

[*4] フィジビリティスタディ．新規事業などのプロジェクトの事業化の可能性を調査すること．

● シンクタンクはどうあるべきか
——シンクタンクの社会的役割に向き合う

2014年4月からは三菱UFJリサーチ＆コンサルティングにて，経営企画部に異動し，事業開発，営業戦略の検討に全社的かつ長期的な視点で取り組んでいます．入社してから8年，そして，本稿で触れた9.11からの約15年，本当に時間が過ぎるのは早いものです．異動した理由は，このあっという間に過ぎていく時間の中で，自分が本当に人生を通して成し遂げるべきことは何なのか，ということにあらためて腰を据えて向き合う必要があると考えたからでした．社会のさまざまな事象に関心をもつ私の性格的な特徴は今も昔も変わりありません．シンクタンクという多様な社会的事業に取り組む組織の一員として，その価値をさらに高めるような仕事がしたいという思いを強くもっています．国際社会の動向，その中にある日本社会，私たちがどのような価値を発揮すべきなのか，シンクタンクの社会的な役割に向き合うことが現在の仕事だと受け止めています．

国際保健，特に精神保健との関連でいえば，"人類の幸福"を起点とした"グローバルビジネス"のありようについて，私はこれからの人生を通して向き合い続けなければなりません．これまでに経験したことを大切にしながら，今後の飛躍を誓いたいと思います．

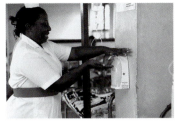

写真5　病院内に設置されたアルコール手指消毒剤

〈参考文献〉
1) 特定非営利活動法人ジャパン・プラットフォーム：キャンプ・ジャパン プロジェクト．ジャパン・プラットフォーム (http://www.japanplatform.org/area_works/campjapan/index.html, 2016年7月27日閲覧).
2) 特定非営利活動法人ジャパン・プラットフォーム：キャンプ・ジャパン プロジェクト——現地で研修をしている学生からのレポート '06年3月29日「子どもとの楽器づくり」イベント (http://www.japanplatform.org/area_works/campjapan/execution04_01.html, 2016年7月27日閲覧).
3) 小柴巌和：ソーシャルビジネス・レポート (1) 議論進む「ソーシャルビジネス」の評価フレーム．三菱UFJリサーチ＆コンサルティング株式会社 (http://www.murc.jp/thinktank/rc/politics/politics_detail/121015, 2016年7月27日閲覧).
4) Hammond AL, Kramer WJ, Tran JT, Katz RS, Walker C：The Next 4 Billion: Market Size and Business Strategy at the Base of the Pyramid, World Resources Inst, 2007.
5) 小柴巌和：ソーシャルビジネス・レポート (3) 日本企業とBOPビジネス 〜私たちが取り組むべき3つのコト〜．三菱UFJリサーチ＆コンサルティング株式会社 (http://www.murc.jp/thinktank/rc/politics/politics_detail/seiken_130612.pdf, 2016年7月27日閲覧).

現在のポジション

2014年4月からは三菱UFJリサーチ＆コンサルティングの経営企画部に異動し，事業開発や営業戦略の検討に全社的かつ長期的な視点で携わっている．現在は，"グローバルヘルス" "感染症対策" 等のキーワードで大所高所からものを見るのと同時に，1つひとつの草の根の動きも大切にしながら，"人類の幸福" を起点とした "グローバルビジネス" のありように向き合っていきたいと考えている．

2章
国際保健医療を学ぶ

執筆者
小川 寿美子 *Sumiko Ogawa*

1章「私のキャリアパス」では，国際保健医療をキャリアとして活躍する30人の経歴を紹介しました．大きく分けて，①医学系，②看護系，③文系，④理系などと，大学などで学んできた分野が必ずしも"保健"や"医療"，さらに"国際"でもなかったことにお気付きになられたでしょうか．これから国際保健医療協力のキャリアを目指す皆さんが，この章を読み進めると，さらに国際保健医療協力に"王道なし"という結論が腑に落ちるのではないかと思います．

国際保健医療協力に"王道なし"

1章を読んで，あなたはどのように思われましたか．「経歴は十人十色で，大学で選択した学部も人によってさまざま」といった，学歴の多様性に驚かれた方もいるでしょう．また文系，理工系，体育系など，一見，国際保健医療協力とは無縁と思われる学部出身の読者は「私と似た学歴・経歴の先達を見つけた」ことで国際保健医療協力に関する仕事に就く勇気と希望が出てきたかもしれません．とにかく，国際保健医療協力でのキャリアを望む人には，誰にでも何らかの道が開かれています．一方，"保健"や"医療"を学んではいるものの，国際保健医療協力に適切でない人もいます．この分野に王道はありません．まずは「私にもできる！」という自信とチャレンジ精神をもちましょう．

国際保健医療の"学び方"

「国際保健医療協力の道は誰にでも門戸が開かれている」と言われても，もっと具体的な説明がなければ不安が残るでしょう．そこで，国際保健医療協力を志す人からよく尋ねられる質問とそれに対する回答（例）を以下に紹介します．

Q1 高校生からの質問
将来，国際保健医療の仕事に就きたいのですが，どの大学で学べばよいですか？

A1 国際保健医療を専門に学ぶ大学（学部）はありません．医学・看護系でも国際保健医療の専攻コースが存在するわけではなく，医学部，看護学部で国際協力を目指す学生は全体の1〜5％と少数派です．さらに国際協力を目的に医学・看護系に入学した学生が，在学中に多数派の影響を受け，卒業時には同分野に対する興味がまったく失せてしまう例もよくあります．そのため，国際保健医療協力の仕事を将来目指すのであれば，まずはどの分野でもよいので興味のある学部を専攻し，その分野をしっかりと学ぶこと．大学在学中に大切なのは，専攻分野よりむしろ同じ志をもつ仲間とつながることです．大学内や地域では少数派でも，全国規模では同じ志をもった友や先達に出会えます．例えば，日本国際保健医療学会（JAIH）やその学生部会（jaih-s）のホームページなどから情報を収集したり，学会や研修会に参加してみるなど，直接，国際保健医療協力を体験した人の話を聞いたり，対話することをお勧めします．

Q2 医療資格をもたない人からの質問
国際保健医療協力の仕事をしたいのですが，医師や看護師でないと不利ですか？

A2 確かに1990年代まで，国際保健医療協力に関わる人は，医療資格をもった人が多数派でした．しかし欧米ではその頃にすでに医療資格をもたない人々が同分野で活躍しており，近年日本でも遅ればせながら医療資格をもたない人が国際保健医療協力に多く関わるようになりました．そ

れは1990年代初頭から，日本でも東京大学大学院をはじめ，国際保健医療分野の大学院が開講し始め，そのほとんどの大学院生が医学系でなく，文系，理系などであったことが少なからず影響しています．『国際協力ガイド 2016』（国際開発ジャーナル社）の巻末には，国際協力を学べる日本の大学院が78校紹介されています．そのうち13校の大学院が保健医療関連の科目を開講しています（**表2-1**）．大学院を選ぶ場合にお勧めするのは，大学院の知名度より，そこに所属する教員から何を学べるかを調べることです．受験する前に，できる限り希望する大学院の指導教官の専門分野を知り，できれば事前に同教員とコンタクトをとり自身の考えや夢を語ることをお勧めします．

しかし，国際保健医療分野は，広義で"（開発途上国をはじめとする世界の）人々の健康"をテーマとすると考えると，地域開発学，ジェンダー学，公共政策学，都市工学など，人類のよりよき未来を追究するほとんどの専門分野が国際保健医療に関わるともいえるでしょう．

今では，日本でも医療資格をもたずに国際保健医療協力に従事している人が多数を占めるようになりました．JAIHの会員も，2016年現在，6割以上が医療資格をもたない人で構成されています．

表2-1 国際保健医療分野が学べる日本の大学院（参考，順不同）

○国公立
東北大学大学院，新潟大学大学院，筑波大学大学院，国立保健医療科学院，東京医科歯科大学大学院，東京大学大学院，名古屋大学大学院，大阪大学大学院，神戸大学大学院，岡山大学大学院，九州大学大学院，長崎大学大学院，名桜大学大学院　など

○私立
杏林大学大学院，帝京大学大学院（専門職大学院），吉備国際大学大学院，日本赤十字九州国際看護大学大学院　など

〈資料〉国際開発ジャーナル社：国際協力ガイド 2016, 国際開発ジャーナル社, 2014. を参考に筆者作成.

Q3 大学生からの質問
大学院に進学せず，大学卒でも国際保健医療協力の仕事に就けますか？

A3 もちろん可能です．例えば青年海外協力隊に応募する多くの人は，短大もしくは大学卒です．ただし，大学院を修了したほうがよいかどうかは，自身が将来どのような組織や職種で国際保健医療協力の仕事に就きたいかにもよります．例えば国際機関や海外のNGOの募集では，大学院前期課程（修士）修了を条件とする場合が多く見受けられます．また必ずしも大学学部を卒業しなければ，国際保健医療協力の仕事に就けない，というわけでもありません．日本国内の組織（JICA，NGO）の多くは，学歴以上に経歴もしくはやる気と能力（次節の「国際保健医療協力を目指す人にもっと学んでほしいこと――コンピテンシー」に書かれた内容）を求めることが多いようです．**表2-2**に就職を希望する機関別にみる最終学歴の傾向をまとめました．ご参考にしてください．

表2-2 どこで働きたいかvsどこまで"学ぶか"（参考）

学歴	国際機関	JICAなど	国内外NGO	コンサルタント	大学・研究機関
大学	◎	○	△	○	◎
大学院（修士）	◎	△	△	△	◎
大学院（博士）	○	△	△	△	◎

◎：必須　○：大多数が取得　△：必須ではない

Q4 大卒者からの質問
大学院は，やはり海外で学んだほうが有利ですか？

A4 海外で国際保健医療学を学べる大学院は多種多様ですが，日本人は以下の8大学院にて公衆衛生学修士（Master of Public Health：MPH）を取得する事例が多いようです．ちなみにこれら8大学院には，博士課程もあります（表2-3）．

表2-3 公衆衛生学修士が取得できる海外の大学院（参考，順不同）

○イギリス
・London School of Hygiene and Tropical Medicine
・University of Liverpool Master of Public Health

○アメリカ
・Harvard T. H. Chan School of Public Health
・Johns Hopkins Bloomberg School of Public Health
・Boston University School of Public Health
・Tulane University School of Public Health

○ベルギー
・Institute of Tropical Medicine Antwerp

○タイ
・Mahidol University Faculty of Graduate Studies

海外ではどの大学院も，申請の際に語学証明書（英語）の提出が求められます．またベルギーの大学院のように，出願条件にフィールドでの現場経験が求められたり，原則として奨学金を獲得しなければ出願できないなど，規定を設けている場合があるので，最新情報をウェブサイトにて確認してください．

海外の大学院で学ぶと，日本人同士で学ぶ国内の大学院とは違ったヒューマンネットワークを築くことができます．同窓生とは肩を並べて辛苦を共にし，強い絆ができます．特に開発途上国からの留学生とは，仕事上の関係（援助-被援助）を凌駕した同胞意識を育める点が魅力です．しかし，それらが貴重な経験であっても，必ずしも将来，国際保健医療協力への就職に有利になるという保証はありません．

何をどこまで学ぶか

以上，国際保健医療協力で働くために，どこで何を学ぶかをまとめると，**表2-4**のとおりになります．まず大学は，基本的にどの学部を選んでも道は開けます．大切なのは，国際保健医療協力を実践する人，もしくは目指す人と出会う機会をもち，情報交換をし続けることです．また本当に自分に合った職業であるのかを見極めるために，長期休暇を使って海外スタディーツアーやプロジェクト現場でのインターンシップなどに参加することを勧めます．

次に大学院前期課程（修士）は，通常，フィールド経験済みの人がその経験の理論構築のために通う場合と，同課程在学中にフィールド経験を積んでそれを修士論文としてまとめる場合の2つのパターンがあります．とにかく修士課程は実践知の理論解釈が主たる目的となります．指導教官が自分の研究したいテーマと時期に対応可能であることを入学前に確認するのは大切なことです．

さらに大学院後期課程（博士）は将来，国際機関での就職や大学教員・研究者を目指す人が進学します．博士号取得者は，どの現場でも次世代の国際保健医療協力を目指す人を育てる能力が要求されます．

表2-4 国際保健医療協力の仕事に就くために学ぶ内容（参考）

学歴	アドバイス	学ぶ内容
大学	どの学部でもよい	日本国際保健医療学会などに参加して"同志"とつながることが大切
大学院（修士）	指導教員優先による選択	フィールドと理論をつなげる力をつける
大学院（博士）	研究者を目指す人が選択	次世代の後継者を育成する

国際保健医療協力を目指す人にもっと学んでほしいこと——コンピテンシー

　実は，国際保健医療協力を目指す人に一番大切なことは，"人間力"を高めることだと思います．保健医療分野の至上目標は，前述したとおり，世界の人々の健康を願っての活動です．そのためには，ただ医療専門技術をもっていても，その目標を達成できません．その専門技術を現場で有機的に生かすには，現場におけるさまざまな後ろ盾が必要です．

　"人間力"を具体的に示したものとしてコンピテンシー（competency）という概念があります．コンピテンシーとは能力・資格・適性を意味する言葉で，経済協力開発機構（OECD）によると，単なる知識や技能だけでなく，技能や態度を含むさまざまな心理的・社会的なリソースを活用して，特定の文脈の中で複雑な要求や課題に対応することができる力のことです．またキー・コンピテンシーとは，すべての個人に有用な性質をもつ能力であるといわれています．

　表2-5は，文部科学省のまとめた3つのキー・コンピテンシーの内容です．

　表2-5のキー・コンピテンシーは，それぞれ①個人と社会の相互関係，②個人と他者との相互関係，そして③個人の自立性と主体性，を重視した内容となっています．どれも国際保健医療協力に従事する人に備わっていてほしい能力ですが，特に②の「多様な集団における人間関係形成能力」が重要です．具体的には，円滑な人間関係の構築，他者と協調する能力，相手と対立せずに問題解決する能力などです．そのためには，異文化や異なる考えに対する適応・対処能力，交渉やコミュニケーション能力など，物事を寛容に見守る力，つまり"雅量"が求められます．これは普段から他者に関心をもち，積極的に相互関係を築く努力からその能力を高めることができます．

　また，①の1項目の「言語を活用する能力」を高める努力をしましょう．日本の美徳である以心伝心は，国際社会では通用しません．特に文化や慣習の異なる海外で仕事をする場合，国内にいるとき以上に言葉による説明責任が求められます．言語には，その国の文化や慣習が詰まっています．語学をコミュニケーションの手段としてとらえるだけでなく，言葉の成り立ちや表現を通して，その国の文化や国民を深く理解するためにも，興味をもって学ぶようにしましょう．

　そして，③の1項目の「自らの行動や決定を，自身が置かれている立場，自身の行動の影響などを理解した上で行える力」も大切です．つまり，自らを知る，あるいは客観視する能力です．国際保健医療協力の勤務形態は，大きく分けて2つあります．1つはフィールド（現場）派，もう1つはオフィス（事務）派です．自身はどちらで本量を発揮できるのかを客観的に判断することが必要です．また仕事の形態は大きく専門職と調整職に分けられます．近年，物資の調達能力，すなわちロジスティクスを円滑かつ効率的に運営する調整能力が現場で求められています．医療系の資格がなくても，国際保健医療協力で活躍できる場がある由縁です．

　大学などの教育機関で学ぶ"学問"と違い，"国際保健医療協力を目指す人にもっと学んでほしいこと"，すなわち"コンピテンシー"は日常生活の中で育まれる"知恵"あるいは"生きる力"のようなも

のです．1章で紹介された先達は皆，それぞれの学歴や経歴に勝るとも劣らない，コンピテンシーの高い，人間として魅力的な方々です．

表2-5 3つのキー・コンピテンシー

キー・コンピテンシーの具体的な内容	この能力が必要とされる背景など
①社会・文化的，技術的ツールを相互作用的に活用する能力	
○言語，シンボル，テクストを活用する能力 ・さまざまな状況において，話したり書いたりする言語のスキルや数学的なスキルなどを効果的に活用する力．	社会や職場において十分に役割を果たしたり，他人との効果的な対話に参画する上で，核となる手段（ツール）．
○知識や情報を活用する能力 ・情報それ自体の本質について，例えば，その技術的なよりどころや社会的・文化的な文脈などを考慮して，批判的に深く考えることができる力． ・他人の意見や選択肢の理解，自らの意見の形成，意思決定，確実な情報に基づいた責任ある行動を可能とする基盤．	現代社会におけるサービスや情報部門の重要性や知識経営の必要性が増大する中で，情報や知識を双方向で使いこなす力が必須に．
○テクノロジーを活用する能力 ・個人が日々の生活においてテクノロジーが新しい方法で活用できることに気付くことが第一． ・テクノロジーには，遠隔地間の協働，情報へのアクセス，他人との双方向のやりとりなど新たな可能性がある．そのためには，E-mailの送信など単なるインターネットの活用スキル以上の力が必要．	テクノロジーのイノベーションは，職場の内外にかかわらず個人に新しい能力を要求．
②多様な集団における人間関係形成能力	
○他人と円滑に人間関係を構築する能力 ・個人が知人や同僚，顧客などと個人的な関係を作り出し，維持し，発展させる力． ・具体的には，「共感する力」「感情を効果的にコントロールする力」．	社会の安定や統合のためだけではなく，情動知能が強調されるなど企業や経済が変化する中で経済的に成功する上でも重要な能力に．
○協調する能力 ・協調にあたっては，各個人が一定の能力をもっていることが必要．グループへの貢献と個々人の価値とのバランスを図ることができる力が不可欠である．また，リーダーシップを共有し，他人を助けることができることも必須．	多くの需要や目標は1人では達成できず，グループの中で同じ目的を共有し，協力する必要がある．
○利害の対立を御し，解決する能力 ・利害の対立に建設的にアプローチするには対立を否定するのではなく，それを御するプロセスを認識すること．他者の利益や双方が一定の利益を得るための解決方法への深い理解が必要．	家庭，職場，より大きなコミュニティで生じる紛争は，社会の現実の一側面で，人間関係に不可避の存在．
③自立的に行動する能力 自立とは孤独のことではなく，むしろ周囲の環境や社会的な動き，自らが果たし果たそうとしている役割を認識すること．	自立的に行動することは，社会の発展に効果的に参加するためだけではなく，職場や家庭や社会生活など人生のさまざまな側面のそれぞれをうまくこなす上でも必要．
○大局的に行動する能力 ・自らの行動や決定を，自身が置かれている立場，自身の行動の影響などを理解した上で行える力．	
○人生設計や個人の計画をつくり実行する能力 ・人生の意義を見失いがちな変化し続ける環境の中で，自らの人生に一定のストーリーをつくるとともに意味や目的を与える力．	
○権利，利害，責任，限界，ニーズを表明する能力 ・成文のルールを知り，建設的な議論の上，調整したり対案を示したりする力． ・自分自身の権利などを表明するためのみの力ではなく，家庭，社会，職場，取引などで適切な選択をすることができる．	

〈出典〉文部科学省：OECDにおける「キー・コンピテンシー」について．
http://www.mext.go.jp/b_menu/shingi/chukyo/chukyo3/004/siryo/05111603/004.htm（2016年11月16日閲覧）より一部を抜粋し，筆者作成．
〈資料〉OECD：Definition and Selection of Key Competencies：Executive Summary, http://www.oecd.org/pisa/35070367.pdf, 2016年10月26日閲覧．

3章
国際保健医療で働く

執筆者
大西 真由美 *Mayumi Ohnishi*

グローバル化が進み，2015年にはミレニアム開発目標（MDGs）から持続可能な開発目標（SDGs）へとシフトし，健康あるいは保健医療課題は地球規模課題の1つとして位置付けられることが認識されるようになりました．さらに，ヒトの健康を保つために，ヒトだけではなく，人獣共通感染症，地球環境の変動，災害や環境汚染と食品の安全性を含む事象を包括的にワンヘルスという概念でとらえるようにもなってきています．健康の社会的決定要因や地球温暖化・気候変動を含めた環境の変化がより深刻になっていることを考慮することなしに，人類の健康について考えることはできない状況になっていることは事実でしょう．

国際保健医療の仕事

さて，そのような時代にあって，"国際保健医療の仕事"に従事することは，どういうことを意味するのでしょうか．まず，どのような仕事があるのかを外観してみたいと思います．例えば，どこで（ここでは，日本国内か海外か），誰を対象とした仕事をするのかといった観点からは，表3-1のように4つに分類できます．

当然，表3-1 ①〜④には明確な境界があるわけではなく，オーバーラップしている部分もありますが，従来"国際保健医療の仕事"というと，主として④「海外にいる外国人に対する保健医療」，その中でも国際保健医療協力の仕事をイメージしたのではないでしょうか．

表3-1　国際保健医療の場と対象

	日本人	外国人
日本国内	① 日本にいる日本人に対する保健医療 新興再興感染症（新型インフルエンザ，エボラ出血熱，デング熱，MERS，輸入マラリア，結核）対策，海外から日本には常在しない微生物に感染して帰国した人たちへの対応　など 職場　検疫所，海外渡航前の予防接種・渡航クリニック　など	② 日本にいる外国人に対する保健医療 在日外国人の保健医療，メディカルツーリズム，日本に旅行者として来日した外国人への保健医療など．在留外国人は223万2,189人で日本人口の1.76％，海外からの旅行者は1,974万人（2015年） 職場　在日外国人支援に携わるNGO/NPO，国際交流協会，渡航クリニック，一般病院・診療所　など
海外	③ 海外にいる日本人に対する保健医療 渡航・旅行医学，企業などから海外の事務所に長期・短期に出張する人たちの健康管理　など．日本人海外旅行者は1,621万人（2015年），在留邦人は131万7,078人（2015年） 職場　企業（産業医，産業保健師，旅行会社・保険会社のエスコートナースなど），在外日本大使館（医務官）　など	④ 海外にいる外国人に対する保健医療 災害等に対する緊急援助，開発協力／国際保健医療協力　など．開発途上国の人口は約60億人 職場　国際機関，JICA（国際協力機構），外務省　など

〈資料〉丸井英二，森口育子，李節子：国際看護・国際保健．p.11，弘文堂，2012年．を参考に筆者作成．

この国際保健医療協力の仕事に従事する場合でも，通常はいずれかの組織や組織が実施するプロジェクトなどに属して業務にあたることになるかと思います．どういった組織に所属して仕事をするのかといった観点から，国際保健医療協力活動を分類してみると，表3-2のように分類できます．またこの分類は，国際保健医療協力の財政基盤・資金調達源別の分類ともいえます．

最近では表3-2のような4分類になじまない機能をもつ組織もあるかと思います．2000年代に入り，

例えばビル＆メリンダ・ゲイツ財団といった国際社会に巨額の投資をする民間団体と国際機関とのパートナーシップなど，"資金の動き"のパラダイムシフトも起こっています．保健医療専門職（保健医療系の免許・資格をもつ者）らは，資金調達や財政管理について疎い場合が少なからずありますが，それを考慮せずに国際保健医療の仕事をすることはできませんし，プロジェクトの成果あるいは目標達成や持続可能性，そして成果を得るためのコストパフォーマンスの評価についてはますます厳しい状況になってきているといえるでしょう．

表3-2 "国際保健医療の仕事"を担う機関・組織

	政府開発援助（ODA）	非政府系協力（NGO/NPO，企業，財団など）
多国間協力 （多国籍チーム）	A. WHO（世界保健機関），UNICEF（国連児童基金），UNDP（国連開発計画），UNAIDS（国連合同エイズ計画），UNHCR（国連難民高等弁務官事務所），UNFPA（国連人口基金），WFP（世界食糧計画）など	C. 国境なき医師団（MSF），国際赤十字，ビル＆メリンダ・ゲイツ財団，ケア・インターナショナル，セーブ・ザ・チルドレン，ワールド・ビジョン　など
二国間協力	B. 日本：JICA（国際協力機構），外務省，厚生労働省　など	D. 日本：HANDS，シェア＝国際保健協力市民の会，AMDA，ジョイセフ（JOICFP），アイ・シー・ネット　など

次に，自分の人生の中で"国際保健医療の仕事"をどのように位置付けるのか，といった観点で見てみると，表3-3のような働き方があるのではないでしょうか．

筆者が国際保健医療協力の仕事に従事することを考え始めた30年前も，現在も，医師・看護職（医学生・看護学生を含む）からよく聞かれる相談内容に，「将来，開発途上国で働くためにはどの診療科で経験を積むのがよいのでしょうか？」「何年くらい，日本で臨床経験を積めばよいでしょうか？」といったものがあります．また，医師の場合は，医局との関係性をどのように保つか，あるいは日本での臨床活動からまったく離れてしまうことに対する不安も相談内容としてよくあがります．

そういったときに，筆者は表3-1および表3-2の分類を伝えながら，自分の人生の中で"国際保健医療の仕事"をどのように位置付けたいと考えているのかについて確認するようにしています．もちろん，人生の途中で新たにやりたいことが見つかったり，「"国際保健医療の仕事"がイメージしていたものと違った……」と思い直す場合もあるでしょうが，まず相談を受けた時点で，表3-3d の「人生の中で，一度は，開発途上国で仕事をする機会をもってみる」といった意図なのか，それ以外の意図なのかを確認することは，その後のキャリア選択のアドバイスにも関係してくるので重要だと思っています．さらに，医学生・看護学生が表3-3d の働き方を希望している場合と，20年の臨床経験をもつ保健医療職が表3-3d

表3-3　人生における"国際保健医療の仕事"の位置付け

	長期	短期
フルタイム	a. グローバルヘルス分野で働くことを職業とする 国際機関に就職する，JICAなどの国際協力機関の職員になる　など	b. 人生の中のある一定期間を開発途上国での仕事に従事する JICAや国際協力NGO／NPOなどの専門家として活動する　など
パートタイム	c. 日本に軸足を置きながら（通常は日本における臨床活動などに従事しながら），開発途上国における短期間の臨床活動に継続的に従事する 国境なき医師団や赤十字系の医療機関などに所属しながら，災害等の緊急援助活動に参加する　など	d. 人生の中で，一度は，開発途上国で仕事をする機会をもってみる 青年海外協力隊（JOCV），シニア海外ボランティア，国連ボランティアなどとして派遣される　など

の働き方を希望している場合でも，その後のキャリア選択の可能性が異なるでしょう．

また，表3-1〜3の分類に当てはまらず，横断的に関わっていくのが"研究者"です．直接的に治療やケアを提供するだけではなく，そのための基礎研究に携わることや，政策やシステムをつくることに従事して国際保健医療に関わる方法もあるでしょう．2015年にノーベル賞を受賞された大村智博士（北里大学特別名誉教授）の国際保健医療への貢献は多大なものですし，安価で安全で効果的な医薬品を開発し，適正利用するためのシステムを整備する仕事に従事することも重要な役割です．"研究者"としての仕事と"フィールドワーカー"としての仕事を渡り歩きながら，現場で必要とされる方法論を開発していくといった働き方もあるかもしれません．そういったさまざまな携わり方があることは，本書に自身のキャリアパスを紹介してくださった方々の経験を読んでいただければわかると思います．

多様なキャリア構築が可能

「"国際保健医療の仕事"に従事するためには，どのようなキャリアを積むことが近道ですか？」という質問を受けることがあります．"国際保健医療を学ぶ"ことに王道はないように"国際保健医療の仕事"へのキャリアパスも一様ではなく，「あなた自身にジャストフィットなキャリアパスは，あなた自身がつくるしかない」としか答えようがありません．自分自身で切り開いていく強い意志と変革力は，"国際保健医療の仕事"に要求されるコンピテンシーの１つですから，既成概念や"前例"にとらわれず，チャレンジしていくことで，その能力やセンスが磨かれていくことと思います．

○保健医療職の進路選択

日本国内での進路選択において，保健医療職の場合は免許取得後に病院などの医療機関で臨床家としての研鑽を積むことが一般的ではないでしょうか．その場合，「自分はがんの診療に関心があるけれども，開発途上国では母子保健分野の経験が重要になると聞いているので，小児科に進もうか……」といった声もよく耳にします．実際に，将来的に開発途上国で働くことを希望している保健医療職あるいはその学生たちは，開発途上国では母子保健および感染症に関する健康課題が多いので，その分野に進むことがよいと考えている場合が少なからずあります．

自分が関心をもたない分野に進んでみたら意外に興味深かった，ということもあるかもしれませんが，やはり長く続けていくためには，自分が関心をもつことができる，また自分の関心と親和性の高い分野に進むことが重要ではないかと思います．

確かに，1990年代くらいまでは母子保健や感染症に関する分野に進むほうが"国際保健医療の仕事"に就くためには有利だった面もあったかもしれません．また，現在でも感染症対策と母子保健対策は"国際保健医療の仕事"の中で相当なボリュームを占めています．しかし，未来志向で世界あるいは地球上の健康課題を考えたとき，すでにサブサハラ・アフリカを含めて世界中で人口の高齢化が始まっており，非感染性疾患対策や精神保健対策が重要視されています．WHO（世界保健機関）においても生活習慣病対策，精神保健，障がい者や高齢者対策といった分野への関心や業務内容が増加してきています．日本は国民皆保険制度や介護保険制度，生活習慣病対策や高齢者保健医療に関し，経験知を積み上げている国の１つですから，これまで国際保健医療協力とは無縁であった分野の研究者や臨床家も，国際機関などと協働するといったことがすでに始まっており，今後ますます増えると思われます．

さらに，耳鼻咽喉科や眼科といった診療科は，開発途上国では専門とする医師が少なく，トレーニングを受ける機会も限定的ですから，先進国の病院で診療チームをつくって年１回，派遣する，といった

活動を行っている場合もあります（**表 3-3c** に相当する働き方）．希少診療科である分野の高い技術を身に付けることは，開発途上国で診療活動を実施するだけではなく，現地の保健医療職を教育・トレーニングするといった人材育成貢献としても重要です．

複雑多様化する世界の健康課題を見据えると，"国際保健医療の仕事"に就くために，診療科あるいは健康課題やライフサイクル別にどういった分野に進むことが適切か，といった質問に答えることは困難です．むしろ，どのような診療科あるいは分野に進んだとしても，すべての選択が"国際保健医療の仕事"につながっていくといえると思います．

○履歴書に自分が携わったことを表現できるキャリア構築を

"働き方"という点では，近年，日本社会でも非正規雇用の割合が増えてきたり，キャリアの途中で起業する人がいたりと，従来の終身雇用・年功序列といった働き方に変化が起こってきています．

しかし，20代から国際保健医療協力の仕事に携わり始めた筆者は，その当時から欧米の国際保健医療協力ワーカーらは，開発途上国の現場で働くこと，しかもその所属が政府系であったり非政府系であったり，また母国での臨床家としての仕事や大学などでの教員・研究者といった立場での仕事を，3〜5年ごとにフレキシブルに渡り歩いている状況を身近に見てきました．また，彼らは，そのようにして自分の経験を積みながら，必要に応じて大学院で学ぶことやさまざまな研修を受けることをキャリアパスの中に組み込んでいました．数年おきに次の仕事を得るために，自分のキャリアに合った求人・公募を見つけ，履歴書を送り，その採否によっては仕事がない期間をつなぐ，といった生き方は，常に評価と競争の中に身を置いているわけですから，決して楽なものではないでしょう．しかし，その緊張感が自分のコンピテンシーを高めて，自分のキャリアをより豊かにするために準備をするモチベーションにつながっていくことを彼らから学びました．

従来の日本のように終身雇用あるいは年功序列によってある程度人生の仕事が決定付けられる社会の有り様のほうが世界的には特殊な状況であることを，筆者は国際保健医療協力のキャリアの初期の段階で知る機会があったことは幸運だったと思います．それは，日本で仕事を再び得るためによい方法だったとはいえないかもしれませんが，これからの時代は日本と諸外国を行ったり来たりして国際社会で活躍するキャリアがさらに"普通のこと"になっていくでしょうから，学生や若手の方から相談を受けたときには，むしろ「履歴書に自分が携わったことの成果を表現できるようなキャリアを積んでいくことが大事ではないか」といった話をします．

国際保健医療の実務経験をどう積むか

さて，いざ"国際保健医療の仕事"を探そうと思っても，どこをエントリーポイントとしたらよいのかと悩むこともあるでしょう．"国際保健医療の仕事"の求人は，実務経験を必要としているものが多数を占めます．実務経験がない人はインターンやボランティアをエントリーポイントとすることが多いようです．

○国際保健医療のエントリーポイント

多くの国際機関がインターンを募集しており，欧米あるいは開発途上国も含めて世界中から，大学生・大学院生が夏季休暇などを利用して，中には学業を休学して国際機関におけるインターンを経験してい

ます．WHOのインターンに応募する場合，一般的には，WHO Internship/Volunteer Application[*1]にオンライン登録します．しかし，登録しても，必ずインターンとして採用されるわけではありません．またWHOのインターンを経験したからといって，必ずしも将来にWHOでポストを得られるという保障もありません．そのような条件であっても，すでにこの段階から自分の能力をアピールし，やりたいことのために自腹で学びながら（WHO本部の場合，物価の高いジュネーブでの生活費は，奨学金や研究費などが得られなければ自費），競争に残る努力をしている若者が大勢います．そして彼らの多くはバイリンガルどころかマルチリンガルであることも珍しくありません．

日本の大学の中には，WHOをはじめとする国際機関などとの協定を締結し，大学生・大学院生に研修機会を提供している場合もあります．将来的に国際機関で働くことを目指している方は，有給・無給にかかわらず国際保健医療協力の実務経験を積み，国際機関で求められている能力を獲得する機会をもつことは有意義でしょう．また，WHOのインターンシップは，"Internship/Volunteer"といわれるように，エントリーレベルでWHOの業務を経験するインターンシップと，ある程度キャリアを積んだ後にさらにブラッシュアップする，あるいはWHOに協力するなどの目的で参加するボランティアがあります．こういった機会が，WHO本部だけではなく，地域事務局やカントリーオフィスでも経験できる仕組みになっています．

またひとくちに"WHOで働く"といっても厚生労働省から派遣される場合もありますし，WHO，UNICEF（国連児童基金），UNDP（国連開発計画），WFP（世界食糧計画）などの国連機関で働くことを目指す人にとっては，外務省のジュニア・プロフェッショナル・オフィサー（JPO）制度を利用するのもよいでしょう．JPO制度は，国連職員の給与格付のP2レベルでの採用となります．

一方，"国際保健医療の仕事"に携わる身近な方法としては，青年海外協力隊（JOCV）に参加することもその1つでしょう．開発途上国のフィールドで，2年間，カウンターパートらと現場活動に従事することは，外部者としてフィールドに入るときの"お作法"や限られた資源の中で創造性豊かに働く現場力を身に付けるよい機会となります．**表3-3d**の働き方，またはその後の**表3-3a，b，c**につながっていくエントリーポイントとしての働き方といえるでしょう．ただ，協力隊に参加することがその後のJICA専門家への道を保障するわけでもありません．

そのほかにも，エントリーポイントには国連ボランティアへの参加や国際保健医療協力関連のNGO/NPOなどでのインターンシップやボランティアがあります．

筆者が"国際保健医療の仕事"を志した頃は"競争"があまりなく，「開発途上国でもどこでも行きます」と手をあげれば，国際保健医療業界では重宝されました．現在は，さまざまなロールモデルがあり，情報も入手しやすくなったというよいこともある半面，志す人たちが増え，無給のインターンシップですら相当の競争があったりします．

そして，エントリーポイントがどこであれ，時代性に合わせて，国際社会が要求している役割を果たせるように研鑽を積む努力を続ける必要があることは同じだと思います．

○履歴書の書き方

ここで，応募に必要な"履歴書"のことを少しお話したいと思います．国際機関では，インターンの応募にも履歴書の提出が求められます．日本では文房具店で履歴書の様式が売られていますし，就職などの場合もその様式に基づいて各企業・組織が様式を提示することが一般的でしょう．筆者は，一般的な日本の履歴書の様式では記入欄が足りなくなってしまい，"別紙"を付けることが少なくありません．

[*1] http://www.who.int/employment/internship/en/

本書の1章に執筆してくださった方々をはじめ，多くの"国際保健医療の仕事"に携わってきた方々も同様だと思います．

　特に日本で公務員（国公立大学を含む）として就職する場合，履歴書に"空白期間"があると敬遠されることが少なからずあります．筆者も面接で"空白期間"について質問されたことがあり，「その期間はフリーランスです」と答えたところ，「それはどういった仕事ですか？」と尋ねられ，困ったことがあります．

　ご存じの方も多いと思いますが，国際社会では履歴書にある勤務していた会社名や組織名が重要なわけではなく，どのようなポジションでどのような内容の業務にどのくらいの期間従事し，どのような成果をもたらしたのかについて簡潔に記述し，それが自分のコンピテンシーをアピールする重要な資料となります．履歴書の記述は，採用側が求人・公募条件や Terms of Reference（TOR）を満たすような研修や業務経験を蓄積しているか否かについて判断できるように記載していることが要求されます．

　実際の例として WHO のインターンシップの履歴書の様式を見てみましょう．WHO のインターンシップに応募するためには，前述の WHO Internship/Volunteer Application にオンライン登録します．Application 項目の中には学歴や経験を記述する欄のほかに，Motivational Statement（志望動機）という項目があり，その instruction（注意書き）は，下記の通りとなっています．

> Articulate your motivation for seeking a WHO Internship (maximum length – 3 paragraphs). Describe what type of project you feel you could best contribute to. Tell us about your ideas and any additional information to facilitate the selection process[*2].

　このような instruction に対して，どのように記述するかといった能力を，日本ではどこで獲得することができるのでしょうか．どのような内容を記述するかも重要ですが，maximum length – 3 paragraphs とあるので，英語の記述において一般的に paragraph とはどういうもので，どのくらいの長さのものを指すのかといった，英語を母国語・公用語として学んできた人たちにとっては当たり前のことですら，日本人にとっては悩ましいのではないかと思います．

　筆者の世代は，自分から「私はこんなことができます」といったことを主張することが必ずしも好ましい行動規範だと理解されないこともあったので，初めは自分をアピールするような履歴書を書くことに違和感がなかったわけではありません．しかし，"不言実行"よりも，"有言実行"のほうがよい評価を得ることを何回か経験していくうちに，適正に自分を批判・評価し，自分を表現することは，国際社会の中で生きていく上で重要なことであると理解するようになりました．

生活体験から得た知識や技術を現場で生かす

　大学院で学ぶことも，さまざまな研修に参加することも重要なキャリアパスですが，基本的な生活体験を蓄積し，プリミティブな知識や技術からの創造や応用展開する能力を獲得することも重要なことだと思います．

　筆者の実家は農業を営んでいます．子どもの頃はいろいろなお手伝いに駆り出されていました．母は洋裁の仕事をしていたこともあり，子どもの頃から"服は家でつくるもの"だと思っていました．

　筆者が最初に"国際保健医療の仕事"に従事したのは，青年海外協力隊員として配属されたパラグアイの農牧省農牧普及局家庭教育部で携わった農村生活改善の仕事です．農村部の女性たちに健康教育を行いながら，家政隊員らと編み物や洋裁を教えたり，家庭菜園をつくったりしていました．編み物や洋

[*2] WHOのインターンシップに応募する動機を3パラグラフ以内で述べよ．あなたが最もよい貢献ができると思うプロジェクトの種類について述べ，選考において参考になる考えや付け加えることがあれば併せて記述すること．

栽，家庭菜園について筆者は特別なトレーニングを受けたわけではありません．子どもの頃から生活の中で身に付けたことが，農村生活改善の仕事に携わるためのコンピテンシーとなりました．

あるとき，女性たちの集まりで，「赤ちゃんが下痢をしたときは下痢が悪化するので水分を与えない」という話が出ました．下痢をすると体の水分が多く失われるため，脱水予防のために水分を補給することが必要です．しかし，その当時，パラグアイの農村部には水道がないところも多かったですし，あったとしてもその水が清潔で安全かどうかはわかりません．そのときは，授乳期にある赤ちゃんであれば，母乳を飲ませることを女性たちに話しました．筆者が「脱水予防のための水分補給」という知識を「下痢のときには母乳を与える」という実践知に結び付けることを学んだのは，渋谷区で新人保健師として働いている頃に聞いたベテランの保健師さんの経験談からでした．こういったプリミティブな知識や技術ほど，どのようなセッティングにおいても応用の効く適用可能なものとなるのではないでしょうか．

日本の公衆衛生・地域保健活動との協働

最近，日本国内の公衆衛生・地域保健活動に従事している方々と，"国際保健医療の仕事"でキャリアを積んできた人材とが協働する方法を探ろうとする機運が見られることはうれしいことです．その背景には，東日本大震災の経験によって，"国際保健医療の仕事"でキャリアを積んできた人材が，資源が限られた中で優れた働きをしたことや，在日外国人保健医療や在外日本人の健康管理といった分野で，グローバル化，ボーダレス時代に対応できる人材を国内で確保するニーズが高まってきていることもあるでしょう．ようやく"国際保健医療の仕事"に就く人は"変な人"あるいは"分類不能"というラベルを剝がすことができるようになった，といえるかもしれません．

表3-4に，"国際保健医療の仕事"と日本国内の公衆衛生・地域保健，臨床・医療の仕事について示してみました．1章の執筆者の記述にもあるように，開発途上国の研修生らから日本の保健医療行政システムや公衆衛生・地域保健活動について絶賛されることが少なからずあります．よく言われることですが，一般的に，日本人は真面目にコツコツと書類を整理したり，データをまとめたりすることが得意で，地道に行政システムを整えたり，公衆衛生・地域保健活動を積み重ねてきたことが評価されています．日本人が当たり前だと思っていることの中に"すごいこと"が存在しています．こういった普段の蓄積があるからこそ，有事に際してもある程度の踏ん張りが利くように思います．

調整能力やマネジメント力，創造性・応用力といった国際保健医療分野において必要とされるコンピテンシーも，日本人には備わっていると思います．しかし，残念なことにそれが"日本という条件下で"という制限付きコンピテンシーになってしまっていることも少なからずあるように思います．

多様な条件下で経験を積んできた"国際保健医療の仕事"の従事者は，例えば東日本大震災のような日本国内における想定できない／できなかった状況において，少ない情報からパフォーマンスを発揮することに必要な考え方・判断力を導き出すためによい影響を及ぼし，またさまざまな危機や異文化に対

表3-4 国際保健医療と日本国内の公衆衛生・保健医療の仕事

	国際保健医療	日本国内の保健医療
公衆衛生／保健	WHO職員，JICAプロジェクト専門家，外務省・厚生労働省などの国際保健関連担当官　など	厚生労働省，保健所の医系技官，市町村保健センター保健師　など
臨床／医療	国境なき医師団，所属病院から海外プロジェクト派遣（スラムでの診療所など），緊急援助　など	病院，診療所，訪問看護ステーション，地域包括支援センター　など

する理解を広げ，深める柔軟な世界観・価値観を提供することが可能ではないでしょうか．

　加えて，"国際保健医療の仕事"の従事者は，既成概念や"前例"にとらわれず，変革していく力を身に付けていることが多いと思います．ミクロな視点とマクロな視点を自由に使いこなす能力や，理論とそれを現実社会に適用していく"現場力"，さまざまな状況に適応できる柔軟性と胆力といったことも"国際保健医療の仕事"にとって重要なコンピテンシーであり，日本国内の公衆衛生・地域保健分野においても強化される必要があると思っています．

多職種の"強み"を生かして

　どのような分野であっても1人で仕事をすることはできません．例えば，WHOをはじめとする国際機関で働いている人材は保健医療専門職だけではなく，ロジスティシャンや事務職もいます．本稿では保健医療職の働き方を中心に述べましたが，1章，2章での記述にもあるように，保健医療職か非保健医療職かに関係なく，それぞれの"強み"を生かして協働しています．

　職種，専門性，国籍，役割など，多様性が混在する"国際保健医療の仕事"の中で経験を積んできた人材も，日本国内でローカリティに根差した経験を積んできた人材も，日本国内か海外かといったことにかかわらず，双方の世界観や価値観の融合によってブレイクスルーが起こることを期待したいと思います．

特別座談会
★
special talk

4章
国際保健医療のキャリアQ&A

国際保健医療の仕事は，多様なキャリア構築が可能です．
しかし，そのキャリアパスに"王道"がないゆえに，
国際保健医療のキャリアをめざす人は，どのように学び，職を得て，
キャリアアップしていけばよいのか，悩むことも多いと聞きます．
そこで，特別座談会では，日本国際保健医療学会学生部会の会員から寄せられた
キャリアに関する質問に対して，
本書編集委員が具体的にアドバイスします．

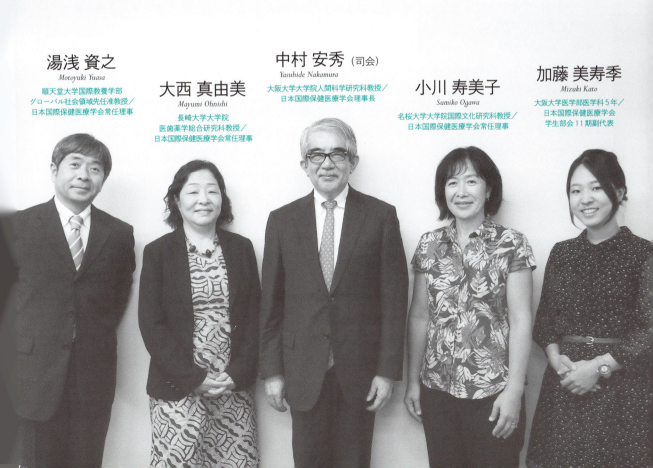

湯浅 資之
Motoyuki Yuasa
順天堂大学国際教養学部
グローバル社会領域先任准教授／
日本国際保健医療学会常任理事

大西 真由美
Mayumi Ohnishi
長崎大学大学院
医歯薬学総合研究科教授／
日本国際保健医療学会常任理事

中村 安秀 （司会）
Yasuhide Nakamura
大阪大学大学院人間科学研究科教授／
日本国際保健医療学会理事長

小川 寿美子
Sumiko Ogawa
名桜大学大学院国際文化研究科教授／
日本国際保健医療学会常任理事

加藤 美寿季
Mizuki Kato
大阪大学医学部医学科5年／
日本国際保健医療学会
学生部会11期副代表

中村（司会） 本書では，1章で国際保健医療の仕事に就いて活躍しておられる方々のキャリアパスを紹介し，2章，3章で国際保健医療の学び方や働き方を解説してきました．これらの内容を受け，4章では学生の皆さんから寄せられた質問をもとに，若い人たちがこれからどのように学び，職を得て，キャリアアップするかについて，具体的に考えていきたいと思っています．

座談会に当たり，日本国際保健医療学会学生部会の加藤さんに，学生部会の会員に呼びかけて国際保健医療のキャリアを考える上での悩みや質問を集めてもらいました．

加藤 学生からは，仕事と家庭との両立，帰国後に日本でどのように職を求めたらよいのかなど，"仕事に就いてからのこと"に関する質問，学生時代に学ぶべきこと，休学についての考え方など，"学生時代の過ごし方"に関する質問，また特に医学生からは"卒後研修先の選び方，医局，臨床研修"などの質問があがりました．

人脈の築き方，モチベーションの保ち方など，"先生方の経験"を具体的に知りたいといった意見もありました．さらに，開発途上国の現場を見て感じた"真の国際協力とは何か？"という疑問を寄せてくださった方もいます．

中村 勉強や仕事，家庭や将来設計，モチベーションのことなど，多岐にわたる悩みや不安を抱えていますね．具体的なことが見えないからこそ，何かを知りたいと思っているのではないかと感じました．まずは，質問が多かった結婚と子育てのことから始めましょうか．

結婚・子育てへの不安

Q1 キャリアばかり追いかけて結婚できないのではないかと心配です．

加藤 結婚や子育てに関する悩みは「女性が海外に行きたくても，男性が"日本にいたい"と言えば別れてしまうのではないか」「遠距離恋愛になってしまうのがつらい」「相手も国際保健医療に興味がある人でないと難しいのでは……」

などだと思います．

小川 お互いが国際協力の仕事をしている夫婦もいますが，写真家や芸術家のようなフリーランスで勤務地が自由に選べる人と結婚して，生活の場を移しながら仕事をしているパターンもあります．

中村 特に，女性で心配している人が多いと思いますが，私は，女性が国際協力の仕事で海外に赴任して，夫が扶養家族として付いていくというパターンもたくさん見てきました．妻が働いて，夫が家で家事や子育てをする，いわゆる主夫となるケースです．

湯浅 そのパターンを交互にやっている人もいますよね．今回は妻が働き，次は夫が働くという夫婦もおられます．

小川 あまり先のことは考えなくてもよいのではないでしょうか．結婚できる環境や条件を整えてからでないと仕事に就けないという考え自体に違和感を覚えます．また，国際協力に興味がある人同士が一緒になっても，実際に仕事をしてみると「やはり日本での仕事のほうがよかった」と思って，パートナーの進路が変わることもありますよね．

大学を卒業し，社会に貢献できるスキルをだんだん身に付けて，まずは仕事を楽しめばよいと思うんです．その中で，素敵だなと思う人との出会いがあります．最初から結婚のことばかり考えずに，まずはキャリアに邁進してもよいのではないかと思います．

大西 夫婦で一緒にいたいとお話されていましたが，お互いが国際協力の仕事をしている場合も同じ国に赴任するかどうかはわかりません．むしろ，お互いが違う国に赴任して，ずっと離れ離れという夫婦もたくさんいます．家族と一緒にいることが大切なのか，離れて暮らしていても家族がいることが大切なのか──自分が何を大切にしたいのかを，仕事をしながら見つけていけばよいのではないでしょうか．

Q2 仕事と家庭の両立はできるでしょうか？

中村 子育てについては，「子どもが小学校に入

学するまでの間は，海外のほうが動きやすい」と，JICA（独立行政法人国際協力機構）や国際機関などで専門家として働いている方がよく言いますね．開発途上国ではメイドや運転手を雇え，彼らが子どもの世話をよくしてくれますから，自分が仕事で遅くなってもメイドに頼んでおけば大丈夫です．宿泊を要する出張も，2泊ほどだったら，その間，子どもをみてもらえたりします．逆に，「日本に帰ってくると大変」と言っている方が多いです．

大西 インフォーマルなサポート資源は開発途上国のほうがたくさんあるので，生活はしやすいですね．

中村 ただ，子どもが小学校高学年になると，いろいろな意味で難しくなってきますね．例えば，教育の面では海外でインターナショナルスクールに入学し，英語で教育を受けることを決めたら，逆に日本に帰りにくくなります．

大西 インターナショナルスクールで学ぶと，日本の大学受験への対応が難しくなりますから，欧米の大学に進学する人も多いです．日本の大学に進学しようと思うのか，欧米の大学に進学しようと思うのかで，中学，高校の進路選択が分かれてきますね．

小川 最近は国際バカロレア（IB）[*1]を日本の大学も取り入れ始め，例えば国立の医学部では東北大学，筑波大学，岡山大学，鹿児島大学がIBの結果で入学を許可しています．日本の大学入試制度も変わりつつあるので，英語環境で教育を受けても，加藤さんの世代の子どもたちにはもっと開かれた将来があるのかもしれません．

中村 若い学生が結婚や家族について話しているのを聞いていると，自分の周りから得た限られた情報だけで判断して，将来のことを不安がっている人が多いことを不思議に思います．若い世代のほうが帰国子女も多いし，もっとグローバルに動いているはずなのに，すごく狭い範囲で物事を見ている気がしますね．

---

*1 国際バカロレア（IB）は国際バカロレア機構が提供する国際的な教育プログラム．国際的に通用する大学入学資格（国際バカロレア資格）を与え，大学進学へのルートを確保することを目的として設置された．

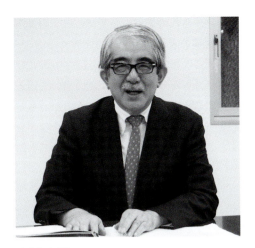

中村 安秀 *Yasuhide Nakamura*
大阪大学大学院 人間科学研究科 教授
1977年，東京大学医学部卒業後，都立府中病院，三鷹保健所などを経て，1986年，JICA専門家としてインドネシアに赴任．以後もアフガニスタン難民医療に従事するなど，開発途上国の保健医療活動に取り組む．東京大学小児科講師，東京大学医学部助教授などを経て，1999年より現職．2000年，特定非営利活動法人HANDS設立に携わり，代表理事に就任．2012年より日本国際保健医療学会理事長．

学生時代の過ごし方

 専攻している分野をしっかり学ぶほかに，将来のために何を勉強すべきかわかりません．

大西 即答ができない，難しい質問ですね．国際保健医療と一口に言っても，その範囲は広いので，何に関心があるかによって答えが違ってきますし，今の時点でどういう働き方をしたいと思っているのかによっても，アドバイスは変わってきます．質問者の希望がわからないと，なかなか答えられません．

湯浅 1章「私のキャリアパス」の執筆者たちの多様な経験の中で共通すると思ったのは，本や人との"出会い"です．自分が関心をもった分野の本を読んだり，専門家に会いに行ってじかに話を聞くことで思わぬ出会いがあり，自分の人生が形作られていきます．インターネットで得られた情報は，自分の人生をつくったり，動かしていくきっかけにはなりえないでしょう．じかに人と会ったり，心を動かされる本との出会いが，やはり大きいのだと思います．

小川 学生時代の学びに必要だと思うのは，国際保健医療の現場に自分の身を置くことです．学生時代に現場のインターンをしたり，NGOを見学させてもらって，自分が思い描いている仕事と実際の仕事にギャップはあるのか，もっと関心をもって関わりたいと思うのか，などを確認することが必要だと思います．自分の判断と感覚は，現場に行かないとわかりませんから．

私が以前勤務していた琉球大学には国際保健医療に関心のある学生が集う熱帯医学研究会というサークルがあり，当時は，30人ほどの学生が所属していました．1学年100人中5〜10人という割合で，そのうち卒業後も国際保健医療に関わっている人は各学年で1人いるかどうかという確率です．その1人というのは，学生時代にどんどん国際保健医療の現場に身を置いていました．いろいろなリスクを背負いながらも，自分がやりたいからと個人的に現場に赴き，感じたことをほかの人と共有する，エネルギーのある人です．

もちろん，団体で勉強会を開催するなどもよいかもしれません．でも，自分のやりたいことは，その組織や勉強会から外れたところにあるかもしれない．勉強会という枠を超え，先達の専門家に直談判して，お話を聞く機会を多々設けてもよいのではないでしょうか．現場に身をさらすことと，出会いが一番の学びだと思います．

湯浅 私自身も，そうでした．大学2年のときにバングラデシュに行き，人生が変わってしまいました．それまでは国際保健医療には興味がなく，脳神経外科の臨床に行こうと思っていましたが，バングラデシュで現場を見て，結核予防会の石川信克先生に出会いました．言葉にならない体験をして整理ができず，人生観がまったく変わってしまったのです．

帰国後，友人たちに声をかけて国際医療研究会をつくりました．ところが，国際保健医療を勉強したいと思っても，当時は北海道にいましたし，本がまったくありません．そこで，WHO（世界保健機関）とUNICEF（国連児童基金）に「国際保健医療に関する書籍を送ってほしい」とエアメールを送り，半年後にようやくWHOから難しい本が届き，勉強したのを覚えています．

大西 出会いも必然なのだと思います．求めている人には出会いがあるし，自分に言い訳をしている人には出会いはきません．それをキャッチするセンスがあるかどうかです．振り返ってみると，あの出会いが今につながっていると気付くことがあります．そのために，努力や情報収集をするのだろうと思うのです．

仕事を始めると，学生のときに勉強が必要と思っていたこと以外で，勉強しなければと思うことが次々に出てきます．学生のときに見えていることは狭い範囲のことでしかありません．国際保健医療の仕事に就くと，状況や時代もどんどん変わりますから，自分にはできないことがたくさん見えてくるのです．

今，何を勉強しなければならないかを真剣に思い悩むよりも，現場に身を置いて空気感を肌で感じ取れるように，センスを磨いておくことが必要です．そのようなことにエネルギーを注いでいるうちに，何を勉強しなければならないかが見えてくるのではないかと思います．

中村 仕事をもって開発途上国に行くのと比べると，学生であることはすごく優位です．「私たちは勉強に来ました．知りたいのです」と言うと，世界中それで通用します．

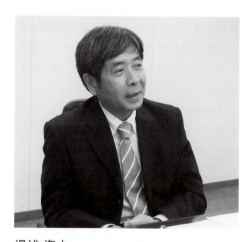

湯浅 資之 *Motoyuki Yuasa*
順天堂大学 国際教養学部 先任准教授
1988年，北海道大学医学部卒業後，北海道庁に医系技官/保健所長として勤務．2001年，札幌医科大学医学博士号取得．JICA専門家としてフィリピン国保健省に勤務後，国立国際医療センターに所属しブラジルに派遣．北海道大学，順天堂大学医学部公衆衛生学准教授を経て，2015年より現職．2012年より日本国際保健医療学会常任理事．

以前，学生がすでに訪問している開発途上国の現場を若い小児科医に紹介したら，先方から「なぜ，小児科医が来るのですか？」と連絡がきました．若い医師ですし，学生と同じように勉強に行っておいでと勧めただけなんです．

　しかし，学生をインドネシアの保健省局長や，ケニアで有名な賞を受賞した方などに紹介すると，みんな大いに歓迎し，自宅に呼んでくれたりします．国際保健医療の仕事をしている人がアポイントをとろうと思ってもなかなかとれない人たちです．これは"学びたい"学生の強みで，世界共通です．

加藤　私が大学4年のときに，中村先生の授業の一環でラオスを訪問したときも，それを実感しました．JICAやUNICEF，小さなヘルスセンターなどを見学させてもらいました．「学生です．勉強させてください」と言うと，"○○職員"などといった肩書きがあると見せてもらえないような場所も含めていろいろなところを見させてもらえ，すごく勉強になりました．

中村　強みをうまく生かしましたね．多くの学生は，その強みをわかっていないところがあります．例えば「開発途上国で調査をしたい」と言う学生もいますが，調査は仕事をするようになってから嫌でもしなければなりません．学生時代は「勉強したい」と言えば通用する通行手形をもっているのですから，そちらを使ったほうがよいと思います．「勉強しに来ました」と言うだけで，いろいろな人や経験と出会うことができ，豊かな学びがあります．

湯浅　調査に行くと机上で考えてしまい，肝心の現場が目に入らなくなることもあります．学生の特権を生かし，もっと貪欲に現場を見るほうが，可能性は広がるかもしれません．

自分で現場を見てみたくて，休学して開発途上国を見学しようと思っています．休学について，どんなふうに考えられていますか？

加藤　私は大学2年のときに休学して中村先生のご紹介でタンザニアに行ったのが国際保健医療に関心をもったきっかけで，現場を見るのは重要だと思います．その一方で，医学部の5年，6年になると，「海外には行きたいけれど，なかなか機会がない」と言う人も多くいます．学生から寄せられた質問の中にも，現場を訪ねるための休学に関する質問がありました．

小川　実際に，休学した学生を何人か知っています．例えば医学部の学生で，臨床に進もうか，国際保健医療の道に進もうかを迷い，大学4年の終わりに3年間休学して青年海外協力隊の理数科教師としてマラウイに行きました．そして，帰国後に「やはり医師になる」と決めたのです．休学という選択もよいと思いますよ．

大西　「行く機会がない」と言っても，私から見ると，場はたくさんあると思います．お金の問題でしょうか，時間の問題でしょうか．

加藤　毎週，実習があるので，時間がないのだと思います．

湯浅　それは自分で理由をつけているだけではないですか．時間やお金がなくても，本当に行きたい人はみんな行きますよね．

小川　行ってしまえば，何とかなります．それを実行できるのは，早いうちに現場に身を置いたり，「国際保健医療をやりたい」と思うきっかけとなる出会いがあったからだと思います．大学1～3年のうちに，その思いを培ってほしいですね．

中村　「海外に行きたい」と言いながら，実際に行かない人もいます．学生だけでなく，仕事で海外に行く機会を断る人もたくさんいますね．今の分野，今いる場所を飛び出して新しい場所へ出て行くには，今まで築いてきた実績や絆を切り捨てなければならない部分もあります．それができないときに，無理して海外に行ってもつらいだけです．

人との出会いを増やすにはどうしたらよいですか？

大西　私は男女雇用機会均等法世代で，女性がキャリアを積むことが社会的に認知されたころに仕事を始めました．やる気のある女性が自分

のキャリアに躊躇なく邁進していた世代です．今の若者を見ると，困難に立ち向かっていたあの頃の若者のハングリー精神はどこへ行ったのだろうと思います．

私たちの世代は，人脈を広げるといっても知らない人ばかりでしたし，電話をかけて手紙を書いて押しかけていました．「直接連絡をとってもよいのか」と躊躇していることのほうが私には不思議です．今は，メールやインターネットもあるのですから，「この人の話を聞きたい」と思ったら，国境を越えてどんどん連絡をして訪ねていく勢いが必要です．

湯浅 いろいろな手段，情報がありすぎてしまい，躊躇しているのではないでしょうか．われわれの世代は当たって砕けろでしたよね．

小川 私がプライマリ・ヘルス・ケア（PHC）の専門家としてラオスに行くときに，中村先生を訪ねました．1990年代はじめのころで，まだPHCを現場で経験している人が少なかった時代です．ある方から中村先生のことを教えてもらい，お勤め先に電話をし，「PHCについて教えてください」と訪ねていきました．突然の訪問にもかかわらず，中村先生は歓迎してくださいました．受け入れてくださった先生に今でも感謝しています．

大西 そうやって突進してくる人たちのことを，今も拒否する人はいないと思いますよ．だから，躊躇せずに，まずは連絡をとってみてはどうでしょうか．

外国人と一緒に切磋琢磨する環境に身を置く

 大学院に進学するなら，日本と海外，どちらの大学院がよいでしょうか？

加藤 日本と海外とを比べると，やはり，海外の大学院で学ぶほうがよいのでしょうか．

大西 私は相談を受けたら，お金と時間と，生活環境が許すのであれば海外の大学院への進学をお勧めしています．

小川 大学院で一緒に学んだ友人とのつながりは，とても大切です．特に海外で公衆衛生学修士（MPH）をとると，開発途上国の人と同じ教室で喧々諤々と議論して築いた友人関係が，修了後も援助"する側""される側"の枠を超えた本音で語れるつながりとして残っていきます．以前の同級生から「この案件にぜひ来てほしい」と声がかかったりするかもしれません．私は海外でのMPH取得を通じて，海外の人とのネットワークにつながる大切さを感じています．

大西 特に，開発途上国から欧米の大学院に留学する人たちは，将来，力のあるポジションに就かれることが多いです．そのような関係性はとても大切ですし，日本の中だけで国際保健医療をやりたいと思っている人たちと見えている景色が違います．国際保健医療の仕事を得るための熾烈な競争に本気になって向かってくる人たちが世界中にたくさんいることを肌感覚で知るためには，海外の大学院へ進学したり，海外のインターンシップに参加することもよいでしょう．グローバルヘルスの仕事をする上では，自分の立ち位置を肌感覚で知ることはすごく大切だと思います．

中村 私たちはグローバルヘルスを仕事にしているのだから，日本人の中だけで成長していけるはずがありません．日本の発想でしか仕事ができないと，海外の現場で浮いてしまいます．

先進国の人と開発途上国の人が一緒になってもまれる場所に身を置くことが必要です．日本人だけのグループといろいろな国の人がいるグループがあるなら，後者をとっていかないと，長い目で見ると伸びていきません．

大西 開発途上国から国際機関をめざしている人は，生活をかけてポストを狙っていますから，負けないように頑張っていかないと，互角に戦えない状況があります．WHOやUNICEFで働くのが「かっこいいな」というマインドだけで，生き残っていける業界ではありません．

加藤 私もタンザニアに行ったときに，同じことを感じました．私は，なんとなく医師になろうと思っていたのですが，タンザニアの医学生たちは国や故郷を背負っていました．「故郷の人

を病気から救うのだ」と，強いパッションを感じたのです．日本の医学生も，そのようなパッションや勢いをもたないといけないと実感し，元気をもらいました．

湯浅 国際保健医療の仕事は，決して美しい話ばかりではありません．海外で働くことには苦労がつきものです．異文化理解をし，さらに言語の問題があり，自分の専門性を磨いていかなければなりません．教科書を読み返したり，わからないところを自分なりに理解するまで本を読んだり，そういった苦労を皆さん陰ながらされているのではないでしょうか．

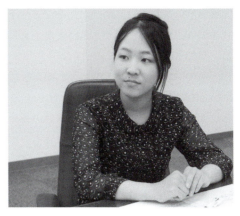

加藤 美寿季　*Mizuki Kato*
大阪大学医学部医学科5年／日本国際保健医療学会学生部会11期副代表
2011年，大阪大学医学部入学．日本国際保健医療学会学生部会に参加し，2015年より副代表を務める．

キャリアパスの描き方

●臨機応変にキャリアを考える

中村 このほかに「卒業後は大学院に行ったほうがよいのか？」「大学卒業後，最初の一歩はどのように踏み出したらよいか？」，医学生からは「医局に入ったほうがよいのか？」「臨床は何年ほど経験すればよいのか？」などの質問があります．これらの質問は，答える人によっても，そのときの状況によっても，アドバイスが異なってきますね．

私は以前，「日本で臨床を5年ほど経験してから，海外に行ったほうがよいね．また，小児科を専門にするなら専門医の資格をとってからのほうがよいですよ」と一般論としてアドバイスをしていました．しかし，あるとき学生時代からよく知っている小児科医が「JICA専門家としてラオスに来ないかという話があるのですが，まだ臨床を4年しか経験していません．中村先生は5年経験したほうがよいとおっしゃっていたので，この話を断ろうと思います」と言ったのです．「そんな話がきたら，受けるに決まっていますよ」と彼にはすぐにアドバイスしました．日本に戻ってからでも，専門医にはなれます．JICAの専門家になるチャンスを逃したら，次はありません．

国際保健医療のプロジェクトは自分1人で全部を行うわけではなく，ポジションや仕事先などの状況によって求められる能力や経験も変わってきます．そのような中で「絶対にこのように進まなければならない」という未来に続くキャリアパスはありませんし，全部，臨機応変の対応になるでしょう．

湯浅 学生の中には，夢に向かっていかに効率よく進むのかを考えている人もいますが，自分の思い描いているキャリアパスには，まずなりません．私の場合は，国際保健医療のキャリアは学生時代に自分が思い描いていたものとは別のことだけれど，すごくやりがいがあるし，面白いし，深い．自分の思い描いたようにならないことが不幸ではなくて，それ以外の道にたどりついてもよかったと思えることはたくさんある気がします．

大西 広い国際保健医療の業界の中で，自分に合っているものと合っていないもの，自分が関心をもてるものともてないものが出てきます．役割としてやらなければならないこともありますが，もし選べるのであれば自分とできるだけ親和性が高いものに進んでいったほうが長続きすると思います．そうやって自分のキャリアを決めていくのです．最初から決めてしまうと，窮屈になって寄り道がしにくくなります．人生は，脇道だらけですから．

●職種別に感じる悩み

中村 特に卒業後は，医師は医師で悩んでいる

し，看護師，栄養士や薬剤師，文系など，それぞれに悩みがあるのだろうと思います．文系の方はどうですか？

小川　医学や看護学など，卒業後に臨床経験をしないと一人前として扱われない分野と違って，文系は大学を卒業後，すぐに国際保健の臨床以外の分野で実務経験を積むことができるのが利点です．

　そこで，学生時代に国際保健医療に興味がある若者には「夏休みなどに現場を訪ねて，本当に自分がそこに行ってときめくか，このような仕事をやってみたいと思うのかを感じ取ってきなさい」とアドバイスしています．「国際保健医療の仕事をしたい」という気持ちが核心となれば，卒業後に青年海外協力隊やNGOに進む選択肢も出てきます．

大西　看護職は，働く場所さえ選ばなければ仕事に困ることはありませんし，医師のように医局のしがらみもないので，海外と日本を行ったり来たりしやすい職業なのだと思います．

　ただ，開発途上国での仕事を一度経験すると，日本と開発途上国の医療現場の仕事にギャップがありすぎて，日本の医療現場に戻ることを躊躇する人もいます．これは，臨床の看護師だけでなく，私のような保健師にもいえます．しかし，協力隊に参加したすべての看護職が「国際保健医療を職業にしたい」と思うわけでもなく，「開発途上国で働いたことはよい経験だったけれど，自分は日本で仕事を続けていこう」と思う人もいます．

　一方，薬剤師や栄養士，臨床検査技師の方たちが，協力隊などの国際保健医療の仕事を経験した後に，さらに自分の専門分野で国際協力に関わっていこうとすると看護職よりもハードルが高いかもしれません．コメディカルの人たちで国際協力の業界で働いている方は，免許を使った仕事よりも，プロジェクトマネジメントやヘルスファイナンシングなどを大学院でさらに勉強して，保健医療分野のマネジメントをされていることもあります．

中村　看護職以外のコメディカルの方々が行う国際協力には，3つほど難しい部分があると思います．

　1つは，薬剤師や栄養士などの免許をもって国際保健医療の分野で活躍している方が，学生の身近にはいないことが多いです．国際保健医療に関心をもっても，学校でも習わないし，友達にも関心をもっている人がいない．医師や看護職は，周りに多少経験者を見つけられますが，ほかの職種の方は出会う機会がすごく少ないので，大変だろうと思っています．

　2つ目は，コメディカルは日本と海外とで仕事の内容が大きく違うことがあります．例えば，栄養士は日本の医療制度の中での"栄養士"という役割で，仕事をしています．しかし，海外では，国によっては栄養士という職種がなかったり，役割が異なっていたりすることがあるのです．理学療法士も同じで，国によって制度が違うため，期待されている役割も異なります．そうすると，日本で学んだスキルが海外ではそのまま役立ちませんから，ヘルスマネジメントなども一緒に行わなければならなくなるでしょう．技術を単純に移転するだけではうまくいかないところがあります．

　そのような中で，職業や職種をもって開発途上国を体験するときの入り口としては，協力隊はとてもよい選択肢です．協力隊に多くの理学療法士や栄養士，薬剤師が参加しています．

　3つ目は，プラスアルファとして何か別の専門性を得たほうがよいことです．例えば，協力隊で現場を経験した方が，その後もグローバルヘルスの分野を仕事としたいのであれば，MPHに進学して，もう一度学び直したほうがよいかもしれません．それは，日本のコメディカルの教育が悪いと言っているのではありません．栄養や理学療法などを学ぶ大学院では，日本で免許を使って仕事をするための教育を行っていますから，グローバルな仕事をめざすときには，広い視野からの学び直しが必要になります．

大西　私が最初に協力隊に参加した25年ほど前に，パラグアイで出会ったドイツ人やアメリカ人の専門家たちは，バックグラウンドは栄養士や薬剤師でしたが，例えばMPHと経営学修士（MBA）の両方を取得するなど，ダブルマスター

をもっていました．私が25歳のときにMPHをとらなければと思ったきっかけは，彼らと出会ったからです．

加えて，国際保健医療の現場に立つと自分の専門的なスキルと，それを一般化していく別の勉強が必要になります．自分が身に付けたスキルを生かそうと思って協力隊に参加しても，現地で「それだけでは足りない」ことに気が付くのです．その足りないものがマネジメントや公衆衛生だということもあるでしょう．

湯浅 私自身は以前先輩から「"武器"をもて」とアドバイスされました．「これで勝負していく」という自分の専門性のことで，それはMPHやMBAをとるなど，努力して獲得していかなくてはならないものだということです．

中村 医師へのアドバイスは3つほどあります．1つは，私たちのころとは時代が違うので，年配の医師の経験談は役に立たないから，あまり聞かないほうがよいと思っています．学生はいろいろな先生方から意見を聞くと思いますが，聞き流したほうがよいですよ．時代が違うから．

2つ目は専門についてです．学生から「本当は外科を専門としたいけれど，国際保健医療の仕事をすることを考えると，小児科を専門としたほうがよいでしょうか？」とよく尋ねられ，いつも驚いてしまいます．国際保健医療の仕事に就きたいから，自分の好きなことを全部封印して，別の道を選ぶと絶対にうまくいきません．医学部を卒業した後に臨床をするのもよいし，公衆衛生をしたり，研究者をするのもよい．臨床医の中では外科でも内科でも，なんでもよいです．でも，自分の好きな科を選んでおかないとうまくいきません．自分の好きな道を選んだ上で，それをどう国際保健に生かすかを後で考えたほうがよいと思います．

3つ目は，いま，国際保健医療の仕事にはいろいろな選択肢があることです．これは医師だけに限った話ではなく，国際保健医療を志す若い人には恵まれた環境になっていると思います．この座談会での話題は，どちらかというと国際保健医療を飯の種にしていく人の話が多かったけれど，そうしなくてもよいわけです．3章「国

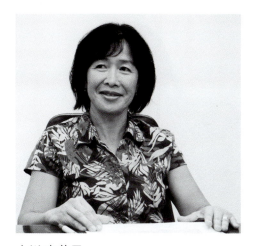

小川 寿美子 *Sumiko Ogawa*
名桜大学大学院国際文化研究科教授
1989年，東洋大学文学部哲学科卒業．大阪大学大学院医科学修士号を取得後，琉球大学医学部医学科に勤務し，JICA専門家としてラオス公衆衛生プロジェクトに携わる．1997年，アントワープ熱帯医学研究所にて公衆衛生学修士，2006年，大阪大学大学院にて博士号（人間科学）を取得後，同年より現職．2012年より日本国際保健医療学会常任理事．

際保健医療で働く」にもありましたが，本業では臨床医をしながら，1年のうちに何日かは開発途上国で活動をするのも国際保健医療です．本業では外科医として働き，災害発生時に緊急援助に駆けつけるのも，立派な国際協力です．日本に住んでいる外国人や海外からの観光客を専門に診療するのも，国際保健医療の1つです．

国際保健医療の分野は大きく広がり，日本にいても国際協力の仕事ができる時代になってきました．たくさんの選択肢の中から，自分との相性を見て選んでいくことができます．学生のときに全部決めるのは難しいでしょうから，仕事を始めてから選んでもよいと思います．

大西 2つ目のアドバイスに関しては，看護職にも同じことがいえます．講義でWHOの予算配分が多い順番を「トップは感染症，2番目は非感染性疾患，3番目は母子保健」と紹介すると，母子保健の予算配分がだんだん減ってきているので「国際保健医療の仕事がしたくて助産を専攻したのに，違ったのか」と思っている学生もいますね．

私は医学科の「開発途上国における国際保健」という授業を1コマ担当しています．開発途上

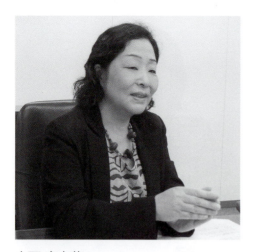

大西 真由美 *Mayumi Ohnishi*
長崎大学大学院医歯薬学総合研究科教授
1987年，京都府立保健婦専門学校卒業．東京都渋谷区保健所勤務時に現場派遣で青年海外協力隊としてパラグアイに赴任．JICA専門家としてパラグアイ，モザンビークなどに派遣．ボストン大学にて公衆衛生学修士，東京医科歯科大学にて博士号(医学)を取得．東京医科歯科大学講師などを経て2008年より現職．2012年より日本国際保健医療学会常任理事．

国の話をしても，関心のない学生が大半です．しかし，在日外国人保健医療の話をすると関心をもつ人が増え，旅行医学やインバウンド[*1]，アウトバウンド[*2]の話を加えると，さらに興味を示す学生が増える印象をもっています．

長崎には三菱重工業造船所があり，船をつくるために，東欧諸国などから来ている労働者もいます．英語を話さない外国人労働者の健康管理を企業が行い，医療が必要になれば，付属の重工記念長崎病院で診察を受けます．日本で臨床医をしていても外国人を診療する機会はあり，国際保健医療は身近であることを話すと，医学生たちも人ごとではないと思うようです．

中村 国際保健医療の仕事は，変わり者のマイノリティーが珍しい土地で冒険をしているのではありません．医療の一分野であることが定着することが期待されていますし，そのような時代に少しずつなりつつあるのだと思います．学生には，国際保健医療の道を進路の1つとして考えてほしいですね．

---

*1 外国人が訪れてくる旅行のこと．
*2 自国から外国へ出かける旅行のこと．

エントリーポイント以降のキャリアアップ

中村 ここで，国際保健医療の仕事をある程度経験してきた人のキャリアアップに何が必要なのかを議論したいと思います．大学を卒業後，大学院などで勉強をしてJICAの専門家として，または国際機関の職員として2年ほど海外で働いてきた人は，その後，どのようにキャリアアップしていくのでしょうか．これまでは，キャリアアップの方法論はなく，苦労して自分で開拓していました．現在，国際保健医療の仕事で活躍している方々はそれをサバイバルしてきた人です．一方では，現場でとてもよい経験をして帰国したのに，その後，仕事が得られなかったという人も少なくありません．たまたまうまくいったという経験談を積み重ねても，キャリアアップの方法論は見えてきませんから，システマティックに考える必要性を感じています．

加藤 その点は，キャリアのお話を聞いていていつも思うところです．

大西 キャリアを積んでいくには，勉強をしたり，自分の能力を広げるための経験が必要です．すでに仕事をしている人が，インターンやボランティアというかたちで，国際機関などで仕事を経験できるように，システマティックなエントリー制度があるとよいと思います．

WHOのインターンは，若者だけではなく，ある程度キャリアを積んだ人も受け入れています．私は46歳のときに，WHO本部で2ヵ月間無給のボランティアをしました．人材育成と母子保健の2つの部署にまたがるポジションで，助産教員のコンピテンシー開発に関する業務を行いました．これは卒業して2〜3年目ではできないことで，いくつかの経験を積み重ね，大学で教育に携わっている立場だからこそ入らせてもらえたのです．WHOの経験が，今，仕事にとても役立っています．インターンは仕事を始める前の若い人だけに必要なのではなく，ある程度キャリアを積んだ人が次のステップを踏むためにも必要です．

中村 日本の国際保健医療のグループは，今ま

であまりそういった制度を利用していませんでしたね．各国からも，同様の目的の方がたくさんいらしていたのではないでしょうか．

大西 やはり，私と同じくらいの年齢の方が自分の研鑽のために来ていましたね．もちろん，有給でポジションが得られればよいですが，自分で身銭をきってでもやりたいと思う人たちをサポートするシステムがあると門戸が広がるのではないかと思います．若い人への奨学金も必要ですが，中高年に対する奨学金もよいのではないでしょうか．

中村 国境を越えて仕事をするときに，任期なしの常勤の仕事を得るのは，大変にハードルが高いです．しかし，ボランティアとして経験を得ることは，自分自身のキャリアアップにもつながるし，ネットワークも広がりますね．

小川 海外で国際保健医療の現場を経験した後の次のステップとして，若い世代を育てるために大学院に籍を置くのも，1つの選択肢になると思います．

また，国際保健業務の適材適所のためにも，個々のプロフィールを知る場が必要不可欠だと思います．出会いの機会を増やし，ネットワークを広げられるように日本国際保健医療学会で人材バンクのようなデータベースづくりをしてはどうでしょうか．例えば本書の1章に掲載されている方々は，今まで存知あげていたものの，このような人生経験をされていたのだと新たに知ることが多かったです．それぞれの学びや仕事の情報を登録して，キーワード検索ができるようにすると，若者の宝になります．

湯浅 これまで，海外で仕事をすることが，必ずしも肯定的に受け止められない経験をしてきました．そういったことが，キャリアアップの障がいとなっているのではとも思います．人材バンクのアイデアは学会の中でもたびたび出ていますね．これまでの話にもあったように，海外に行くことだけがグローバルヘルスではない時代です．国内でいろいろな情報を整理し，人材バンクを整備していくことを通じて，国際保健医療の学問としての地位も高めていくことができればよいと思います．

真の国際協力とは何か

Q7 いくつかの開発途上国で医療現場を直接見て感じたのは"違和感"でした．国際支援に従事する外国人スタッフ，支援のもと外国人とともに自国の保健活動に参加する現地人，支援を受ける現地人，国際協力に物資提供という間接的な形で参加する人々——さまざまな立場の人がおのおのの考え，思惑に応じて動いていました．中には"支援"を出世のツールとして利用する人や，支援を受けている現状を"当たり前"と感じている現地人もいました．
知れば知るほど，開発途上国の発展に真に必要なのは教育ではないかと考えるようになりました．外国人に頼らずに自国を発展させるには，国民の教育レベルの底上げが肝要です．医療支援も必要ですが，長期的に見ると何の解決にもならないのではないか，と考えるようになってきました．先生方にお聞きしたいことがあります．真の国際協力とは何ですか？　国際協力，国際保健医療のゴールは，どこにあるのでしょうか？

中村 「真の国際協力とは何ですか？」という質問は，すごくストレートですね．皆さんはどう思われましたか？

小川 大学の「国際学入門」という授業で，「国際協力に興味がある人は？」と聞くと，何人か手を挙げます．「高校生のときにアフリカの貧しい子どもたちのことを知って何かしてあげたいと思った」など，自身のシンパシーに端を発して国際協力に携わりたいと思う学生が多いようです．ただ，私は「人のために何かをする」のでは，長続きしないと思います．自分自身の発展や変化，異文化の中で感化を受け，それを自分自身が楽しみ，自分が成長していく中で他者も喜んでくれる．その相乗効果がないと仕事を続けていけないと思います．

「なぜ，国際協力をしているのですか？」と聞かれると「端的に言うと実は自分のためです」と言い切ります．自分が楽しいと思うからやる．他人のためだけに行うのではやがて疲弊します．

大西 自分のために国際協力の仕事をしている

というのは，別の言い方をすればこの問いに「あなた自身の答えを自分で見つけてください」と答えられているのではないかと思いました．1人ひとりの中にシンパシーを感じるところがあり，それがその人にとっての国際協力のゴールで，真の姿ではないかと思います．

湯浅 私にとって国際協力とは，"自分探し"だと思っています．自分の生き方をどうするかと，日本のことを考えるという両方の意味があります．例えば，ブラジルに3年間ほど滞在したときは，仕事をしていく上での価値観の違いにぶつかることが多々ありました．ブラジルは文化，価値観，人種にダイバーシティーがあり，いろいろな問題を抱えていますが，それが強みにもなっています．そのような環境に身を置いていると，日本に今必要なものは何かと考える上で，たくさんのヒントを得られました．

突き詰めてみると，私にとって国際協力は，国のために世界のために，すべての人が健康になることをめざしています．それは同時に自分自身の健康であり，生きる目的でもあるのです．国際保健医療という領域で自分の生き方や日本のこれからを考えたい．生活習慣病対策，持続可能な開発など，日本が成功していないことに開発途上国の方々と一緒に取り組み，地球規模で考えたい．そのようなことも含め，"自分探し"として国際協力に取り組んでいます．

中村 この質問を読んだときに思い出したのは，UNHCR（国連高等難民弁務官事務所）の職員として，パキスタンでアフガニスタン難民医療を行っていたときのことです．アフガニスタン人の医師から「あなたは難民の医療を行うためにここに来ているけれど，問題が解決して難民が無事にアフガニスタンに戻ったら，困りませんか？」と聞かれたのです．私は一瞬英語を聞き間違えたのかと思いました．困るわけがない．意味をとらえられないでいると，「今の職を失うよ」と言うのです．私は「アフガニスタン難民のすべてが帰国できれば，職は失うけど，喜んで日本に帰ります」と言いました．それを聞いて「ここに来ている人の多くは，問題が解決して職を失うことになったら困ると思っている．あなたは何か違うと思った」と言いました．

そのとき，初めて自分のスタンスのアブノーマルさに気が付いたのです．国際協力に携わっている日本人の最終目標は"国際協力が必要なくなる日"です．開発途上国の人たちが自分たちで何もかもできるようになると，国際協力の仕事はなくなりますが，たいていの日本人はそれでもよいと考えて取り組んでいるでしょう．しかし，欧米では決してそうではない面がある．

湯浅 この質問をしてくれた方が違和感を感じたのは，いわゆる"開発貴族"のことでしょう．"開発貴族"とは開発業を行うことによって自分たちがよい暮らしをすることをいいます．

中村 はっきり言ってしまえば，ある種の部分で，国際協力や国際保健医療がビジネスになっています．ビジネスでは効率性も重視されるし，問題を解決すれば成り立ちませんから，熱心に取り組まなくなる．そういう部分も踏まえた上で，自分の最終ゴールをどこに置くのかが問われるでしょう．私の最終ゴールは，自分のスタンスとして"国際協力が必要なくなる日"です．

今や，人道支援は大きな産業で，世界で十数万人が雇用されています．難民も史上最大に増えていて，難民支援をビジネスとして見る視点ももっておかないといけません．人道主義だけですべてが動いているわけではありませんから，人が動き，経済活動になり，大きな雇用創出を生んでいる事実は否定できないと思っています．

湯浅 国際協力にも，ビジネスの視点は必要です．プロジェクトを持続させるためには，援助ではなく，ビジネスの発想を取り入れて，運営するための資金や組織をつくっていかなくてはなりませんから，ビジネスの視点を毛嫌いする必要はないと思います．チャリティーだけでは，持続した活動ができない時代です．

中村 欧米では，反開発の立場からの書籍が出版されています．例えば，『援助貴族は貧困に巣食う』（グレアム・ハンコック著，朝日新聞社），『フェアトレードのおかしな真実――僕は本当に良いビジネスを探す旅に出た』（コナー・ウッドマン著，英治出版）などがあり，このほかにも反対する人たちのレポートやジャーナリスティ

ックな報道もありますから，これらを読んで物事の両面を見ていくことが大切です．

大西 特に，看護職は人をケアすることに親和性が高い集団なので，人助けになることを無条件によいことと信じていたりします．反対側の意見をもっている人たちがどう考えているのかを，きちんと知っておくことがとても大切です．

中村 国際協力でよいことをしようと思っても，実際は人に害を及ぼすこともあります．人道支援の原則は"Do not harm"（人を傷つけないこと）ですが，傷つけるつもりはなくても，勉強してこれがベストだと思ったことをした挙句に，傷つけてしまうこともあるのです．自分がしていることが相手にとってはよくないことかもしれないという謙虚な気持ちを忘れてしまったときに，国際協力はいびつなかたちになってしまう気がします．よいことだけをしているのではありません．

小川 異文化に入ると，自分が常識だと思っていたことが相手に通じなかったりし，もっとよく考えなければと思い知らされることもあります．中村先生がおっしゃったように，自分の行動が周りにどう映っているのか，日本にいるときよりも自分を俯瞰して見て，起こることを推測する想像力をもって臨むことが必要です．

湯浅 質問をしてくれた方は不平等な社会を改善したいけれど，国際保健医療の現場には違和感があって，長期的には無意味なのではないかと感じられているようです．そのような思いをもつことはありますが，その向こう側の深い意味を理解してもらえればありがたいと思います．

中村 今後は，民間組織と公的機関のパートナーシップで行う事業が増え，民間企業などの人々との関わりがますます必要になります．医療者と，ビジネスマンでは考え方が違いますが，「違うから」とお互いに排除していたら始まらないと思うのです．違いを理解し合って協働していくことが，ますます求められるでしょう．

 国際保健医療の仕事を辞めようと思ったときに，どう乗り切りましたか？

大西 自分のために国際保健医療の仕事をしている，あるいは，自分にとっての国際保健医療のゴールを見つけて，それをめざして取り組んでいれば，辞めようと思う瞬間は訪れないのではないかと，今は思っています．

小川 現在，私自身は国際保健医療の仕事をしているという感覚はありません．必要に応じて，例えば学生が「開発途上国の現場に行きたい」と言えば昔の人脈をたどって現地とつないだり，依頼があれば国際保健医療の経験を講演したりしています．本業が大学教員なので，必要に応じて国際保健医療の仕事を行い，子育てをしていることもあって今は付かず離れずの関係です．自分が今できる範囲で国際保健医療に関わっていて，満足しています．

大西 国際保健医療の負の側面に出会ってしまったときに「自分の志していたものとは違うのでは」と，迷う人がいるかもしれません．少なくとも，この座談会の参加者は，そういったことにも直面して，自分なりに折り合いをつけてきたから，今日ここにいるのだと思います．折り合いをつけられなかった人は，この業界から去っているかもしれませんね．

中村 今日は国際保健医療のキャリアの話をしてきましたが，この仕事を選んだからといってほかの道を捨てるわけではないので，嫌になったら休めばよいのです．国際保健医療だけが人生ではありません．別の仕事をしながら国際保健医療にも携わるなど，二刀流，三刀流でもよいのです．大上段に構えず，もっと気軽に付き合ってもらえたらよいのではと思います．

加藤 今日の座談会で印象的だったのは，出会いを大切にするというお話でした．出会いを得るためには，まずは自分からどんどん現場に出かけ，意欲的にアプローチしていく必要があることがよくわかりました．私自身も，将来は国際保健の分野で活躍できる人材となるよう，これからもセミナーに行ったり，本を読んだり，現場に行ったりしていろいろな先生との出会いを得ながら，働き方や結婚のことなど，将来について焦らずにゆっくり考えていきたいです．

（2016年7月9日収録）

巻末資料
国際保健医療に関わる各種団体 (順不同)

■資料の見方

団体名	
▶概要と特徴	活動内容

●政府開発援助（ODA）

外務省　国際協力局	
▶2006年，開発途上国に対するODAに関する業務を行うために発足した．	開発途上国の経済社会開発，福祉の向上などの援助政策の立案，国際機関やNGOとの連携・協力を行っている．

内閣官房　健康・医療戦略推進本部	
▶世界最先端の医療技術・サービスの実現，健康寿命延伸の達成および医療産業の育成を目指し，2013年に設置された．	健康・医療戦略の企画立案，実施推進，世界の医療圏での日本発の医療技術の展開を行っている．

厚生労働省　大臣官房国際課　国際保健・協力室	
▶厚生労働省における国際保健・社会保障分野の国際協力業務を行う部署として，2016年10月1日付けで設置された．	厚生労働省における国際保健・社会保障分野の国際協力に係る調整，WHO等の国際機関との調整業務等を行っている．

独立行政法人　国際協力機構（JICA）	
▶日本政府によるODA実施機関として，開発途上国などの発展に寄与し，国際協力の促進に資することを目的に設立された．	保健医療をはじめ，食糧，環境，産業，教育などの分野において技術協力，無償資金協力，有償資金協力，青年海外協力隊派遣などを実施している．

JICA 国際緊急援助隊（JDR）	
▶海外で発生した大規模災害に対し，被災国政府または国際機関からの要請に応じて派遣される．	救助，医療，専門家，自衛隊部隊，感染症対策の5つのチーム形態があり，要請に応じて単独または組み合わせて派遣される．

JICA 青年海外協力隊（JOCV）	
▶開発途上国の要請に応じて，それらの国々の社会・経済の発展に協力したい人々を派遣し，その活動を支援するJICAの事業の1つである．	相手国からの要請に応じて，農林水産，鉱工業，エネルギー，商業・観光，保健医療，人的資源，公共・公益事業，計画・行政の8分野，約200種の職種でボランティアを派遣している．

国立研究開発法人　国立国際医療研究センター（NCGM）　国際医療協力局	
▶1986年，保健医療分野における日本を代表する国際協力機関として，国立病院医療センター（当時）に設置された．	行政や国際機関と連携しながら，開発途上国への専門家派遣，保健医療人材の育成，国際保健医療の研究に取り組んでいる．

●非政府組織（NGO）など

公益財団法人　アジア保健研修所（AHI）	
▶アジアの人々の健康増進を目的に，住民主体の保健活動を支える保健ワーカーを育成するNGOとして1980年に設立された．	国際研修をはじめ，当事者自身が取り組む参加型研修を実施．日本人を対象にした国際理解プログラムも行っている．

認定特定非営利活動法人　AMDA	
▶1984年，相互扶助の精神に基づき，国際人道支援活動を行うことを目的に設立された．	世界32ヵ国にある支部のネットワークを生かして多国籍医師団を結成し，国内外の災害や紛争発生時の医療・保健衛生分野の緊急人道支援を展開している．

公益財団法人 結核予防会結核研究所	
▶公益財団法人結核予防会結核研究所は，日本および世界の結核根絶を目指した研究と人材育成を行っており，国際協力を担当する窓口として国際協力・結核国際情報センターを設置している．	結核制圧のための研究，研修，技術支援，国際機関との連携などの活動を行い，国際協力に従事する希望者のために，専門家養成研修と人材登録制度を実施している．
公益財団法人 国際看護交流協会（INFJ）	
▶看護に関する学術の振興および開発途上国などに対する技術協力の推進などを行うことにより，看護の国際交流と公共の福祉へ寄与することを目的に設立された．	開発途上国の保健・医療・看護の研修員受け入れによる研修事業，また研修修了生に対する現地でのフォローアップ研修などに取り組み，日本と海外の保健・医療・看護職に交流の場を提供している．
国境なき医師団（MSF）	
▶中立・独立・公平な立場で医療・人道援助活動を行う民間・非営利団体として1971年に設立された．1999年にノーベル平和賞を受賞．日本では1992年に事務局が設置された（認定特定非営利活動法人国境なき医師団日本）．	アフリカ，アジア，南米などの開発途上国で紛争や災害の被害者の医療援助や感染症の治療・予防など，緊急性の高い医療ニーズに応えるべく活動している．
認定特定非営利活動法人 災害人道医療支援会（HuMA）	
▶国内外での大きな災害に遭遇して苦しむ人々を医療で救援し，自立支援すること，また災害医療に関わる人々の教育研修を行うことを目的に設立された．	国内外の自然災害や人為災害など，あらゆる種類の災害に遭遇した人々の救援に当たるほか，災害医学・医療に関する研究開発や医療人・一般市民を対象に災害対応と準備に関する教育研修を行っている．
認定特定非営利活動法人 シェア＝国際保健協力市民の会	
▶「Health for All—すべての人が心身ともに健康に暮らせる社会の実現」を目的として，草の根の立場から行動を起こした医師・看護師・学生らが中心になり，1983年に設立された．	プライマリ・ヘルス・ケアを尊重し，カンボジア，東ティモールで"いのちを守る人を育てる"保健医療支援活動を行い，国内では外国人のための出張健康相談会や医療電話相談などにも取り組む．
歯科保健医療国際協力協議会（JAICOH）	
▶1990年，歯科保健医療を中心とした国際協力の立案・実施，また栄養・食生活の改善について調査協力を行うことを目的に設立された．	歯科保健に関する国際協力分野で活動する団体の情報交換，人材育成のための助成，ニュースレターやホームページでの情報発信などを行う．
特定非営利活動法人 シャプラニール＝市民による海外協力の会	
▶南アジアの人々の生活上の問題解決に向け，「すべての人々がもつ豊かな可能性が開花する社会の実現」を目指して1972年に設立された．	バングラデシュ，ネパールなど南アジアで，子どもの権利を守る活動や災害に強い地域をつくる活動，自然災害などの緊急支援・復興支援活動を行っている．
公益財団法人 ジョイセフ（JOICFP）	
▶人口・保健・リプロダクティブヘルス分野における国際協力の推進を通し，保健の向上と福祉の増進に寄与することを目的に1968年に設立された．	国際機関，現地NGOや地域住民と連携し，アジアやアフリカなどで人口・保健分野の人材養成，物資支援，プロジェクトを通しての生活向上支援を行っている．
認定特定非営利活動法人 世界の医療団（MdM）	
▶1980年，パリで発足．世界各地に医療・保健衛生分野の専門スタッフを派遣し，人道医療支援に取り組む国際NGO．日本では1995年の阪神淡路大震災発生時に，フランスから緊急医療支援チームが派遣されたことを契機に世界の医療団日本が設立された．	地域社会の自立に重点を置き，地域住民を対象とした予防および保健に関する啓発プログラムの実施や人材育成を行うとともに，自然災害・紛争地へ緊急支援チームを派遣している．
公益社団法人 日本キリスト教海外医療協力会（JOCS）	
▶キリスト教の理念のもとに，アジアへの保健医療従事者派遣やアジアからの保健医療従事者研修要請に応えるため，1960年に設立された．	アジア，アフリカへの日本人保健医療従事者の派遣，奨学金支援による人材育成，現地NGOとの協働プロジェクトに取り組んでいる．
日本赤十字社	
▶世界190ヵ国にある赤十字・赤新月社の1つ．「人間の命と尊厳を守る」という基本理念のもとに，中立を厳守し，国内外でさまざまな人道活動を行う．日本政府のジュネーブ条約加入に伴い，1887年，前身の博愛社（1877年設立）から日本赤十字社が設立された．	国内外における紛争時の救護活動や災害時の救援・復興支援を行うほか，病院事業，血液事業，救命・応急手当の講習・普及など多岐にわたる活動を行っている．

認定特定非営利活動法人 HANDS	
▶保健医療の仕組みづくりと人づくりを通じて，世界の人々が自らの健康を守ることができる社会の実現を目指して，2000 年に設立された．	世界各国で疾病の予防や人材育成，専門家派遣を行うとともに，国内での研修活動にも取り組んでいる．

ペシャワール会	
▶1983 年，中村哲医師のパキスタンでの医療活動を支援する目的で結成された．	パキスタン，アフガニスタンにおいて，医療・灌漑・農業など現地のニーズに合わせた活動を行っている．

認定特定非営利活動法人 ワールド・ビジョン・ジャパン	
▶キリスト教精神に基づき，困難な状況で生きる子どもたちのために働く国際 NGO．世界約 100ヵ国で活動するワールド・ビジョンの日本事務所として 1987 年に設立．	途上国で地域の貧困解決を目指す「開発援助」，災害・紛争時の「緊急人道支援」，政府や市民社会に働きかける「アドボカシー」に取り組んでいる．

●コンサルタント会社

アイ・シー・ネット株式会社	
▶ODA コンサルティングを軸に，研修，民間ビジネス支援なども展開する総合コンサルティング会社．1993 年に設立．	アジア・アフリカ・中南米など世界各国で，保健医療，教育・人材育成，ガバナンス，農村開発，事業評価などの幅広い分野の技術支援に取り組んでいる．

グローバルリンクマネージメント株式会社	
▶国際機関 OB・OG により設立．ODA・国際機関等のコンサルタント企業として，国際保健分野において途上国の保健システム強化を 20 年以上にわたり支援している．	ユニバーサル・ヘルス・カバレッジ（UHC）の実現のために，保健システム強化，非感染性疾患対策，栄養改善，母子保健分野において，技術協力，各種調査研究，産学官連携・ビジネス促進などのサービスを提供している．

システム科学コンサルタンツ株式会社	
▶1975 年の創業以来，40 年以上にわたって，開発途上国・新興国での ODA 事業を中心に業務を行ってきたコンサルティング企業．	保健・医療，職業訓練・技術教育，平和構築等の分野において，ソフト（調査計画，運営評価等）とハード（施設・機材の設計・施工監理等）両面の事業を展開している．これまでの業務実施国は 100ヵ国以上にのぼる．

●国際機関

国連開発計画（UNDP）	
▶国連システムの中核的な開発機関として 1966 年に設立．約 170 の国で持続可能な開発目標（SDGs）実現に向けて活動している．年間予算は約 45 億ドル（2015 年）で，日本が最大拠出国．	貧困の撲滅と不平等と排除の是正を同時に成し遂げるために，①持続可能な開発，②民主的ガバナンスと平和構築，③気候変動対策と強靭な社会の構築を重点分野に掲げる．

国連合同エイズ計画（UNAIDS）	
▶HIV/AIDS の世界的な感染の広がりを受け，開発途上国の AIDS 対策強化支援や国連の AIDS 対策の強化と調整などを目的に 1996 年に発足した．	AIDS 対策に関する政策立案やガイドライン作成，調査研究，モニタリング・評価，技術支援，啓発などを中心に活動している．

国連児童基金（UNICEF）	
▶すべての子どもたちの権利が守られる世界を実現するために 1946 年に設立された国連機関．現在，世界約 190 の国と地域で活動している．	保健，栄養，水・衛生，教育，HIV/AIDS，保護，緊急支援，アドボカシーなどの活動を実施している．子どもの生存のための基礎的な社会サービスの支援に加え，子どもたちをめぐる状況を分析し，具体的な政策提言を行っている．

国連人口基金（UNFPA）	
▶今日，人類が直面している最重要課題の 1 つである地球的規模の人口問題に，単なる数の問題ではなく人間の尊厳を守るという観点から取り組むため，1969 年より活動を始めた．	貧困削減や持続可能な開発，リプロダクティブヘルス／ライツ（性と生殖に関する健康と権利）の推進，家族計画，女性のエンパワーメント，ジェンダーの平等，国勢調査を含む研究調査などの支援活動，またこれらの課題に対する啓発活動を行っている．

世界銀行グループ	
▶開発途上国の貧困削減と持続的成長のために1944年に設立された国際開発金融機関．国際復興開発銀行（IBRD），国際開発協会（IDA），国際金融公社（IFC），多数国間投資保証機関（MIGA），投資紛争解決国際センター（ICSID）の5つの機関で構成されている．	開発途上国に融資，技術協力，政策助言を提供し，資金や知見を活用して保健，防災，インフラなど幅広い分野への支援を実施している．

世界保健機関（WHO）	
▶1948年に「すべての人々が可能な最高の健康水準に到達すること」を目的として設立された国連機関．日本国内には，WHO神戸センターがある．	設立以来，全世界の人々の健康を守るため，医療制度，健康促進，生活習慣病，感染症などの分野で，広範な活動を行っている．

●海外の大学院

ロンドン大学 衛生学・熱帯医学大学院	
▶1899年に設立された，国際保健と熱帯医学における世界有数の研究機関である．第一線で活躍するスタッフの下で約120ヵ国，800人以上の学生が研究を行っているほか，100ヵ国以上の研究・調査機関と共同でプロジェクトを進めている．	疫学と人口保健，感染症・熱帯病，公衆衛生・政策の3つの学部に分かれる．アフリカとアジアでの教育および研究の発展をサポートする立場も持ち合わせている．

ハーバード大学 T. H. チャン公衆衛生大学院	
▶1913年に始まったアメリカ最古の公衆衛生大学院の1つである．	生物統計学，環境医学，疫学，遺伝学と複合病，国際保健と人口，保健政策とマネジメント，免疫学と感染症，栄養学，社会行動科学といった多彩な専攻科で幅広い研究が行われている．

ジョンズホプキンス大学 ブルームバーグ公衆衛生大学院	
▶1916年，公衆衛生学の専門大学院として設置され，現在世界最大規模の公衆衛生大学院である．	生化学・分子生物学，生物統計学，環境保健科学，疫学，保健政策とマネジメント，国際保健，精神保健などの10専攻科に分かれている．

マヒドン大学 ASEAN 健康開発研究所（AIHD）	
▶1982年，ASEAN諸国のプライマリ・ヘルス・ケア発展の拠点として日本の援助によって設立され，アジア地域の人材養成の向上に貢献してきた．	すべての人に医療を提供するという国際的な戦略を支援することを目標に，タイ国内のみならずASEAN全体に対して取り組みを続けている．

＊このほかの海外の大学院については，2章「国際保健医療を学ぶ」表2-3「公衆衛生学修士が取得できる海外の大学院（参考，順不同）」（p.178）を参照のこと．

●国内の大学院・研究所

国立保健医療科学院	
▶保健，医療，福祉に関係する職員などの教育訓練や，それらに関する調査および研究を行う厚生労働省所管の機関として設置された．	WHOやJICAからの要請に基づいた海外からの研究者・研修員の受け入れや，専門家の派遣などを通して国際協力・援助活動に参画している．

東京大学大学院 医学系研究科 国際保健学専攻	国際地域保健学教室／国際保健政策学教室
▶発展途上国の人々の健康と福祉の改善に焦点を当て，地球規模の保健政策とフィールドワークを重視している．	国際地域保健学教室では主に，健康・栄養と開発，人間の安全保障，感染症，ヘルスプロモーション，保健人材などを，国際保健政策学教室では主に医療技術評価，世界の疾病負担，健康における不平等と不公平，感染症モデリングなどを研究している．

大阪大学大学院 人間科学研究科 グローバル共生学講座 国際協力学	
▶グローバル共生学講座ではフィールドにおける実践とアカデミックな学際的理論を有機的に統合し，人々の暮らしに直結した学問の創造を目指すことを理念として掲げている．	国際教育協力や医療人類学と協働して地球規模の諸問題に対する基礎的研究ならびに課題解決を目指した実践的研究を連動して行っている．

神戸大学大学院 医学研究科附属感染症センター	
▶基礎医学・臨床医学の双方の観点および分子レベル・個体レベル・地球レベルの観点を網羅した感染症の総合的研究を行う．中でもヘルペスウイルス感染症，ウイルス肝炎，インフルエンザ，デング熱・デング出血熱の研究および臨床感染症学の実践を行う．	基幹分野として3分野，兼担分野として4分野の計7分野で構成され，感染症の基礎応用研究や診療システムの整備，人材育成を行っている．

長崎大学大学院　熱帯医学・グローバルヘルス研究科　グローバルヘルス専攻	
▶既存の学術境界を越えた新たな総合的アプローチにより，世界の健康問題の解決に向けて国際的に活躍できる人材を養成することを目的に，2015年4月に設立された．	本研究科は3コースからなり，熱帯医学コースでは研究マインドをもった臨床医を，国際健康開発コースでは実務専門家を，ヘルスイノベーションコースでは学術専門家を養成している．

＊このほかの国内の大学院については2章「国際保健医療を学ぶ」表2-1「国際保健医療分野が学べる日本の大学院（参考，順不同）」（p.177）を参照のこと．

●学会

一般社団法人　日本国際保健医療学会（JAIH）	
▶1986年に，国際保健医療協力に関し，会員の研究発表や連絡の場となり，学術文化の発展に寄与することを目的として設立されたわが国最大の国際保健関連学会．	多職種の会員を擁し，年1回の総会・年2回の地方会の開催と学会誌『国際保健医療』の発行活動を行っている．

国際開発学会（JASID）	
▶開発途上国を中心とする開発に関する学術的探求を進めることを目的として1990年に設立された．	年2回の学術大会の開催と学会誌『国際開発研究』の刊行，テーマ別の研究活動の展開，民間の国際開発協力団体との連携と対話，次世代の育成，海外の国際開発関連学会との交流など幅広い活動を行っている．

一般社団法人　国際臨床医学会	
▶国際臨床医学に関するインバウンド医療やアウトバウンド医療の発展と教育，研究を目的として2016年に設立された．	インバウンド医療として，外国人医療従事者教育，在日外国人診療ネットワークの構築，医療通訳の養成・認証，医療通訳システムの開発，医療コーディネーターの育成などを，アウトバウンド医療として医療機器・医薬品や日本型保健医療システムの海外展開，ICTを用いた遠隔医療などを目指している．

日本公衆衛生学会	
▶公衆衛生学の進歩発展と会員相互の研鑽を図り，わが国の公衆衛生の向上に資することを目的として1947年に設立された．	年1回の総会の開催と学会誌『日本公衆衛生雑誌』の発行を通して会員に情報交換の場を提供している．

一般社団法人　日本渡航医学会（JSTH）	
▶海外渡航者の健康に関する諸問題を学際的に研究し，これらの人々の健康を維持，増進することなどを目的として1997年に設立された．	学術集会やセミナーの開催，学会誌『日本渡航医学会誌』の発行，専門医療職認定制度の運営，トラベルクリニックサポート事業，ガイドラインの作成などを行っている．

日本熱帯医学会	
▶熱帯医学研究の進展を国内外の人々に広く知らせ，全世界の人々の医療と健康の増進に貢献することを目的に，1959年に設立された．日本医学会の加盟学会である．	年1回の学術大会の開催，学会誌『Tropical Medicine and Health』の発行を行っている．

●学生サークル

日本国際保健医療学会学生部会（jaih-s）	
▶国際保健医療に関わる人材育成に取り組む学生団体として，2005年に設立された．	学生を海外に派遣するフィールドマッチング，勉強会，トレーニング合宿，総会ユースフォーラムなどの運営を行っている．

アジア医学生連絡協議会日本支部（AMSA Japan）	
▶アジアの保健医療の向上を目指し，国際保健医療問題に関心をもつ医療系学生間の情報交換，交流，討論の場として1985年に正式に発足した．	年2回のアジア各国での国際会議への参加を中心に，国内交流会の開催，アジア各国との短期交換留学の調整などを行っている．

国際医学生連盟　日本（IFMSA-Japan）	
▶1951年にヨーロッパで設立され，WHO・世界医師会によって公式に医学生の国際フォーラムとして認められた国際NGOの日本支部である．	「社会貢献や国際社会とのつながりの下，幅広い視野を持った医療人を育成し，よりよい社会を目指す」という理念のもと，臨床交換留学，基礎研究交換留学，公衆衛生，性と生殖・HIV/AIDS，人権と平和，医学教育の6つの常設委員会ごとの活動や，国際会議への参加などを実施している．

（湯浅 資之）

MEMO

MEMO

国際保健医療のキャリアナビ　　Ⓒ 2016

定価（本体 2,700 円＋税）

2016 年 12 月 15 日　1 版 1 刷

編　者　日本国際保健医療学会
発行者　株式会社　南山堂
　　　　代表者　鈴木幹太

〒113-0034　東京都文京区湯島 4 丁目 1-11
TEL 編集(03)5689-7850・営業(03)5689-7855
振替口座　00110-5-6338

ISBN 978-4-525-18301-1　　Printed in Japan

本書を無断で複写複製することは，著作者および出版社の権利の侵害となります．
JCOPY ＜(社)出版者著作権管理機構　委託出版物＞
本書の無断複写は著作権法上での例外を除き禁じられています．複写される場合は，そのつど事前に，(社)出版者著作権管理機構（電話 03-3513-6969，FAX 03-3513-6979，e-mail: info@jcopy.or.jp）の許諾を得てください．

スキャン，デジタルデータ化などの複製行為を無断で行うことは，著作権法上での限られた例外（私的使用のための複製など）を除き禁じられています．業務目的での複製行為は使用範囲が内部的であっても違法となり，また私的使用のためであっても代行業者等の第三者に依頼して複製行為を行うことは違法となります．